U0138309

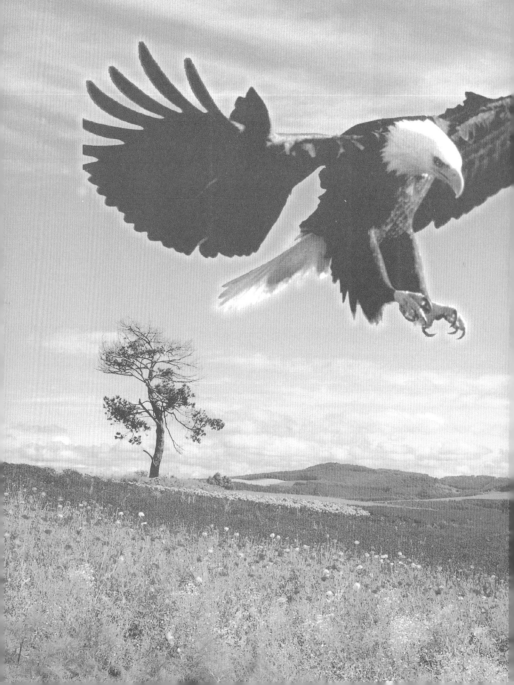

大展好書　好書大展
品嘗好書　冠群可期

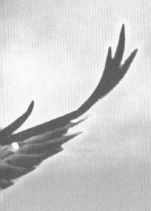

大展好書　好書大展

品嘗好書　冠群可期

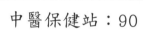

中醫保健站：90

十大將領藥的臨床應用

譚同來
張詠梅　編著

大展出版社有限公司

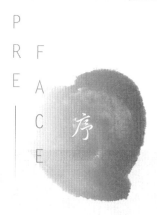

P
R
E
F
A
C
E

序

　　清代醫家徐靈胎把病之為患，小則耗精，大則傷命，喻為「一敵國」，指出醫者必以草木之偏性，攻臟腑之偏勝，或斷敵之要道，或守我之岩疆，或焚敵之資糧，或搗其中堅……這就是短小謹嚴的「用藥如用兵」論。余忖思，有兵必有將領，將領者，帶領、統領之意。在我國幅員遼闊的大地和海域內，廣布著種類繁多，數量豐富的天然藥材資源。據 1995 年全國普查統計達 12807 種，至今研究比較深入者有 500 種以上。臨床醫生要選材佈陣，調兵遣將，重點掌握藥物的將領者，才能提綱挈領，由是萌發了寫作《十大將領藥的臨床應用》一書。

　　然而將領藥物的篩選，見仁見智。近代名醫張山雷根據醫聖張仲景《傷寒論》的分析，推崇石膏、大黃、人參、附子四藥，他在《籀簃醫話》中說：「凡病之能起死回生者，唯有石膏、大黃、人參、附子。有此四藥之病，一劑可以回春，捨此以外則不能。」

　　明代溫補派的張景岳根據平生最善用熟地的經驗積累，則將人參、熟地、大黃、附子稱為藥物四維；近人劉家驊先生著《藥對》，根據藥物組成藥對方的頻次、臨床

治療面的深廣度，確定為大黃、附子、人參、白朮、地黃、當歸、黃連、山薑、香附、半夏等，並說：「若能如此一一掌握，則整部本草思過半矣。」

吾遵而行之，以單方應用、藥對方應用、藥對配伍應用、臨床新用四途概而述之，以資臨床醫者借鑑。無奈作者學而不精，識而不廣，肯定存在許多紕漏和缺點，敬請讀者朋友批評指正。

古人云：「聞之而不見，隨博則謬；見之而不知，雖識則妄。」從事中醫工作者，要做到傳承創新，必須知行合一，除了具備紮實的理論功底外，還必須堅持不斷地臨床總結，有所創新。才能成為中醫佼佼者。

譚同來

乙未孟春於湘江之濱

D
E
S
C
R
I
P
T
I
O
N

編寫
說明

　　將領藥，顧名思義，是指在臨證組方遣藥中具有帶領、統領之意，發揮主導、關鍵作用的藥。是每個中醫工作者必須熟練掌握的基本功。我們本著「繼承傳統，融會新知，拓展思路，貴在實用」的原則，編寫了《十大將領藥物的臨床應用》一書。

　　1. 以每味將領藥設章。首先簡述每一將領藥的基源、入藥部位、產地、採集，炮製、命名，性能、歸經、功效；著重闡述該藥的【主要成分】、【主治病證】、【配伍規律】、【用量用法】、【使用注意】、【藥理研究】；爾後切合臨床，分單方應用、對藥方應用、藥對配伍應用、臨床新用逐一條陳。全書收集單方 143 個，藥對方 647 個，闡析藥對 338 對，力求內容廣博，文字簡潔，重點突出，實用性強。

　　2. 主要成分：介紹實驗研究本藥的化學成分。

　　3. 主治病證：根據藥物功效，以《中國藥典》、規劃教材、及本草文獻和臨床實際為準，運用中醫理論來概括主治病證。

　　4. 配伍規律：從增效減毒，或產生新效用等方面概括

與該藥配伍使用的藥物，闡明配伍後的功效及主治病症的特點，以便指導臨床。

5.用法用量：以《中國藥典》、規劃教材及本草文獻和臨床實際為準，介紹成人1日內服劑量；對炮製後功效變化者，說明其區別用法。

6.使用說明：從證候禁忌、配伍禁忌、妊娠禁忌、飲食禁忌、毒副作用等方面說明使用注意。

7.藥理研究：闡述單味藥現代藥理作用，力求反映最新研究進展。

8.單方應用：不僅收輯古代醫學文獻中的單味藥應用，也收輯今人單味藥療效可靠的應用。

9.藥對方應用：從歷代醫學文獻中收集藥對方，以【來源】、【主治】、【用法】分述，藥對方的兩味藥組成相同，來源不同，方名有異，根據現代的用藥功效推斷，擇善而輯。

10.藥對配伍應用：著重從藥物的四氣五味、補瀉歸經、性能功效，分析兩味藥物的配伍，配伍後的功效及適用證，以及藥對與他藥組方後的治療證，以便拓展讀者的

用藥思維。

11.臨床新用：為了體現時代用藥的特點，本書對於臨床報導延伸應用有較好的臨床基礎，且符合中醫異病同治（即同證同治）用藥原則的藥物，或與傳統用藥經驗不同，但療效可靠，確屬藥物的新用均酌情載錄，以供臨床應用參考。

甘草雖不屬將領藥的範疇，但臨床用藥使用頻次較高，故作為附件，供讀者用藥時參考。

本書的編纂自始至終得到山西科學技術出版社總編趙志春編審的指導與幫助，在此表示衷心的感謝！書中引用了大量的文獻資料，在此對出版社及作者表示深深的致謝！

編者

Contents
目錄

第一章

攻陽猛將──大黃

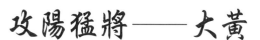

　　大黃，為蓼科多年生草本植物掌葉大黃、唐古特大黃或藥用大黃的根莖。掌葉大黃和唐古特大黃藥材稱北大黃，主產於青海、甘肅等地。藥用大黃藥材稱南大黃。主產於四川。於秋末莖葉枯萎或次春發芽前採挖，除去根鬚，刮去外皮切塊乾燥，生用，或酒炒、酒蒸、炒炭用。

　　大黃，始載於《神農本草經》，列為下品。陶弘景曰：大黃，其色也。又因其攻積導滯之力銳不可當，古人譽之為「將軍」。味苦，性寒。入脾、胃、大腸、肝、心包經。主要功效為攻下積滯、清熱解毒、涼血止血、利膽退黃、活血化瘀。

　　【主要成分】含蒽甙類及其衍生物，總量為 3%～5%，大部分為結合狀態，是瀉下作用的有效成分。此外，含鞣質約 5%，包括葡萄糖沒食子鞣質、兒茶鞣質、游離沒食子酸、蒽醌鞣質等。並有樹脂、糖類及多量澱粉、黏液質、草酸鈣等。

　　游離蒽醌衍生物包括：大黃素、大黃酸、大黃酚、蘆薈大黃素、大黃素甲醚，此外又從唐古特大黃中分離出異

大黃素及雙大黃酸等。

　　大黃中所含蒽甙種類很多，有大黃酸 - 8 - 單葡萄糖甙、大黃素、大黃酚及大黃素甲醚的單糖甙；大黃酸、蘆薈大黃素及大黃酚的雙糖甙；雙糖蒽甙——番瀉甙 A、B、C、D、E、F。

　　【主治病證】① 用於大便秘結，胃腸積滯。② 用於血熱妄行之吐血、衄血、咯血以及火邪上炎所致的目赤、咽喉腫痛、牙齦腫痛等證。③ 用於熱毒瘡瘍，燒燙傷。④ 用於瘀血證。此外，本品苦寒降泄，又可配伍清泄濕熱藥，用於黃疸、淋證等濕熱病證。

　　【配伍規律】大黃配芒硝同用，瀉下攻積，治胃腸燥結便實，或熱病邪結，高熱，大便燥結者；大黃配附子，溫下寒實結滯，治冷結便秘；大黃配黃連、黃芩，清熱瀉火，治火熱亢盛所致各症；大黃配茵陳、梔子，清泄濕熱，利膽退黃，治濕熱黃疸；大黃配肉桂，治習慣性便秘；大黃配煅石膏，涼血解毒，燥濕生肌，研末外敷治水火燙傷；大黃配桃仁、紅花，活血祛瘀通經，治經閉，痛經。

　　【用法用量】煎服，5～10克。外用適量。

　　【使用注意】

　　1.本品峻烈攻下，易傷正氣，如非實證，不宜妄用；本品苦寒，易傷胃氣，脾胃虛弱者慎用；其性沉降，且善活血祛瘀，故婦女懷孕、月經期、哺乳期應忌用。

　　2.處方用量：內服：入湯劑，一般用 5～10 克，熱結重症，可用 15～20 克；散劑減半。

　　外用：作膏外敷。生大黃瀉下作用強，欲攻下者宜生

用，入湯劑不宜久煎，應後下，以免減弱瀉下力；亦可用開水泡服，或研細末吞服。酒大黃，取酒上行之性，多用於熱邪見於上部之證。製大黃，瀉下力減弱，活血作用較好，多用於瘀血證或不宜峻下者。大黃炭多用於出血證，外行出備可生用。

【藥理研究】

1. 瀉下作用：

大黃有緩瀉作用，其致瀉作用在大腸，可提高結腸的張力和運動，抑制 ATP 活性，抑制 Na^+、K^+ 從腸腔轉至細胞，使水分留在腸腔。對小腸內物質的吸收無影響。瀉下有效成分是蒽苷，主要是番瀉苷，游離的蒽類衍生物是致瀉的直接原因，在消化道易被破壞失效。蒽苷中糖核無瀉下效力，但能保護蒽苷類在胃內不被破壞。蒽苷到達大腸，主要由小腸傳遞；也可由小腸吸收，經血流而排於大腸內，或經膽汁分泌而送入大腸。大腸內細菌的酶將蒽苷水解為游離苷元並還原為相應的蒽酚、蒽酮或二蒽酮產生致瀉。其致瀉機制可能有腸壁神經叢參與。大黃也含有大量鞣質，小量可呈收斂作用，停藥後，也可出現繼發性便秘〔高應斗‧大黃致瀉作用及其作用機理‧山西醫藥雜誌，1985；14（5）：304〕。

2. 抗感染：

大黃對多種革蘭陽性和陰性菌均有抑制作用，較敏感的有葡萄球菌、溶血性鏈球菌、淋病雙球菌、白喉桿菌、枯草桿菌、炭疽桿菌、副傷寒桿菌、痢疾桿菌等，抑菌主要成分為大黃酸、大黃素和蘆薈大黃素，為游離蒽醌衍生物。其抑制機理主在是抑制線粒體呼吸鏈電子傳遞。抑制

菌體糖代謝中間產物的氧化和脫氫，抑制氨氮的同化及氨基酸的氧化、脫氫和脫氨，抑制蛋白質和核酸的合成。大黃對流感病毒、B 型肝炎病毒有一定抑制作用，對常見十餘種致病真菌也有抑制作用。此外對阿米巴原蟲、陰道滴蟲、血吸蟲、變形蟲、鞭蟲及庫蚊幼蟲均有一定抑殺作用〔陳瓊華·大黃的實驗研究和臨床應用·新醫藥學雜誌，1974；（5）：34.曹松年，等·中藥複方及單味藥對真菌的抑制作用·中華醫學雜誌，1962；48（12）：781〕。

3. 抗腫瘤：

大黃酸和大黃素對小鼠黑色素瘤、艾氏腹水癌和小鼠乳腺癌有抑制作用，大黃乙醇浸物對肉瘤 37 有抑制作用。其機理可能是抑制線粒體呼吸鏈電子傳遞，使癌細胞的氧化、脫氫酶酵解均有抑制〔方文賢，等主編·醫用中藥藥理學·北京：人民衛生出版社，1998：405〕。

4. 對心血管系統的影響：

大黃有降壓作用。對離體蟾蜍心臟大黃素小量興奮，大量抑制。大黃酊劑使兔耳血管擴張。大黃還使高膽固醇血症家兔其血清膽固醇明顯降低，膽固醇/總磷脂比值明顯下降。其機制可能是大黃瀉下而影響腸管對膽固醇的吸收〔王浴生，等主編·中藥藥理與應用·北京：人民衛生出版社，1983：67〕。

5. 其他：

大黃可沉澱蛋白質而有收斂作用，大黃可改善毛細血管脆性，並促進骨髓製造血小板，縮短凝血時間，對內外出血均有明顯止血作用，止血主要成分為大黃酚、鞣質及鈣。大黃對氣管平滑肌有解痙作用，有雌激素樣作用。小

量大黃可苦味健胃，並輕度促進胰液分泌和利尿作用。其水煎劑有一定抗衰老作用〔陰健等・中藥現代研究與臨床應用（1）・北京：學好苑出版社，1993：67〕。

一、單方應用

1.《救急方》用大黃磨水頻刷，治火丹赤腫遍身。

2.《衛生寶鑒》如神散，用大黃為末，水調搽凍破瘡上，治凍瘡皮膚破爛。

3.《夷堅志》用莊浪大黃（生研），蜜調塗之，治湯火灼傷。

4.《梅師方》使用大黃末和醋塗之，乾則易。治男子偏墜作痛。

5.《素問・病機氣宜保命集》單用一味大黃煎水內服即效，治腸道濕熱積滯的痢疾。

6.《古今藥方縱橫》單用大黃 30 克，研細末，加適量醋調糊狀，敷於湧泉穴上，每次 2 小時，必要時可敷 2～3 次，治脹氣。

7.《古今藥方縱橫》用生大黃研末，水泛為丸，每次 2 克，口服 1～2 次，治肺結核大量咯血或長期小量咯血用其他方法治療無效者。

8.《急腹症方藥新解》用大黃末 10～15 克，蜂蜜 30 克沖服，治療手術後腸梗阻大便秘結者。

9.用單味大黃粉，每日 3 克，治療急性上消化道出血有顯效。〔焦東海，等・單味大黃治療三種消化道急症 1000 例的臨床小結・中西醫結合雜誌，1982；（2）：

85〕。

10.用 1：1 大黃浸出液膀胱灌注，每日 1 次，每次 20 毫升，保留 2 小時以上，對膀胱出血有效〔張守謙，等·大黃浸出液治療膀胱出血療效觀察·黑龍江中醫藥，1991；（2）：35〕。

11.口服大黃粉每次 3 克，每日 4 次，鼻衄時用消毒藥棉蘸少量大黃粉鼻腔用藥，6 小時 1 次，治療鼻衄效果顯著〔蔣瑞金·大黃治療 50 例鼻衄臨床觀察·上海中醫藥雜誌，1988；（12）：28〕。

12.用生大黃泡水飲用，2～4 歲每日用生大黃 6 克，5 歲以上每日用生大黃 9 克，治療化膿性扁桃體炎〔中西醫結合雜誌，1987；（5）：695〕。

13.用生大黃末 30 克，加沸麻油 100 克攪拌 5 分鐘後加冰片 12 克，待涼備用。傷面常規消毒後剪去大水疱及剝脫皮膚，塗抹本藥，每 4 小時 1 次，至痂皮堅硬乾燥後停藥，創面不予包紮，治療燒傷〔肖合聚·中醫雜誌，1981；（12）：41〕。

14.用單味大黃，治療急性腸炎、急性菌痢顯效〔中成藥，1989；（9）：23〕。

15.用生大黃 50 克（小兒用量 20～30 克）煎湯約 200 毫升頓服，每日 1 次，6 天為 1 療程，治療急性肝炎有效〔中西醫結合雜誌，1984；（2）：88〕。

16.口服單味大黃煎劑，每次 30～60 克，每 1～2 小時服 1 次，直至排便 5～6 次，症狀減輕後，逐漸減量，治療急性膽囊炎〔陝西中醫藥，1980；（3）：13〕。

17.用大黃 600 克，分 3 次煎服，每次為 300 克、200

克及 100 克，每天 1 次，待水沸後投入大黃煎約 5 分鐘，治療膽道蛔蟲有效〔高桃珍，等・大劑量大黃驅除膽道蛔蟲迅速止痛 40 例・中西醫結合雜誌，1992；12（8）：464〕。

18.將大黃研成細末，取 3～4 克，加食醋調成糊狀，外敷患處，每日 1～2 次，忌食酸物，高熱者予以對症治療。治療流行性腮腺炎顯效〔蘇日俊，等・中西醫結合雜誌，1990；（11）：693〕。

19.大黃烘乾研末，裝入膠囊，每次服 1 克，每日 2 次，於月經淨後開始服藥，連服 3～6 個月，治排卵功能失調 70 例，結果：排卵 51 例，有效 10 例，無效 3 例〔劉宛華・中醫雜誌，1990；（4）：34〕。

20.將生大黃 120 克，用白酒浸泡 1 夜，曬乾後為細末；用長流水、米醋各 250 毫升煮沸後加入大黃末，攪拌，令稠起大泡，泡破冒青煙如老醬油為佳，待涼後團如蛋黃大，重 15 克。每次 1 丸，每日 2～3 次，治療瘀阻型閉經 25 例。結果：治療 1～10 日均獲癒〔張玉紅・實用中西醫雜誌，1991；（4）：227〕。

21.取大黃 15～30 克沖開水 3 公斤，先薰後坐浴，每日 1 次；治療肛門疾病：肛裂、炎性外痔、血栓性外痔、混合痔術後、肛門濕疹。內痔出血、潰瘍、感染，用適量大黃粉外敷局部，每日 1 次直至痊癒；肛瘺術後則先薰洗後外敷，每次排便後換藥。結果均有效，用藥時間 1～21日〔浙江中醫雜誌，1991；（3）：116〕。

22.用大黃煎劑 30～60 克（或沖劑 25 克，糖漿 12 毫升，片劑 10 片）1 次，1～2 小時 1 次，每日 5～8 次，

嚴重者加用大黃煎劑灌腸，針灸或阿托品、度冷丁肌注，發熱加抗生素。待症狀、體徵消失後用大黃片 3 片 1 次，每日 2 次口服。治療急性胰腺炎 266 例，痊癒 259 例，無效 7 例，總有效率為 97.0%。尿澱粉酶恢復正常平均 2 日，腹痛消失 3 日，發熱消退 5 日〔上海中醫藥雜誌，1990；（7）：1〕。

23.將生大黃研成極細麵，過 120 目篩備用，外陰用適量高錳酸鉀水或乾淨水清洗，將大黃粉塗撒在潰瘍面上，每日上藥不限，隨脫隨上。治療外陰潰瘍。近期治癒率 100%，遠期療效尚在觀察中〔山西中醫，1991；7（2）：18〕。

24.生大黃 3～15 克，熟大黃 6～20 克，製成煎劑（生大黃後下），日 1 劑，分早晚 2 次服。外用：生大黃、熟大黃各 30 克，用 30%酒精 100 毫升浸泡 1 週，取汁外搽患部，每日 1～2 次。搽藥後用手在患部摩擦 5～10 分鐘，使局部有微微發熱感。結果：治療銀屑病 45 例，痊癒（皮損全部消退）28 例，好轉（皮損消失 50%以上）12 例，無效（治療 1 個月無明顯變化）5 例〔陝西中醫，1990；11（11）：514〕。

二、藥對方應用

1.大黃丸（大黃配黃芩）

【來源】《小兒藥證直訣》

【主治】小兒諸熱。

【用法】大黃煨熟、黃芩各一兩，為末，煉蜜丸麻子

大。每服五丸至十丸，蜜湯下。

2. 大黃黃連瀉心湯（大黃配黃連）

【**來源**】《傷寒論》

【**主治**】心下痞，按之濡，其脈關上浮者，大黃黃連瀉心湯主之。

【**用法**】大黃二兩、黃連一兩，以麻沸湯二升漬之，須臾絞汁，分作二次溫服。

3. 二黃膏（大黃配黃柏）

【**來源**】《景岳全書》

【**主治**】一切腫毒熱浮在外，或時氣熱壅者。

【**用法**】黃柏、大黃各等分為末，用醋調敷，如千用水潤之。

4. 梔子湯（大黃配梔子）

【**來源**】《聖濟總錄》卷一○三

【**主治**】胞瞼腫硬熱痛，焮赤如丹的病證，稱為眼丹。

【**用法**】山梔子七個、大黃末三錢，上取山梔子鑽透入燙灰火煨熟，以水一升半，煎至八合，去滓，入大黃末攪勻，食後頻頻溫服。

5. 未名方（大黃配秦皮）

【**來源**】《仁齋直指》

【**主治**】治脾間積熱兼宿食不消，則生偷針。

【**用法**】秦皮三錢研末，和砂糖水，調大黃末一錢，服至大便通利即可消。

6. 雙黃散（大黃配生地黃）

【**來源**】《普濟方》卷三八九

【**主治**】小兒吐血。

【**用法**】大黃為末，取生地黃汁，微煎，入蜜調下。

7. 神明度命丸（大黃配白芍）

【**來源**】《備急千金要方》卷十一

【**主治**】治久患腹內積聚，大小便不通，氣上搶心，腹中脹滿，逆害飲食，服之甚良方。

【**用法**】大黃、芍藥各二兩，上為末，煉蜜為丸，如梧桐子大。每服四丸，每日三次。不知，可加至六七丸，以知為度。

8. 導滯散（大黃配當歸）

【**來源**】《太平惠民和劑局方》

【**主治**】重物壓迮，或從高墜下，作熱五內，吐血、下血，出不禁止；或瘀血在內，胸腹脹滿、喘粗氣短。

【**用法**】當歸、大黃等分，炒為末。每服二錢，溫酒調下，不拘時候。

9. 芎黃丸（大黃配川芎）

【**來源**】《楊氏家藏方》

【**主治**】風熱壅盛，頭昏目赤，大便艱難。

【**用法**】川芎、大黃（用無灰酒煮）各二兩。為細末，煉蜜為丸，梧桐子大。每服二十丸，食後溫水送下。

10. 大黃散（大黃配三棱）

【**來源**】《類證治裁》卷三

【**主治**】痞結，脅下如石。

【**用法**】三棱、大黃。生薑橘皮煎湯調下。

11. 皂刺大黃湯（大黃配皂角刺）

【**來源**】《醫宗金鑑》卷五十五

【**主治**】小兒臟毒便血初起，肛門腫痛者。

【**用法**】皂角刺、生大黃各等分，用水、酒煎服。量小兒年歲大小，體質虛實，增減用量。

12. **倒換散**（大黃配荊芥）

【**來源**】《普濟方》

【**主治**】癃閉不通，小腹急痛，無問久新。

【**用法**】荊芥、大黃為末，等分，每溫水服三錢。小便不通，大黃減半；大便不通，荊芥減半。

13. **宣毒散**（大黃配白芷）

【**來源**】《景岳全書》

【**主治**】一切癰毒。

【**用法**】大黃煨、白芷各五錢，水二盅，煎一盅，食前服。

14. **枳殼丸**（大黃配枳殼）

【**來源**】《聖濟總錄》卷一五七

【**主治**】妊娠大便結塞不通，臍腹硬脹，不能安臥，氣上喘急。

【**用法**】枳殼（去瓤，麩炒）一兩半、大黃（微炒）二兩半。上為末，煉蜜為丸，如梧桐子大。每服二十丸，空心米飲送下。未通再服，以通為度。

15. **朴黃湯**（大黃配厚朴）

【**來源**】《脈因證治》卷下

【**主治**】支飲胸滿。

【**用法**】大黃、厚朴各等分，水煎服。

16. **薑黃丸**（大黃配僵蠶）

【**來源**】《古今醫鑒》卷九

【**主治**】頭面腫大疼痛並喉痺。

【**用法**】僵蠶一兩、大黃二兩，上為末，薑汁為丸，如彈子大。每服一丸，井水入蜜少許研，徐徐食後呷服。

17.**桃仁散**（大黃配桃仁）

【**來源**】《普液濟方》卷三一二引《聖濟總錄》

【**主治**】從高處墜下傷內，血在腹聚不出。

【**用法**】好大黃二兩、桃仁三十枚（去皮尖及雙仁），上搗，又水五升，煮沸取三升，分為三服。去血後，作地黃酒服，隨能服多少，或用酒一碗煎，去滓服之。血過百日，或微堅者，不可複下之，虛極殺人也。

18.**雞鳴散**（大黃配杏仁）

【**來源**】《三因極一病證方論》卷九

【**主治**】血滯肺部氣分；跌打損傷，血瘀凝積，氣絕如死。或久積瘀血，煩躁疼痛，叫呼不得。

【**用法**】大黃酒蒸一兩，杏仁去皮尖三至七粒，細研，酒一碗，煎至六分，去滓，雞鳴時服。至曉取下瘀血，即癒。若便覺氣絕不能言，取藥不及，急擘開口，以熱小便灌之。

19.**大黃丸**（大黃配葶藶子）

【**來源**】《全生指迷方》

【**主治**】脈沉，腹滿，大便秘，先利之。

【**用法**】大黃煨、葶藶子各等分，為細末，煉蜜和丸如梧桐子大，蜜湯下十粒，以利為度。

20.**劫喘牛黃散**（大黃配牽牛子）

【**來源**】《赤水玄珠》卷七

【**主治**】熱痰暴喘欲死者。

【用法】白牽牛（炒）二兩、大黃（煨）一兩，蜜水下二錢。

21.未名方（大黃配續隨子）

【來源】《摘玄方》

【主治】陽水腫脹，水腫腹水，二便不利。

【用法】續隨子炒去油二兩，大黃一兩，為末，酒水丸綠豆大。每日湯下五十丸。

22.未名丸（大黃配蓽撥）

【來源】《永類吟方》

【主治】瘴氣成塊，在腹不散。

【用法】用蓽撥一兩，大黃一兩，並生為末，入麝香少許，煉蜜丸梧子大。每冷酒服三十丸。

23.中和散（大黃配附子）

【來源】《聖濟總錄》卷一六五

【主治】產後大便難。

【用法】附子一兩（一半生，一半炒）、大黃（一半生，一半炒），上為散。每服二錢匕，臨臥溫米飲調下。

24.熟大黃湯（大黃配生薑）

【來源】《三因極一病證方論》

【主治】墜墮閃挫，腰痛不能屈伸。

【用法】大黃、生薑各半兩。同炒令焦黃色，水浸一夜，五更，去滓頓服。

25.二神散（大黃配芒硝）

【來源】《醫統》卷六十二

【主治】赤鼻久不癒。

【用法】大黃、朴硝各等分，上為末，津調塗鼻上。

26. 承氣丸（大黃配硝石）

【**來源**】《家塾方》

【**主治**】腹滿或燥矢不通者。

【**用法**】大黃八錢、硝石十二錢，上為末，麵糊為丸，如梧桐子大。每服八分，以枳實厚朴湯送下。

27. 二聖救苦丹（大黃配皂莢）

【**來源**】《醫宗金鑒》卷二十八

【**主治**】時氣頭痛壯熱。

【**用法**】生大黃一斤、豬牙皂莢（去皮微炒）四兩，研為末，和勻，水泛為丸。每服三錢。

28. 大黃甘草湯（大黃配甘草）

【**來源**】《金匱要略》

【**主治**】食已即吐者。

【**用法**】大黃四兩、甘草一兩，以水三升，煮取一升，分溫再服。

29. 參黃湯（大黃配人參）

【**來源**】《感證輯要》卷四

【**主治**】氣虛甚而邪實，大便不通者。

【**用法**】別直參一錢半、生錦紋一錢半，煎湯服。

30. 巴戟天丸（大黃配巴戟天）

【**來源**】《醫方類聚》卷十引《簡要濟眾方》

【**主治**】腎臟實熱，風毒上攻，頭面虛腫，下注肢膝沉重，行履艱難。

【**用法**】巴戟天一分（粳米同炒微黃，去心）、川大黃一兩（銼碎，微炒），上為丸，煉蜜為丸，如梧桐子大。每服二十丸，臘茶送下，不拘時候，一日三次，以利

為度。如未利，宜頓服。

31.**未名方**（大黃配肉桂）

【**來源**】《續名醫類案》卷十八・舌門

【**主治**】腮腫，舌腫塞口，大便四五日不行，脈微細而數。

【**用法**】酒蒸大黃五錢、肉桂一錢，水煎溫服。

32.**牛黃丸**（大黃配牛黃）

【**來源**】《太平聖惠方》

【**主治**】小兒大便不通，心中煩熱。

【**用法**】牛黃一分、大黃三分，研末，煉蜜為丸，如麻子大。每服七丸，粥湯下。

33.**長壽膏**（大黃配牛膽）

【**來源**】《醫學探驪集》卷六

【**主治**】小兒火熱上炎，咳嗽作喘。

【**用法**】牛膽一個、川軍三錢（研，揀細者），於冬月天寒之時，將川軍麵入牛膽內調勻，懸當風處陰乾備用，若與小兒服時，每一歲服吉豆大一塊，二歲服元豆大一塊，三歲服飯豆大一塊，俱用滾水調服。

34.**未名方**（大黃配茶葉）

【**來源**】《丹溪纂要》

【**主治**】濕熱眩暈不可當者。

【**用法**】酒炒大黃為末，茶清服二錢，急則治其標也。

35.**神應丹**（大黃配血竭）

【**來源**】《醫方類聚》卷一五二引《居家必用》

【**主治**】虛勞客熱，肌肉消瘦，四肢倦怠，五心煩

熱，口燥咽乾，頰赤心忪，日晚潮熱，夜有盜汗，胸脅不利，減食多渴，咳唾黃黏，時有膿血，急傳屍勞。

【用法】錦紋大黃半斤（釅米醋一斗，於銀石器內，以木炭文武火煮一晝夜，醋幹為度，曬乾，如無白色，慢火焙乾）、血竭半兩，上為細末，無灰好酒打糊為丸，如彈子大，朱砂為衣。每服一丸，婦人用無灰酒一盞，紅花一撮，同煎七分，空心溫服，平明時服；男子用木香少許同煎，無灰酒煮化一丸服。忌生冷、腥葷七日。

36. 琥珀分清泄濁丸（大黃配琥珀）

【來源】《驗方》

【主治】肝經濕熱，毒火下注，淋濁管痛，小溲不利，及下疳火盛，腫痛腐爛。

【用法】琥珀一兩、錦紋大黃十兩，共研細末，用雞蛋清二十四個，杵為丸，如梧桐子大，朱砂為衣，每服三錢，空腹時熱湯送下。服後小便出如黃金色，三日後火毒消而淋濁止，疳腫亦退。

37. 金花散（大黃配秦艽）

【來源】《衛生總微》卷三

【主治】小兒潮熱發躁。

【用法】川大黃一兩、秦艽（去蘆）半兩，上為末。每服一字或半錢，水一盞，入青蒿三兩葉，蔥白二寸，同煎至五分盞，去滓溫服。若變骨蒸勞氣，用童子小便浸青蒿、蔥白煎服。

38. 瑞金丹（大黃配秋石）

【來源】《張氏醫通》

【主治】虛勞吐血，瘀血內結。

【用法】大黃（酒拌、炒黑，至黃煙起為度）、秋石各一兩。為細末，煮棗肉為丸，小豆大。每服二錢，空腹薄荷煎湯送下。

39.肉豆蔻散（大黃配肉豆蔻）

【來源】《聖惠方》

【主治】小兒宿食不消。

【用法】肉豆蔻一枚，川大黃一分，研為散，每服一錢，水煎服。

40.牡蠣大黃湯（牡蠣配大黃）

【來源】《活幼新書》卷下

【主治】三五歲小兒，感受溫濕之氣，侵襲膀胱，致陰莖膚囊浮腫作痛。

【用法】牡蠣（用熟黃泥包裹夾火煅透，出地上冷卻）、大黃（紙裹，水浸透，炮，冷卻）各二兩，上藥銼研為末。

每服一錢，用無灰溫酒空腹時調服；不能飲酒者，用溫湯調，入酒少許同服。

41.礬石大黃丸（大黃配明礬）

【來源】《家塾方》

【主治】無名腫毒及癜風、疥、癬。

【用法】礬石、大黃各等分，上為末。每服一錢，以溫湯下，一日一次。

42.顛倒散（大黃配硫黃）

【來源】《醫宗金鑒》卷六十五

【主治】肺風粉刺，酒齇鼻。

【用法】大黃、硫黃各等分，研細末，茶水調服。

43.**黃蓉散**（大黃配芙蓉）

【**來源**】《瘍醫大全》卷八

【**主治**】手足腫毒，已成未成。

【**用法**】生大黃五錢、芙蓉葉一兩，上為細末。苦茶調敷。

44.**星黃湯**（大黃配南星）

【**來源**】《赤水玄珠》卷十四

【**主治**】吐痰。

【**用法**】南星、大黃各等分，水煎服。

45.**青龍散**（大黃配香附）

【**來源**】《醫學六要·治法匯》卷八

【**主治**】厚味炙煿，酒麵過度，積毒上攻，或過服補味暖藥致牙痛。

【**用法**】大黃、香附，各燒存性，入青鹽擂勻。擦牙。

46.**千金丸**（大黃配木香）

【**來源**】《古今醫統》卷六十九

【**主治**】臟腑壅滯，氣結積熱不通，或內有癥瘕疳蛔，心腹俱痛，及腳氣腫滿，休息熱痢，併風痰、瘡疥、結核等疾。

【**用法**】大黃十兩、木香半兩，上為末，醋糊為丸，如梧桐子大。每服二三十丸，食遠白湯送下。

47.**黃金散**（大黃配海金沙）

【**來源**】《古今醫統》卷八十一

【**主治**】天疱瘡。

【**用法**】大黃一兩（為末）、海金沙半兩，用新汲水調塗瘡上。

48. **未名方**（大黃配車前子）

【**來源**】《婦人大全良方》

【**主治**】妊娠大便不通。

【**用法**】車前子一兩，大黃半兩，炒共為細末，每服三錢，空心，蜜湯調下。

49. **大黃湯**（大黃配酒）

【**來源**】《景岳全書》

【**主治**】瀉痢濕熱邪盛，膿血稠黏，裏急後重，日夜無度者。

【**用法**】大黃一兩，細銼，好酒二大盞，浸半日，煎至一盞半，去大黃，分二服。頓服之，痢止。一服如未止，再服，以利為度。

50. **金聲散**（大黃配蕎麥）

【**來源**】《漢藥神效方》

【**主治**】癲病。

【**用法**】大黃八分、蕎麥粉五分，上為末。和酒服。

51. **芫花湯**（大黃配芫花）

【**來源**】《外台》卷七引《范汪方》

【**主治**】卒心痛連背，背痛徹心，心腹並懊痛，絞急欲死者。

【**用法**】芫花十分，大黃十分，上藥治下篩。取方寸匕，著二升半苦酒合煎，得一升二合，頓服盡。須臾當吐，吐便癒。老小從少起。

52. **圍毒散**（大黃配木鱉子）

【**來源**】《同壽錄》卷四

【**主治**】諸腫毒。

【**用法**】大黃五錢、木鱉子三錢（土炒），上為細末。真米醋調敷患處，留出頭。

53.妙功散（大黃配莨菪子）

【**來源**】《聖濟總錄》卷十七

【**主治**】赤白痢，臍腹疼痛，腸滑後重。

【**用法**】大黃（濕紙裹，煨）半兩、莨菪子（炒令黑）一掬許，上為散。每服一錢匕，米飲調下。

54.松脂丸（大黃配松脂）

【**來源**】《名家方選》

【**主治**】心下痞硬，大便秘結。

【**用法**】松脂七錢、大黃三錢，上為末，麵糊為丸。白湯送下。

55.桃花湯（大黃配桃花）

【**來源**】《東洞先生家塾方》

【**主治**】浮腫，大小便不通者。

【**用法**】桃花二錢、大黃一錢，右二味，以水四合，先納桃花，煮取二合，納大黃，再煮取一合，頓服。

56.將軍散（大黃配石灰）

【**來源**】《青囊秘傳》

【**主治**】刀傷。

【**用法**】遠年石灰二兩、大黃一兩，同炒至石灰桃花色，去大黃用石灰，加血竭五錢，為末。

57.金丹（大黃配寒水石）

【**來源**】《幼科指掌》卷三

【**主治**】小兒初生，因於胎熱肉爛者。

【**用法**】寒水石、大黃各等分，上為末，蜜水調敷。

58. 治中丸（大黃配雞膽）

【**來源**】《名家方選》

【**主治**】小兒蟲積。

【**用法**】雞膽、大黃各等分，上為細末，麵糊為丸。白湯送下。

59. 將軍蛋（大黃配雞子）

【**來源**】《種福堂方》卷二

【**主治**】赤白濁；夢遺。

【**用法**】生大黃三分、生雞子一個，將雞子頂尖上敲損一孔，入大黃末在內，紙糊煮熟。空心食之。

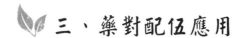

三、藥對配伍應用

1. 大黃配芒硝

大黃與芒硝是臨床常用的通腑瀉熱，攻下破積的藥對。然大黃苦寒蕩滌通下，瀉下涼血，攻下導滯，逐瘀通經，利膽退黃；芒硝鹹寒軟堅，潤燥通便，清熱瀉火，蕩滌內熱實積，停痰宿食。二藥配對，相須為用，瀉熱導滯，攻下破積，通便除滿之力增強。正如柯琴云：「仲景欲使芒硝先化燥屎，大黃繼通地道。」《醫宗金鑒》謂：「經曰：熱淫於內，治以鹹寒，火淫於內，治以苦寒，君大黃之苦寒，臣芒硝之鹹寒，二味並舉，攻熱瀉火備矣。」

適用於 ① 胃腸實熱積滯之大便秘結，積食不下，腹痛痞滿，拒按，壯熱，神昏譫語，苔黃燥，脈滑數等症；② 火邪上攻，咽痛口瘡，目赤腫痛。

大黃常用 3～12 克，後下；芒硝為 10～15 克，兌入藥汁內服，或開水溶化分服。大黃、芒硝配用，出自《傷寒論》大承氣湯，與枳實、厚朴同用，主治熱盛便秘，腹痛腹脹，煩躁譫語，渴飲，舌苔焦黃起刺，脈沉實有力等症。張介賓以大黃、芒硝各等份，為末調塗，治赤鼻久不瘥，名曰「二神散」。

現代臨床對於急性單純性腸梗阻、急性闌尾炎、急性膽囊炎等見於便秘苔黃脈沉實者，用之每可控制病情發展或緩解病情。二藥與生地黃、玄參、麥冬同用，可治熱結傷陰，大腸燥結者；與黃芩、梔子同用，可治火邪上攻，目赤咽痛、牙齦腫痛；與升麻、枳實同用，可治小兒腸梗阻；與玄參、甘草同用，可治急性肺炎。然藥對味苦性寒，破積之力尤猛，老人、體虛、津虧者忌用。

2. 大黃配厚朴

大黃味苦性寒，氣味重濁，直降下行，走而不守，瀉熱通便；厚朴味苦性溫，苦能下氣泄實滿，溫能利氣散實滿，有燥濕散滿以運脾，行氣導滯而除脹之功能，為泄中焦實滿之氣分藥。二藥配對，一攻一泄，一寒一溫，共奏清泄裏實，行氣寬中之功。

適用於 ① 大便秘結、腹滿脹痛之胃熱實證；② 濕熱下痢，裏急後重或瀉而不爽，腹痛，肛門灼熱之腸熱實證；③ 支飲兼見胸腹痞滿，大便秘結；④ 宿食久滯，鬱而化熱，致胃脘熱痛，食少腹脹等症。

大黃常用 3～10 克，後下；厚朴為 5～12 克。大黃、厚朴配用，見於《傷寒論》小承氣湯，與枳實同用，主治陽明熱盛，燥屎初結，痞滿而實，燥堅不甚之腑實證；

《金匱要略》厚朴大黃湯，與枳實同用，主治陽明熱結支飲證。二藥與枳實、芒硝同用（大承氣湯），主治陽明腑實，或雜病熱結便秘者；與半夏瓜蔞、黃連同用，可治三焦俱急，大熱大渴；與枳實、羌活同用，可治中風，外有六經之形證，內有便溺之阻格；與使君子、苦楝皮、檳榔等藥同用，可治蛔蟲性腸梗阻；與枳實、芒硝、甘草、生薑同用，可治邪熱內盛，腹滿實痛，煩渴便秘；與僵蠶、蟬蛻、黃連、梔子等藥同用，可治溫病三焦大熱，痞滿燥實，譫語狂亂，熱結旁流。然藥對味苦性泄，脾胃虛弱者慎用，婦女懷孕、月經期、哺乳期忌用。

3. 大黃配枳實

大黃與枳實皆苦寒之品。然大黃功在蕩滌瀉火，善下胃腸結熱有形積滯；枳實下氣消痞，主泄胃腸結氣無形氣痞。熱結胃腸則氣滯難行，氣結於中則腸垢難下。二藥配對，相使為用，苦降寒清，共奏瀉熱除積，利氣消痞之功。

適用於 ① 陽明熱盛，燥屎初結，痞滿而實，燥堅不甚之腑實證；② 濕熱積滯的膽石症；③ 痢疾初起，腹中脹滿，裏急後重者。

大黃常用 3～10 克，後下，枳實為 3～10 克。大黃、枳實配用，出自《傷寒論》小承氣湯，與厚朴同用，主治陽明熱結輕證、陽明熱結之熱結旁流者、陽明熱結重證之有正氣不足者。臨證時應根據症狀酌情改變二藥的用量，若見熱勢較甚，大便秘結，則以大黃為主，少佐枳實；若見胃腸食積化熱，腹滿疼痛，則以枳實為主，少佐大黃。二藥與黃連、黃芩同用，可治濕熱積滯，瀉痢後重；與芍

藥、山梔、黃芩同用，可治眼暴熱痛，皆頭腫痛；與白
芍、金錢草、海金砂、丹參等藥同用，可治膽道結石；與
茯苓、白朮、澤瀉、川芎、黃芩同用，可治三叉神經痛；
與厚朴、木香、陳皮、甘草同用，可治腹部手術後腹脹。
然藥對苦寒峻猛，孕婦、脾胃虛弱者當慎用；陽虛寒凝及
熱結津虧不大便者忌用。

4. 大黃配荊芥

大黃苦寒沉降，力猛善行，能直達下焦，功能蕩滌胃
腸實熱積滯，清瀉血分實熱及消瘀活血；荊芥味辛芳香，
性溫不燥，氣質輕揚，長於升散，擅發散表邪，祛經絡中
之風邪。二藥配對，大黃以降為主，荊芥以升為要，一升
一降，表裏雙解，共奏升清降濁，瀉下通便之功。

適用於 ① 風熱內蘊，腹脹且痛，二便不通，肛門腫
痛等症；② 風熱瘡癤，咽喉腫痛；③ 久、新癃閉不通，
小腹急痛，肛門腫痛。

大黃常用 3～10 克，荊芥為 6～10 克。大黃、荊芥
配對，見於《赤水玄珠》倒換散，二藥為末，小便不通大
黃減半，大便不通荊芥穗減半，每服 10 克，治癃閉，
大、小便不通，少腹急痛，肛門腫痛。二藥與薄荷、牛蒡
子、金銀花等藥同用，可治風熱瘡癤、咽喉腫痛；與防
風、山梔、黃芩等藥同用，可治偏頭痛〔中醫雜誌，
1989；（6）：17〕；與牛膝、半夏、防風、薄荷、黃芩、
石膏等藥同用，可治一切風熱，頭目昏痛，肢體煩疼，口
苦咽乾，腸胃結燥；與川芎、白芍、杭菊、代赭石等藥同
用，可治慢性血管性頭痛〔上海中醫藥雜誌，1991；（4）：
31〕。然藥對辛開苦降，非實熱證不可用。

5. 大黃配升麻

大黃苦寒降泄，其性沉而不浮，其用走而不守，其力猛而直達下焦，功具攻下積滯，解毒涼血；升麻辛甘，升舉脾胃清陽，長於清熱解毒，透疹發表。二藥配對，一輕清上升，一清降下行，相制相濟，共奏升清降濁，瀉熱通腑，散瘀涼血之功。

適用於 ① 陽明腑實，腹滿，大便不通；② 胃火上攻，牙齦腫痛，齒衄出血，口舌生瘡等證。

大黃常用 3～9 克，升麻為 3～6 克。大黃、升麻配用，見於《備急千金要方》大黃瀉熱湯，與黃芩、澤瀉、梔子、玄參等藥同用，主治主焦實熱閉塞，上下不通，隔絕關格，不吐不下，腹滿鼓鼓，喘急；陽明腑實，熱動肝風，神昏痙厥，腹滿，大便不通，舌紅苔黃，脈象弦數。二藥與芒硝、厚朴、枳實同用，可治小兒腸梗阻；與金銀花、黃連、生地黃、木通等藥同用，可治口舌生瘡；與石膏、丹皮、麥冬、知母等藥同用，可治胃火上攻的牙痛；與黃芩、澤瀉、茯苓、陳皮等藥同用，可治脾有實熱，腹中熱而灼痛，身重而食不下。然二藥配對，性偏寒，脾胃虛寒者慎用。

6. 大黃配羌活

大黃苦寒沉降，瀉下作用較強，有斬關奪門之力，為治療積滯便秘的要藥；羌活辛苦性溫，氣味雄烈，辛以祛風，苦可燥濕，溫可散寒，擅治上半身痹證。二藥配對，一辛散，一瀉下，一溫一寒，各盡其用，共奏祛風散寒，瀉下攻積之功。適用於氣滯便秘。

大黃常用 3～12 克，羌活為 3～9 克。寒凝氣滯便秘

重用羌活，配伍溫藥；熱結便秘，重用大黃，配伍寒藥；風結、血結便秘二藥用量相等。

大黃、羌活配用，見於《脾胃論》的潤腸丸，與當歸、桃仁、麻仁同用，主治飲食勞倦，大便秘結，或乾燥秘結不通，全不思食以及風結、血結等證。然二藥配對，大黃攻下作用峻猛，孕婦便秘忌用。

7. 大黃配巴豆

大黃苦寒沉降，力猛善行，破積行瘀，瀉熱通便；巴豆辛溫峻下，性甚猛烈，溫腸瀉積，開通閉塞，消堅磨積，為熱性瀉下藥。二藥配對，寒熱互制，大黃與巴豆合用，制其性而存其用，共奏下寒積、逐痰痞、滌腸胃之功。適用於寒邪積滯腸胃所致之猝然心腹脹痛，二便不利，面青氣急，或口噤暴厥，舌苔白，脈弦緊。

大黃常用 6～12 克，巴豆霜為 0.15～0.4 克，只入丸散劑。大黃、巴豆配用，見於《金匱要略》的三物備急丸，與乾薑研末為丸，主治寒滯食積阻結腸胃的心腹脹痛，痛如錐刺，氣急口噤暴厥者。金海生經驗：以神效丸（大黃、巴豆組成）每次 2 丸，連服 10 日，輔以補中益氣丸，治療噎膈，療效滿意〔浙江中醫雜誌，1986；21（11）：521〕。然二藥峻猛，且巴豆有毒，體質虛弱者忌用；溫暑熱邪所致的暴急腹痛不宜用。

8. 大黃配附子

大黃苦寒瀉下，治胃腸積滯，瘀濁內生；附子大辛大熱，溫陽散寒，通行陽氣，治寒氣生於中，衛陽虛於外。二藥配對，寒熱並用，補瀉兼顧，相反相成，蕩滌瀉下卻無傷陽之弊，攻下寓於溫陽之中，共奏溫腎通便，通陽和

腑，泄濁解毒之功。

適用於 ① 陽氣虛弱、陰寒內盛、冷積停滯而致腹中冷痛拒按，便秘，小便數而清，手足厥冷，脈弦緊之症；② 陽虛熱陷所致之痞證，心下痞而見惡寒汗出；③ 產後大便不通。

大黃常用 3～10 克，後下；附子為 3～10 克，先煎。大黃、附子配用，見於《金匱要略》大黃附子湯，與細辛同用，主治寒邪與積滯互結腸道，脅下或腰胯偏痛，便秘，手足不溫等症。《備急千金要方》溫脾湯，二藥與當歸、乾薑、人參、甘草等藥同用，主治寒積便秘，「腹痛，臍下絞結，繞臍不止」者。

章次公用二藥取其溫陽活血泄濁之功，與桔梗、當歸、地榆、馬齒莧、炮薑、白芍、杏仁同用，治下痢腹痛裏急，頗有療效（《中藥藥對大全》）。二藥與肉桂、小茴香、細辛同用，可治寒疝，脈弦緊，脅下偏痛，發熱者；與炒槐花、生牡蠣煎汁灌腸，可治尿毒症；與丹皮、紅藤、敗醬草、薏苡仁同用，可治腸癰；與烏梅、檳榔、苦楝根等藥同用，可治膽道蛔蟲症。然藥對為溫下之品，實熱便秘忌用，孕婦忌用。

9. 大黃配肉桂

大黃苦寒通下，破積導滯，瀉火涼血止血，行瘀通經；肉桂辛熱溫中，益火消陰，溫補腎陽，引火歸源，散寒止痛。二藥配對，寒熱互制，以肉桂之辛熱，制大黃之苦寒峻下之勢，又以大黃之寒涼，制肉桂辛熱燥烈之弊。可溫可清，可補可瀉，寒熱相濟，陰陽調和，共收振脾陽通大便之功。

適用於 ① 臟腑寒凝積滯之便秘，脘腹冷痛手足不溫等症；② 肝鬱多怒，胃鬱氣逆，以致吐血、衄血；③ 胃脘痛，證屬寒熱錯雜，兼見口舌糜爛，腸鳴便溏，舌紅苔膩，脈滑；④ 婦科癥瘕。

大黃常用 3～12 克，肉桂為 6～10 克。大黃、肉桂配對，見於《醫學衷中參西錄》之秘紅丹。主治肝鬱多怒，胃鬱氣逆所致的吐血、衄血屢服他藥不效者，無論因寒因熱，服之皆有捷效。王少華對寒熱錯雜的血證，根據其熱重寒輕，實甚於虛，或實熱真而虛寒假有格拒者，則大黃用量大於肉桂，而寒重熱輕，虛甚於實，或虛寒真而實熱假，則顛倒其用量。〔新中醫，1987，（5～4）〕。

二藥與生赭石同用，可治經行吐衄；與白及、柴胡、黃連、白芍等藥同用，可治肝火犯胃的吐血、衄血；與當歸、香附、桃仁、紅花等藥同用，可治婦科癥瘕。然藥對辛散苦下，孕婦忌用。

10.大黃配火麻仁

大黃苦寒攻下，蕩滌腸胃積熱；火麻仁甘平質潤，潤腸通便，滋養補虛。二藥配對，一攻一補，一下一潤，攻補兼施，共奏清熱瀉火，潤腸通便之功。適用於胃腸實熱燥結、大便不通之證。

大黃常用 10～15 克，火麻仁 5～10 克，打碎入煎。大黃、火麻仁配用，見於《金匱要略》麻子仁丸，與枳實、厚朴、芍藥、杏仁同用，主治胃熱氣盛，脾臟津液不足，胃強脾弱之脾約證。與麥冬、生地同用，可治陰虛便秘；與當歸、熟地同用，可治血虛便秘。然藥對下力較猛，故年高津枯、陽虛體弱者慎用，或大黃量應減少，或

用制大黃。

11. 大黃配人參

大黃苦寒沉降，為陰中之陰藥，以清瀉見長，既能瀉熱通腸，又能涼血止血，破瘀行血；人參大補元氣，益氣生津，安神增智，為虛勞內傷第一要藥。二藥配對，大黃瀉下通便以攻其邪，人參益氣生津以培其本，攻補兼施，標本同治，共奏益氣活血，泄濁解毒之功。

適用於 ① 裏熱實證而見氣血虛弱，腹痛硬滿，口渴或素體虧虛而便秘不通，不宜強攻下者；② 氣虛津虧，燥屎內結，潮熱譫語，脈反微澀；③ 伏熱內結，津氣虧虛。

大黃常用 5～10 克，人參為 6～10 克，文火另煎兌服，或研末吞服，每次 1.5～2 克。大黃、人參配用，見於《傷寒六書》黃龍湯，與枳實、厚朴、甘草、當歸等藥同用，主治胃腸燥熱而見氣血兩虛，下利清水，或大便秘結，脘腹脹滿，身熱口渴，神昏肢厥等症。

二藥與附子、乾薑、甘草同用，可治脾陽不足，冷積便秘；與麻仁、枳殼同用，可治產後便秘；與當歸、枳實、木香、檳榔等藥同用，可治胸膈痞悶，大便澀滯；與枳實、厚朴、桔梗等藥同用，可治下利清水，或大便秘結，腹滿硬痛拒按；與白朮、黃耆、木香、當歸同用，可治肌衄；與熟地、白芍、當歸、川芎等藥同用，可治體虛證實之經漏。張伯臾治療急性心肌梗塞，病在下焦，大便秘結，非通下則不能緩解症狀，每用二藥配伍，以取通腑，扶正益氣救脫之用。（《中藥藥對大全》）然藥對攻補兼施，邪實而正不虛者忌用或慎用。

12.大黃配甘遂

大黃味苦性寒，攻積導滯，活血化瘀，清熱瀉火解毒；甘遂苦寒，瀉水逐飲以利痰，為利痰逐飲之第一藥。二藥配對，以大黃下血，以甘遂逐水，共奏瀉熱逐飲，逐瘀瀉水，滌痰開竅之功。

適用於 ① 熱邪與水飲結聚，心下至少腹硬滿而痛；② 痰迷心竅之瘋狂證；③ 胞中血與水、瘀互結證之婦人少腹痛而膨大如敦狀，小便難而少，口不渴，或產後瘀血不去，惡露不盡，少腹疼痛伴小便不利，舌紫暗，苔滑，脈沉而澀。

大黃常用 5～15 克，甘遂為 1.5～3 克。大黃、甘遂配用，出自《金匱要略》大黃甘遂湯，與阿膠同用，主治婦人產後，水與血結於血室，少腹滿如敦狀；《傷寒論》大陷胸湯，二藥與芒硝同用，主治水熱互結之結胸證。心下疼痛，拒按，按之硬，或從心下至少腹硬滿疼痛，手不可近等症。

二藥與枳實、芒硝、厚朴煎湯保留灌腸，可治黏連性腸梗阻〔安徽中醫學院學報，1989；(2)：33〕；與枳殼、杏仁、川厚朴、當歸、炒萊菔子、檳榔組成醞遂杏仁通結湯，口服，可治黏連性、蛔蟲性、麻痹性、糞便性腸梗阻〔浙江中醫雜誌，1984；(11)：513〕。然藥對性峻猛，易傷正氣，體虛及脾胃虛寒者慎用，且勿久服。

13.大黃配茵陳

大黃味苦性寒，通下瀉火；茵陳味苦性涼，清利濕熱，為退黃的主要藥品。二藥相須為用，利下兼施，使濕熱從二便中排除，且清熱之力加強，以達利濕退黃之功。

此藥對為利下兼施，為治濕熱黃疸之常用藥。

適用於 ① 黃疸初起，熱重於濕，症見發熱，脘腹脹滿，乏力，目黃之人；② 急性黃疸性肝炎，膽囊炎。

大黃常用 6～10 克，便秘者須後下；茵陳為 20～30克。大黃、茵陳配用，見於《傷寒論》茵陳蒿湯，與梔子同用，主治濕熱黃疸，一身面目俱黃，黃色鮮明，腹微滿，口中渴，小便不利等症。

《臨證用藥配伍指南》謂：「茵陳配大黃，治黃疸初起，症見發熱，小便不利，大便秘結或便溏不爽，脘腹脹滿者；配大黃、梔子，治濕熱黃疸，身目黃色鮮明，發熱，小便短赤，兼有腹滿便秘，熱重於濕者；配大黃、梔子、黃柏、車前子，治濕熱性黃疸；配大黃、梔子、滑石、海金砂、板藍根，治黃疸型肝炎。」然藥對苦寒，寒濕陰黃者忌用。

14.大黃配白芷

大黃苦寒，長於通腑瀉熱，活血化瘀，治「諸火瘡」，療熱瘡；白芷辛散，長於化濕濁，解毒排膿止痛。二藥配對，寒熱並施，能疏通積滯，化除濕濁，排解熱毒，共奏清熱祛積滯，化濕濁解毒，排膿消腫之功。

適用於 ① 頭面、背部瘡瘍腫毒，反覆發生，大便秘結或不秘結，有火毒濕濁者；② 胃腸火熱壅滯，大便秘結的陽明頭痛、眉棱骨痛，鼻淵流濁涕、牙齦腫痛諸證；③ 仗瘡腫痛。

大黃常用 5～10 克，白芷為 5～10 克。水煎服或外敷或水煎濃汁，揉洗傷處，以癢至痛、痛至癢、瘀散見紅為度，拭乾貼藥。大黃、白芷配用，見於《外科正宗》如

意金黃散，與天花粉、黃柏等藥同用，主治瘡瘍初起，紅腫疼痛。二藥與升麻、黃芩同用，可治臂癰；與蒲公英、王不留行、木通等藥同用，可治乳癰；虞勤冠認為：二藥研末，每服 5 克，1 日 3 次，對肝炎引起的轉氨酶升高，以及脅痛、胃脘痛及不適、納差等症狀，均有較好療效〔浙江中醫雜誌，1982；（1）：40〕。

潘維慶用二藥與紫草、銀花藤、地榆調配為紫白油，可治燒傷〔遼寧中醫雜誌，1987；（4）：44〕；劉麗芳用二藥與半邊蓮、青木香、半夏、金銀花等藥同用，可治腹蛇咬傷〔湖南中醫學院學報，1989；（2）：97〕。然藥對性偏寒，脾胃虛寒者不宜用。

15.大黃配陳石灰

灰大黃苦寒，活血涼血，既是氣藥，又是血藥，止血而不留瘀；石灰辛苦澀性寒，辛能散能行，苦能降能堅，澀能收能止，《本草綱目》稱其「止血神品」。二藥配對，能增強其解毒、止血、定痛之功。

適用於 ① 創傷出血或湯火灼傷；② 胃熱出血或腸熱泄瀉。內服：大黃常用 1～3 克，陳石灰為 0.5～1 克；外用：二藥等分同炒至桃紅色，去石灰後研末撒敷傷口。

大黃、陳石灰配對，劉德厚，以二藥粉末，用香油調成糊狀，紗布條浸藥後，填塞淋巴結核破潰瘡口內，每日換藥 1 次，治淋巴結核〔中醫雜誌，1980；（3）：39〕。張樹生以生石灰 500 克，生大黃片 90 克，置鍋內同炒，石灰呈桃紅色時去大黃，將石灰篩後貯瓶，治外傷出血（金刀傷、跌傷、碰傷等）收到較好療效〔中藥貼敷療法〕；夏以德用大黃粉與生石灰，同炒至紅後加入明礬，

再加水煎熬，使之在消毒瓶內沉澱，取上層澄清液，用於外傷出血，均獲良效〔中華內科雜誌，1954；（1）：53〕。然藥對對氣虛失血及血瘀出血不宜用。

16.大黃配梔子

大黃與梔子皆味苦而性寒，大黃以清瀉為功，蕩滌腸胃積滯，既能瀉熱通腸，又能涼血止血，破瘀行血；梔子以清三焦之火熱為長，能利小便，兼涼血解毒。二藥配對，相須為用，既能增強瀉下通便、清熱涼血止血之功，又能使清熱化濕之力倍增。

適用於 ① 陽明熱盛，大便秘結或積滯瀉痢，兼見身熱、苔黃、脈實者；② 一切由火熱亢盛，迫血妄行所致的吐血、衄血、斑疹等；③ 三焦熱盛，濕熱蘊結，發為黃疸，證屬熱重於濕之陽黃者；以及邪熱與瘀血互結所致的黃疸；④ 赤目腫痛。

大黃常用 5～10 克，梔子為 3～9 克。大黃、梔子配用，見於《金匱要略》梔子大黃湯，與枳實、豆豉同用，主治酒黃疸，心中懊憹，身熱，煩躁不安大便難，小便不利，面黃如橘子色；《傷寒論》茵陳蒿湯，二藥與茵陳同用，主治濕熱黃疸，一身面目俱黃，黃色鮮明，腹微滿，口中渴，小便不利等症。

二藥與茵陳、黃柏、車前子同用，可治治濕熱性黃疸；與茵陳、滑石、海金砂、板藍根同用，可治治黃疸型肝炎。王琦用二藥與硝石、黃柏組成大黃硝石湯，治療急性黃疸〔天津醫藥，1978；（2）：85〕；秦亮經驗：二藥與連翹、薄荷同用，組方為瀉熱湯，主治小兒外感高熱〔雲南中醫雜誌，1989；10（1）：20〕；樂錦茂用二藥研

末，以蓖麻油或液體石蠟加數滴 75%的酒精，調糊後敷
患處，治療各種疼痛，有良好的止痛效果〔四川中醫，
1988；（9）：11〕。然藥對苦寒敗胃，故不寧過用；脾胃
虛寒者慎用。

17.大黃配皂角子

大黃苦寒峻下，攻導積滯，行瘀泄濁，攻逐一切實熱
積滯；皂角子味辛性溫，攻走血脈，消腫托毒，潤腸通
便，利大腸燥結。二藥均善攻積導滯，合用相得益彰，既
有泄穢濁推陳出新，安和五臟之功，又能蕩滌胃腸、血分
熱毒。

適用於　① 濕熱痢疾，下痢穢垢不止，裏急後重，腹
脹痛，頑而不癒者；② 一切陽邪積滯，氣積、血積、蟲
積、食積、傷寒實熱便結等證；③ 小兒便血，臟毒初
起，肛門腫痛；或小兒積熱大盛，肛門作腫，大便艱難，
努力翻出，脫肛不還。

大黃常用 5～10 克，皂角子為 3～6 克。大黃、皂角
子配用，見於《古今醫鑒》卷八顛倒散，與滑石同用，主
治臟毒實熱，或大便不能，或小便不通，或二便不通。

《實用中藥學》云：「皂角配大黃、滑石，能宣通肺
及大腸之氣，亦能宣通膀胱之滯，祛濕除垢，通利二便，
無論內服或製成肛門栓劑，均可取效。」《百家配伍用藥
經驗採菁》謂：「二藥直達病所，所謂『通因通用』，積
滯穢濁得以攻逐，下痢可癒，臟腑氣血得以安和。」

然藥對中皂角有小毒，對胃腸有強烈的刺激性，服用
過量，可引起嘔吐或腹瀉，故孕婦及有咯血傾向者，不可
使用。

18.大黃配生甘草

大黃味苦性寒，清泄胃中熱結，降胃中濁氣上逆，力猛善行，蕩滌腸胃濁氣宿結，理胃中清濁升降；生甘草味甘性平，與大黃相伍，其作用有五：一緩大黃之瀉下，二留大黃於胃以潔府，三免苦寒傷中氣，四藉正以和中，五調中有補以癒疾。二藥配對，相須為用，甘草制大黃苦寒攻下之性，降逆止嘔而不傷胃氣，同時又助大黃瀉火解毒，合用有清泄胃熱，降胃止嘔的作用。

適用於 ① 胃熱氣逆所致胃脘部灼熱，得食即吐，湯藥難進、口乾、口苦、口渴、口臭、心煩、便乾等症；② 濕熱瘴毒入侵人體之急黃證，症見面目俱青，狂言妄語，語聲不出；③ 瘡瘍癰疽、疔瘡、惡癘及下肢潰瘍等一切無名腫毒，惡瘡異症，灼熱疼痛，初起赤潰者。

大黃常用 9～12 克，甘草為 3～6 克。大黃、甘草配對，見於《金匱要略》大黃甘草湯，主治胃腸積熱，腑氣不通，食入即吐，吐勢急迫，大便秘結，舌紅苔黃，脈數有力。現常作為治服食中藥即吐者，即拒藥反應常用藥，也可治療腎功能衰竭的良藥，現代藥理研究證明，此藥對能導致腸道排氮增多，使尿素氮下降，從而改善腎臟微循環。

二藥與芒硝同用，可治胃腸燥熱，口渴心煩，腹滿而痛；與茵陳、山梔等藥同用，可治黃疸；與白茅根、側柏葉、大薊等藥同用，可治血熱妄行，發斑吐血；與黃連、石膏、玄參等藥同用，可治胃火上升的口舌生瘡，咽喉腫痛；與黃芩、連翹、石菖蒲、遠志等藥同用，可治舌強不語，神志不清，大便不通；與附子、乾薑、人參同用，可

治冷積便秘，手足不溫；與赤芍、連翹、枳殼、防風同用，可治下焦熱毒熾盛，大便下血，肛門腫痛；與桃仁、紅花、桂枝等藥同用，可治婦女經閉日久，或小腹急痛，大便不利，遍身發黃。然藥對味苦性寒，「善瀉」，脾虛便溏、氣血虛衰者忌用。

19.大黃配生石膏

大黃苦寒峻下實熱，蕩滌熱毒穢濁，涼血解毒；生石膏清熱瀉火，生津止渴除煩，並有透達之性。二藥配對，一為苦寒，一為甘寒，生石膏清瀉陽明經熱，折其壯熱之勢；大黃生用瀉陽明腑實熱，下其火勢。存陰而保津，透達而不閉遏，截斷病勢，防止內陷。適用於陽明實熱證。症見高熱，煩渴、大便秘結，神昏譫語。

大黃常用 6～9 克，生石膏為 15～60 克，打碎先煎。大黃、生石膏配用，見於《重訂通俗傷寒論》白虎承氣湯，與玄明粉同用，主治陽明病，高熱昏譫，煩熱口渴，便燥溲赤者。

二藥與薄荷、連翹等藥同用，可治表裏俱熱，憎寒壯熱，二便不通者；與滑石粉、海螵蛸外用，治乳頭乳暈濕疹效佳。

秦正生體會，治小兒外感熱病，可加車前子利水泄熱，有助於醒腦〔中醫雜誌，1985，（3）：18〕；鄂慧認為，凡時邪高熱，如屬衛氣同病，可用二藥配伍以折其邪熱。如流感高熱、小兒痄腮紅腫發熱、肺胃蘊熱之乳蛾及咽喉腫痛，可加速降溫除熱，減輕中毒症狀，存陰保津，泄熱防陷〔上海中醫藥雜誌，1986，（5）：30〕。然藥對皆為寒涼之品，脾胃虛寒及陰虛內熱者忌用。

20.大黃配黃芩

大黃苦寒走裏，能通便瀉熱解毒，釜底抽薪，使熱從下瀉；黃芩苦寒走表，能疏風清表瀉火。二藥配對，相輔相成，表裏雙解，共奏疏風清熱，瀉火通便之功。

適用於 ① 外感風熱入裏內結，或金瘡感染化熱耗傷津液，以致陽明腑氣不通，大便秘結；② 實熱上攻，清竅被擾，偏正頭痛劇烈；③ 裏熱亢盛，迫血妄行之出血證；④ 肝火太過，壅熱攻目，或翳障疼痛。

大黃常用 5～10 克，黃芩為 5～10 克。大黃、黃芩配用，見於《金匱要略》大柴胡湯，與柴胡、芍藥、半夏、枳實等藥同用，主治少陽與陽明合病，往來寒熱，胸脅苦滿，大便不解或協熱下痢。《備急千金要方》三黃湯，二藥與甘草同用，主治下焦熱結，不得大便。

二藥與黃連同用，可治心火亢盛，血熱妄行所致的吐血、衄血；與梔子、芒硝等藥同用，可治火邪上攻，目赤，咽痛，牙齦腫痛；與柴胡、枳實、半夏等藥同用，可治口腔面部急性炎症；與枳實、白芍、延胡、木香、金錢草等藥同用，可治急性膽系感染；與當歸、白芍、川芎、生地黃等藥同用，可治月經來前，內熱迫血上壅，吐血、鼻衄；與人參、半夏、木通、生薑等藥同用，可治毒氣攻心的心胸煩熱，面赤大渴，壯熱，身體疼痛。然藥對味苦性寒，傷胃、傷陰，脾胃虛寒、陰虛內熱者忌用。

21.大黃配黃柏

大黃味苦性寒，既能瀉血分實熱而涼血，又能通利血脈以消散瘀血；黃柏味苦性寒，清熱燥濕，瀉火解毒。二藥配對，相須為用，共奏清熱解毒，活血化瘀之功。

適用於 ① 火熱濕毒之瘡腫；② 湯水燙傷所致的紅腫水泡，熱灼肌膚之疼痛。

大黃、黃柏配對，見於《洞天奧旨》的二黃散，主治湯燙傷；《癰疽驗方》的二黃膏，用醋調搽若干，主治一切腫毒、熱瘡；《景岳全書》云：二藥配製「敷一切腫毒，熱浮在外，或時氣熱壅者。」然藥對性苦寒，陰疽忌用。

22.大黃配僵蠶

大黃苦寒降泄熱毒，散血消腫；僵蠶鹹寒，化痰散結而消腫，祛風活絡而止痛。二藥配對，相須為用，共奏清解疫毒，消腫止痛之功。

適用於 ① 溫熱疫毒上攻頭面，熱壅血瘀，發為頭面腫大疼痛、喉痹等證；② 咽喉腫閉不通；③ 耳後肋邊忽然腫痛，屬陽明蘊熱者；兼治發頤。

大黃常用 5～10 克，僵蠶為 5～10 克。大黃、僵蠶配對，與前胡、黃芩、瓜蔞、梔子等藥同用，可治小兒高熱〔新中醫，1988；（3）：29〕；與黃柏、烏梅、蒼朮、五倍子等藥同用，可治痔瘡〔雲南中醫雜誌，1984；5（4）：16〕；與薑黃、露蜂房、蟬蛻同用，可治疥瘡〔湖南中醫雜誌，1986；（6）：32〕。然藥對性寒，虛熱者及血虛而無風熱者不宜用。

23.大黃配木香

大黃苦寒沉降，能蕩滌胃腸，瀉熱消積；木香辛苦而溫，健脾消食，行氣止痛，善通行胃腸氣滯。二藥配對，泄熱消積與理氣行滯相輔相成，氣散熱除，臟腑無壅滯之患，共奏清熱消積，行氣止痛之功。

　　適用於 ① 臟腑壅滯，氣結積熱不通，或內有癥瘕疳蛔，心腹俱痛，及腳氣腫滿，休息熱痢，併風痰、瘡疥、結核等疾；② 小兒疳病，急疳壯熱，疳勞骨蒸，頭髮作穗，身上生瘡，瘰癧核塊，腹大頸細。

　　大黃常用 5～10 克，木香為 3～10 克。大黃、木香配用，見於《太平聖惠方》木香丸，與枳殼同用，主治脾胃氣滯，脘腹脹痛，便秘的實證；《儒門事親》木香檳榔丸，與檳榔、青皮等藥同用，主治積滯內停，脘腹痞滿、便秘。袁國棟報導：二藥與天仙子研末裝膠囊的利膽通腑膠囊治膽絞痛，效果顯著〔實用中醫內科雜誌，1988；（3）：115〕。然藥對味苦性寒，脾胃虛寒者不宜用。

24.大黃配黃耆

　　大黃味苦性寒，蕩滌胃腸之積滯，涼血解毒，活血化瘀；黃耆味甘性溫，補益脾肺之元氣，益氣升陽，托毒運毒。二藥配對，攻補兼施，共奏振奮腎氣，益氣攝精，升清降濁之功。適用於尿毒癥濕熱內蘊，小便短小黃赤，甚或全無，全身浮腫等症。

　　大黃常用 5～10 克，後下；黃耆為 5～10 克。大黃、黃耆配用，劉樹農經驗：二藥治療尿毒症屢獲效驗，劉氏認為腎臟對血液具有留精去粗之功能，尿毒症病因病機係腎臟留精去粗之功能障礙，繼而使血液形成陳者當去不去，新者當生不生之局面，二藥配伍助腎攝精排濁〔上海中醫雜誌，1985；（3）：28〕。二藥與白朮、益母草、桃仁、澤瀉等藥同用，可治產後癃閉〔中醫雜誌，1991；（12）：7〕；與生地黃、黃連、生甘草同用，可治療上消化道出血〔中醫雜誌，1983；（12）：59〕。然藥對攻補兼

施，脾腎虛寒，寒濕內蘊者不宜用。

25.大黃配草果仁

大黃苦寒，蕩滌胃腸實熱積滯，涼血解毒，活血行瘀，推陳出新，安和五臟；草果仁芳香化濁，燥濕散寒。二藥配對，寒熱並用，苦寒不傷脾胃，香燥不傷陰血，相輔相成，共奏瀉熱毒，化濕濁、解毒之功。適用於濕毒穢濁蘊結，脘腹脹滿，嘔惡納呆，舌苔厚膩白滑，舌質淡紅者。

大黃常用 5～10 克，草果仁為 3～8 克。大黃、草果仁配對，係張琪老中醫治療腎功能不全，濕熱血瘀，邪毒交阻上逆的經驗〔實用中醫內科雜誌，1988；（1）：2〕。然藥對中的草果剛烈，用治慢性腎功能不全，只宜用治濕毒穢濁蘊結，舌苔厚膩白滑，舌質淡紅者；若熱重或有動血傾向，或陰傷者宜慎用。

26.大黃配寒水石

大黃味苦性寒，瀉火解毒逐濕；寒水石味淡性寒，清熱降火，利濕消腫。二藥配對，相得益彰，共奏清熱利濕，消腫解毒之功。

適用於 ① 濕熱結聚所致的遍身疙瘩如蘑菇，及火熱壅聚於肌膚所致的惡瘡腫毒；② 小兒初生，因於胎熱肉爛者。

大黃常用 5～10 克，寒水石為 5～10 克。大黃、寒水石配用，見於《外台秘要》九物大黃薄貼，與白蘞、黃芩、黃連、石膏等藥同用，主治癰疽發背。二藥與地榆炭、熟石膏研末，麻油調敷外塗，治療 I、II 度燒傷，療效滿意〔中醫雜誌，1983；24（12）：30〕。然藥對性寒

傷胃，脾胃虛寒者不宜內服，僅作外用。

27.大黃配大黃炭

生大黃苦寒沉降，峻下實熱，蕩滌熱毒穢濁，涼血解毒；大黃炒炭之後，苦寒之性已減，長於止血解毒。二藥配對，相得益彰，增強了通腑泄熱，活血解毒之功，減少了苦寒傷胃之副作用。適用於慢性腎功能衰退致濕熱內蘊，證見小便短少黃赤，甚或全無，浮腫，面色晦暗，納差，噁心，或嘔吐，口氣穢臭，舌苔黃膩，脈濡數等。

生大黃常用 5～10 克，大黃炭為 10～30 克。生大黃、大黃炭配用，係張榮榜治療慢性腎功能衰竭經驗：二藥用量之比為 1：10，用後大便每日 3 次以上者，可減少生大黃的用量；大便每日 1 次或偏乾者，可小量遞增生大黃用量；以每日 2 次大便為宜〔中醫雜誌，1992（2）：4〕。然藥對仍偏寒性，脾腎虛寒，寒濕內蘊證或肝腎陰虛，肝風內動證忌用。

28.大黃配桑白皮

大黃苦寒，蕩滌胃腸，降泄濁邪，活血行瘀，清熱解毒，有推中下二焦陳穢而出之功；桑白皮味苦性寒，瀉肺氣壅實，開通上焦。二藥配對，相須為用，共奏通瀉三焦，瀉濁解毒之功。

適用於腎功能不全，濕熱內蘊，證見全身浮腫，小便短少黃赤，甚或全無，口氣穢臭，納差，噁心，或嘔吐。

大黃常用 5～10 克，桑白皮為 6～12 克。大黃、桑白皮配對，係張淑娟治腎功能不全病人，防止感染，改善食慾、緩解高血壓的經驗〔中醫藥學報，1986；（1）：17〕。然藥對性寒，脾腎虛寒及肝腎陰虛者不宜用。

29. 大黃配代赭石

大黃苦寒降泄，清瀉瘀熱，涼血止血；代赭石味苦性寒，平肝鎮逆氣，涼血止血。二藥合用，沉降清鎮，共奏平肝降瀉炎上之火熱，涼血止血之功。適用於氣火上逆，肝火上升所致的各種出血證，如咯血、嘔血、齒衄、舌衄、眼底出血、顱內出血、倒經等。

大黃常用 5～10 克，後下；代赭石（包）為 5～12 克，先煎。大黃、代赭石配用，王少華經驗：對於胃潰瘍之吐血、便血屬胃火上逆下迫者，每用有效〔新中醫，1987，（5）：5〕；王永珍治療行經吐血，用生赭石細末 18 克，煎湯送服大黃末 3 克，肉桂末 3 克，每天早晚 2 次內服，治癒率 100%〔山東中醫雜誌，1987，（6）：20〕。然藥對苦寒，適用於火熱迫血妄行的出血，氣不攝血及瘀血所致的各種出血證不可應用。

30. 大黃配花蕊石

大黃苦寒，通腑泄熱，涼血化瘀止血；花蕊石質堅酸澀，體重沉降，既能止痛，又能化瘀。二藥配對，一泄一收，共奏通腑泄熱，化瘀止血定痛之功。適用於瘀熱互結，症見各種出血，大便秘結者。

大黃常用 5～10 克，花蕊石為 10～15 克。大黃、花蕊石配用，馮倉懷認為：此藥對對治療急性中風，不論出血性或缺血性，均可起到改善微循環、降壓、退熱的作用。屬虛屬實，均以大便秘結為指徵，至大便變軟後方可停用〔中醫雜誌，1992；（1）：9〕。

黃文東經驗：咯血較重時，則大黃、花蕊石同用〔黃文東醫案〕。

黎漢華經驗：以大黃炭 20 克，煅花蕊石 60 克，與甘草 10 克，白及 40 克，研末，每次成人 10～15 克，小兒減半，每日 3 次，治上消化道出血，效果滿意〔北京中醫學院學報，1989；12（5）：30〕。

然藥對有涼血化瘀止血之功，孕婦忌用。

31.大黃配牽牛子

大黃性稟苦寒直逐，長於下通而利穀道、以破積滯、瀉熱毒，偏入血分；牽牛子性稟辛寒，善驅水濕之邪從二便出，偏走氣分而消水腫。大黃與牽牛子同為苦寒之品，均為峻厲瀉下之藥。二藥配對，一走氣分，治水濕壅結；一走血分，治實邪結滯。相須為用，瀉下之力甚峻，共奏導濕利水，瀉火解毒，破積通滯之功。

適用於 ① 濕熱壅結之實腫脹滿，二便不利之症；② 肺熱喘急脈大；③ 熱毒腫瘡；④ 相火之氣，游走臟腑，內則結於大腸而便秘，外則疏於手足而煩熱；⑤ 肝腹膨脹，大小瘡有形跡者。

大黃常用 5～10 克，牽牛子為 3～9 克。大黃、牽牛子配用，見於《景岳全書》舟車丸，與甘遂、蕘花、大戟、木香、檳榔等藥同用，主治痞積臌脹，小便不利，腹壁青筋暴漲等（類似於肝硬化腹水）；《臨床大本草》云：「大黃二兩，牽牛子五錢，為末，每服三錢，主治大便秘結。」《中藥藥對大全》謂：現代臨床常將此藥對用於肝硬化腹水症的治療，可獲得滿意的消腹水效果。二藥與檳榔、製南星，砂糖調拌製成寧癇散，薑湯調下，可治癲癇。然藥對苦寒峻下之品，易傷陰敗胃，體虛及孕婦忌用。

32. 大黃配葶藶子

大黃味苦性寒，功可瀉下攻積，清熱瀉火；葶藶子辛苦大寒，功專瀉肺平喘，利水消腫。二藥配對，相須為用，共奏瀉肺平喘，瀉火通便之功。適用於肺熱喘嗽而內熱較盛或兼大便秘結等症。

大黃常用 5～10 克，後下；葶藶子為 5～10 克。大黃、葶藶子配對，見於《千金方》卷十大黃丸，用藥劑量比例為 1：1，治療黃疸；喘促，二便難；《普濟方》卷一六三的大黃葶藶丸，用藥劑量比例為 1：2，治療氣喘咳嗽。二藥與桑白皮、厚朴、枳實、桔梗、大棗同用，可治自發性氣胸〔湖北中醫雜誌，1985；(4)：17〕。然藥對有較強的「瀉性」，只宜於內熱較甚或兼大便秘結之證，若氣虛喘嗽則忌用。

33. 大黃配藿香

大黃味苦性寒，通腑泄熱，蕩滌胃腸積滯腐穢，活血解毒；藿香味辛微溫，芳香化濕，發表解暑，既散表濕，又化裏濕，辟穢化濁，宣中快氣。二藥配對，化濕濁與通腑氣並用，燥濕與泄熱並行，解表與清裏並施，苦寒沉降中能快氣宣中，共奏化濕泄熱，導滯解毒之功。適用於濕熱穢濁阻於脾胃，口舌生瘡，口膩口臭，腹滿不適，大便溏而不爽，舌苔黃膩等症。

大黃常用 3～10 克，藿香為 10～15 克，鮮者加倍。大黃在治療上述病症時，不起瀉下通便作用，故不宜後下，而應與藿香同煎，欲減弱其攻下作用，亦可用製大黃。大黃、藿香配對，肖森茂經驗：治久病臥床便秘屬濕熱阻滯，可用二藥熬膏，每次 10～15 毫升，日 2～3 次，

有效（《百家配伍用藥經驗採菁》）。二藥與黃精、皂礬，米醋浸泡患處，可治手、足癬。然藥對辛散苦泄，脾胃虛寒者忌用。

34. 大黃配龍膽草

大黃苦寒沉降，氣味俱厚，力猛善走能直達下焦，疏通下焦濕熱之結，且能入血分活血行瘀通經；龍膽草苦寒而降，清熱燥濕，功專瀉肝膽實火，清下焦濕熱。二藥配對，相須為用，共奏清肝膽，瀉火毒之功。

適用於 ① 肝膽實火上炎所致的脅痛、耳聾、口苦目赤等症；② 肝膽濕熱鬱蒸之黃疸，熱痢，陰囊濕腫；③ 火盛迫血妄行而致的吐血，驚狂等症。

大黃常用 3～6 克，後下；龍膽草為 3～9 克。大黃、龍膽草配對，見於《症因脈治》瀉青丸，與山梔、羌活、防風、當歸等藥同用，主治肝火熾熱的多怒易驚，夜寐不安，小兒急驚抽搐。二藥與苦參、鬱金、金錢草研為細末，豬膽汁泛丸，可治膽囊炎〔江蘇中醫雜誌，1981；（6）：36〕；與乳香、沒藥、川楝子、三棱、莪朮、甘草組成金鈴瀉肝湯，可治急性膽系感染〔遼寧中醫雜誌，1991；（4）：27〕。然藥對均為苦寒敗胃之品，小劑量應用時能增加胃液分泌而有健胃作用，大劑量使用時，既能傷陰，又能敗胃。故中病即止，不可久服。

35. 大黃配桃仁

大黃苦寒，性剛燥，既善於泄熱毒、破積滯，治實熱便秘，又能入血分，活血通經，破一切瘀血，療血熱互結之蓄血；桃仁苦甘而平，性柔軟，為血分之品，最善破血行瘀，又可潤燥滑腸。二藥配對，剛柔相濟，大黃得桃

仁，專入血分，共奏破血積、下瘀血之功；桃仁得大黃，
破積滑腸之力增強，使瘀熱與大便並下，共收活血袪瘀，
瀉熱通腑之功。

適用於 ① 瘀熱互結之蓄血證；② 瘀熱致痛經、閉
經，產後惡露不下之少腹疼痛，肌膚甲錯等症；③ 腸癰
初起；④ 跌打損傷。

大黃常用 3～10 克，桃仁為 6～12 克。大黃、桃仁
配用，出自《金匱要略》的大黃牡丹湯，與牡丹皮、冬瓜
子、芒硝同用，主治腸癰初起，少腹腫痞，按之如痛如
淋，小便自調，時時發熱，自汗出，復惡寒等症。《普濟
方》卷三一三引《聖濟總錄》的桃仁散，二藥作散，黃酒
服，主治從高墜下傷內，血在腹聚不出；《婦人良方大全》
桃仁煎，與朴硝、䗪蟲同用，主治經閉不通，臍腹脹痛，
小便不通，痛不可忍者。張琪用治紫癜腎之中期，血熱內
瘀，迫血妄行之血尿持續不斷，除選用清熱涼血藥外，少
量大黃與桃仁配伍，有泄熱化瘀之功，對屢用激素類藥物
有瘀熱之象者尤宜〔新中醫，1991，（7）：12〕。

二藥與柴胡、當歸、紅花、穿山甲等藥同用，可治跌
打損傷，瘀血留於脅下，痛不可忍；與黃芩、生地黃、水
蛭、地鱉蟲等藥同用，可治五勞虛極，腹滿不能食，肌膚
甲錯；與鱉甲、黃芩、柴胡、丹皮、半夏、葶藶等藥同
用，可治瘧疾日久不愈，脅下痞硬成塊；與當歸、丹參、
鬱金、鱉甲等藥同用，可治上腹痞塊，大腹膨脹，面色蒼
黃，肌肉消瘦；與當歸、芍藥、丹皮、玄明粉同用，可治
特發性尿血；與芒硝、枳實、生地黃同用，可治流行性出
血熱少尿期；與益母草、大腹皮同用，可治急性腎功能衰

竭;與芒硝、桂枝、滑石、甘草同用,可治慢性腎盂腎炎的尿急尿頻,現代臨床常作為治療瘀熱互結各種病症的常用藥對。然藥對活血祛瘀作用峻猛,易傷正氣,如非實證,不宜妄用,孕婦、月經期、哺育期應忌用。

36. 大黃配三七

大黃苦寒沉降,為通腑泄熱,涼血化瘀止血之良藥;三七甘溫微苦,化瘀止血,活血定痛。二藥配對,相輔相成,共奏通腑泄熱,化瘀止血之功。適用於 ① 出血性或缺血性腦中風;② 瘀血性咯血病證等。

大黃常用 6～10 克,三七為 3～5 克。大黃、三七配用,敖資賦認為:二藥合用治療出血性腦中風,出現神昏,大便燥結,舌紅苔黃,脈弦數,屬於火熱上沖者,隨證配伍有通腑泄熱,利於降血壓、化瘀止血消局部滲出水腫等作用〔中醫雜誌,1992;(1):9〕。馮他懷認為:大黃可用於急性中風,不論出血性或缺血性,均可起到改善循環、降壓、退黃的作用。若三七同用,則可起到通腑泄熱化瘀之用〔中醫雜誌,1992;(1):9〕。黃文東經驗:用大黃配伍三七善治咳血,其化瘀止血作用尤佳。咯血嚴重時,可再加配花蕊石(《黃文東醫案》)。然藥對攻下祛瘀作用強烈,易傷正氣,如無實證,不宜妄用,妊娠、月經期、哺乳期均當慎用。

37. 大黃配赤芍

大黃味苦性寒,既善於泄熱破積,又能入血降泄,活血行瘀;赤芍味苦微寒,善入營血,通利血脈而活血祛瘀。李杲云:「赤芍藥破瘀血而療腹痛。」二藥配對,大黃得赤芍直入血分,而破血中之滯;赤芍得大黃則祛瘀力

宏。共奏泄熱逐瘀，和營止痛之功。

適用於 ① 腸癰初起，少腹疼痛等症；② 瘀血經閉、痛經；③ 急慢性盆腔炎所致下腹疼痛等實熱證。

大黃常用 3～9 克，後下；赤芍為 10～15 克。大黃、赤芍配對，出自《千金方》卷十一的神明度命丸，主治久患腹內積聚、大小便不通，氣上搶心，腹中脹滿，逆害飲食。現代臨床多用治療瘀血或實熱所致的下腹疼痛。然藥對性苦寒，非邪實之證的血虛經閉，產後，婦女哺乳期忌用。

38.大黃配牡丹皮

大黃苦寒沉降，力猛善行，直達下焦，善蕩滌胃腸實熱積滯而長驅直下，入血分既能瀉血分實熱而涼血，又能通利血脈以清散瘀血；牡丹皮辛苦微寒，入血分，有清熱涼血，活血化瘀之功，《本草經疏》謂其「辛能散血，苦能泄熱，故能除血分邪氣，及癥堅瘀血留舍腸胃。」二藥配對，相使為用，辛以散之，苦以降之，相輔相成，共奏清熱涼血，散瘀解毒之功。

適用於 ① 溫熱發斑，身熱煩渴；② 血熱瘀滯，月經不行；③ 熱毒熾盛，癰腫瘡毒；④ 腸癰初起，少腹腫痞，按之即痛。

大黃常用 3～9 克，後下；牡丹皮為 10 克。大黃、牡丹皮配用，見於《金匱要略》大黃牡丹湯，主治腸癰初起，膿未成者。《聖濟總錄》的牡丹湯，二藥與梔子、黃芩同用，主治溫毒發斑，身熱煩渴；牡丹丸，二藥與川芎、苦參同用，主治血熱瘀滯的月經不行；二藥與金銀花、蒲公英、敗醬草、赤芍等藥同用，可治腸癰膿已成未

潰或膿未成者。現代有關資料報導，大黃、牡丹皮煎液對葡萄球菌、大腸桿菌及鏈球菌等多種細菌，均有較強的抗菌作用，可用於多種細菌感染性疾患的治療。然藥對苦寒峻烈，婦女孕期、產後、月經期間，腸癰已成膿者忌用。

39.大黃配䗪蟲

大黃味苦性寒，既攻下積滯，又入血分，破血行瘀；䗪蟲味鹹性寒，善入血分，破血逐瘀，消癥散結。二藥配對，同入血分，相使相促，共奏破血逐瘀，通經止痛，消癥散結之功。適用於 ① 血瘀經閉，癥瘕積聚，跌打損傷血腫痛諸症；② 跌打損傷，瘀血腫痛。

大黃常用 3～10 克，䗪蟲為 3～6 克。大黃、䗪蟲配用，出自《金匱要略》大黃䗪蟲丸，與水蛭、虻蟲、桃仁等藥同用，主治乾血成勞、經閉腹痛。二藥與桃仁同用，可治血滯經閉及產後瘀滯腹痛；與桃仁、丹皮、射干、白芍等藥同用，可治積聚、月水不調；與柴胡、鱉甲等藥同用，可治瘧母；與桃仁、斑蝥、雄黃同用，可治狂犬病〔遼寧中醫雜誌，1983；（12）：33〕；與乾漆、虻蟲、蠐螬、生地黃、赤芍等藥同用，可治 B 型慢性活動性肝炎〔陝西中醫，1986；7（7）：301〕。然藥對破血逐瘀力強，孕婦忌用。

40.大黃配阿膠

大黃味苦性寒，清瀉血分之熱而止血，活血祛瘀而消腫；阿膠甘平滋潤，入肝補血，入腎補陰，有良好的止血作用。二藥配對，養血與祛瘀並用，瀉熱與滋陰並施，血虛能補血而不滯，瘀熱得清瀉而不傷正，一攻一補，共收破血攻瘀，養血扶正，瀉熱止血之功。

適用於 ① 血虛有瘀熱的各種出血證，如血淋、血尿、吐血、咯血、崩漏、月經過多、便血等；② 婦人水血俱結血室，少腹滿如敦狀，小便微難，口不渴，舌紫脈沉澀等。

大黃常用 5～10 克，阿膠為 4～9 克，烊化，兌入藥汁內，大黃不宜與阿膠、鹿膠等含蛋白質較多的藥物同煎，因蛋白質與大黃鞣質結合而互相抵消作用，影響療效。大黃、阿膠配用，見於《金匱要略》大黃甘遂湯，與甘遂同用，主治婦人水血俱結血室，少腹滿如敦狀，小便微難，口不渴，舌質紫暗，苔黃或黃膩，脈沉澀。二藥與赤芍、丹皮、當歸、桃仁等藥同用，可治閃跌血崩、唾血、嘔血；與甘遂、牛膝、木通同用，可治癃閉；與甘遂、鬱金、山梔等藥同用，可治癲狂。然藥對補瀉同用，血分實熱，熱邪迫血妄加指責行所致的各種出血證，不可應用，脾虛便溏、痰濕嘔吐者忌用。

四、臨床新用

1. 治療幽門彎曲菌陽性的消化性潰瘍

用大黃片每次 3～4 片（每片 0.25 克，相當於生藥 1 克），每日 3 次，飯後服，治療幽門彎曲菌陽性的消化性潰瘍 40 例，用藥 1 月，治癒 24 例，有效 3 例〔中醫雜誌，1991；（5）：25〕。

2. 治療幽門螺旋菌陽性的慢性胃炎和消化性潰瘍病

以製大黃片每次 3 片，每日 3 次，飯前服用。療程：慢性胃炎及球部潰瘍 4 週，胃潰瘍 6 週，治癒患者 50 例

（慢性胃炎 28 例，潰瘍 22 例），症狀緩解率 78.3%，慢性胃炎好轉率 68.0%，潰瘍癒合率 67.8%〔上海醫學，1992；（4）：218〕。

3. 治療腸梗阻

生大黃研末，成人每次 9 克，老幼減半，用開水沖服或胃管注入，每日 2 次，共治療麻痺性腸梗阻 25 例，糞狀性腸梗阻 8 例，一般服藥 1～3 次，24 小時內病人可排氣、排便，腹脹、腹痛緩解，胃腸功能恢復〔陝西中醫，1984；（8）：33〕。

4. 治療中毒性腸麻痺

在治療原發病基礎上，取大黃（<1 歲 5～10 克，1～3 歲 10～15 克，4～6 歲月 15～20 克，7～10 歲 20～30 克）用開水 50～100 毫升浸泡，待水溫約 37°C 時行直腸灌注，保留 10～20 分鐘，每日 2～3 次，治療 50 例中毒性腸麻痺，痊癒 12 例，好轉 6 例。多數在 0.5～2 小時見效，1～3 日大便通暢〔四川中醫，1989；（4）：13〕。

5. 治療腸傷寒

大黃 3 份，白及 2 份研末。大便隱血（＋）用 1 克，隱血（＋＋～＋＋＋）、少量柏油樣便用 2 克，隱血（＋＋＋＋）、大量柏油樣便用 3 克，均日 3 次口服，其中配合西藥 4 例，輸血 1 例。治療腸傷寒出血 78 例，顯效 61 例，有效 13 例，無效 4 例，總有效率為 94.9%〔四川中醫，1986；（8）：43〕。

6. 治療外科手術後的腹脹

生大黃洗淨，曬乾後研成粉末備用。一般成人取大黃粉 30 克，用 300 毫升溫開水調和後保留灌腸。一般病例

1 次即可，重症病人可酌情增加每日 1 次或 2 次，至臨床體徵好轉為止。治療 90 例，結果顯效（用藥 1 次，在 1～3 小時內排氣、排便，體溫下降 1～2°C，腸鳴音恢復，腹脹痛消失）79 例，好轉（腹脹減輕者）17 例，無效（用藥 1 次在 5 小時內症狀不減）4 例〔河南中醫，1991；11（4）：35〕。

7. 治療膽絞痛

生大黃 10～20 克，木香 10 克，加開水 300 毫升浸泡 10 分鐘後，頻頻飲用。結果治療 15 例膽絞痛，顯效（服藥 1 小時內完全緩解或明顯減輕者）21 例，占 46.7%；有效（膽絞痛在服藥後 1 小時減輕，患者能忍受）計 20 例，占 44.4%；無效（服藥後膽絞痛未減輕或雖有減輕但患者仍不能忍受）計 4 例，占 8.9%。總有效率 91.1%〔中西醫結合雜誌，1991；（3）：183〕。

8. 治療膽石症

首先金膽片每次 8 片，每日 3 次，連服 5 日。症狀緩解後改服生大黃煎劑，首次 500 毫升（含生藥 20 克）口服。第 2 次 300 毫升（含生藥 10 克），間日服 1 次，連服 5 次。藥量可隨病情和體質酌情增減。治療泥沙樣結石 29 例，混合型結石 8 例，痊癒 21 例。有效 12 例，無效 4 例，總有效率為 89.2%〔四川中醫，1989；（7）：29〕。

9. 治療高血脂症

大黃浸膏片 0.5 克（每片），每日 3 次（相當於生藥 15 克）飯後服，連服 1 個月為 1 療程。治療原發性高血脂症 83 例，結果：血清膽固醇高者 44 例，下降幅度為 19～174 毫克%，降低正常者 8 例〔陝西中醫 1984；（2）：

11〕。

10.治療肥胖症

本症指標超過標準體重 10%以上，但未達肥胖症標準。用大黃片每次 4～10 片，每日 1～3 次，飯前 30 分鐘服，使大便每日保持 3 次。同時控制主食。治療 3 個月後，有效率為 96%，腹圍減少率為 61.5%～89%〔上海中醫藥雜誌，1991；（6）：32〕。

11.治療急性淋病

熟大黃片（新消寧片）（中國中醫研究院中藥研究所實驗藥廠產品），每片 0.3 克，含蒽醌衍生物不低於 7 毫克；大黃醇浸膏片每片 0.3 克，含蒽醌衍生物 8.9 毫克。每日口服大黃浸膏片 3 次，每次 8 片（少數病例 15 片）共服 4 天，治療後第 10 天複查。結果：用大黃浸膏片治療 124 例，痊癒（淋菌培養陰性）16%，好轉（臨床症狀減輕、但淋菌培養陽性）21%，總有效率 31%；用熟大黃片治療 36 例，總有效率 72%〔上海藥科大學學報，1991；22（5）：292〕。

12.治療凍傷

大黃、甘草各 50 克，加入水 400 毫升，煎 30 分鐘，取出藥渣，待溫後浸泡患處 20 分鐘，每晚 1 次，治療凍瘡 100 例，效果滿意，每劑藥液可使用 1 週〔中國農村醫學，1987；（12）：23〕。

13.治療暑癤（汗腺炎）

取生大黃 15 克，浸於 75%酒精 50 毫升內 1～2 日，提取浸出液約 30 毫升，再將冰片 3 克溶入，最後將鮮芙蓉葉 30 克搗爛取汁 30 毫升，加入大黃酒精浸出液後備

用。用法：以 3%過氧化氫液（或肥皂水）清潔患部，除去膿痂，再用棉籤蘸芙黃酊搽，每日 3～4 次，一般 3～5 日即癒〔四川中醫，1989；（1）：12〕。

14.治療脂溢性皮炎

（1）生大黃 100 克、冰片 20 克，食醋 250 克，共置密封瓶中浸泡 7 天後，塗本品〔上海中醫藥雜誌，1988：（9）：34〕。（2）先用溫水洗濕頭髮，然後用大黃、硫黃各等份末搓頭髮上，2～3 分鐘用溫鹽水洗去粉，每隔 3～4 天用 1 次〔新中醫，1986；（11）：29〕。

15.治療帶狀疱疹

（1）生大黃 30 克、冰片 5 克，蜈蚣 5 條，共研細末，香油調搽患處，每日早晚 1 次〔上海中醫藥雜誌，1983；（6）：16〕。（2）大黃 15 克、虎杖 15 克、冰片 15 克，浸入 300 毫升 95%酒精 24 小時後，取清液塗布於患處，每日數次〔中醫藥學報，1991；（4）：35〕。

16.治療流行性出血熱

將碎大黃 50 克，泡於 400～500 毫升沸水 5～10 分鐘，將濾液沖芒硝 15 克，頓服。服後腹痛，腹肌緊張迅速緩解，5～6 小時內即腹瀉，瀉後劇痛消失，黏膜、皮膚充血迅速減退或消失〔覃蓉英·硝黃湯治療流行出血熱劇烈腹痛 3 例報告·中級醫刊，1980；（10）：16〕。

17.治療小兒厭食症

口服大黃酊，大黃酊中大黃含量為 50%。治癒（體重增加 1 斤以上，食慾明顯增加）28 例，占 56%；有效（體重增加 0.5～1 斤，食慾好轉）14 例，占 28%；無效（體重食慾無進步）8 例，占 16%，總有效率為 84%〔吳敏，

等·中醫雜誌，1991；32（12）：18〕。

18.治療酒齄鼻

硫黃、大黃各等分，研細拌勻，取 5 克加涼水調成糊狀，睡前塗鼻部，次晨洗去，每晚 1 次，2 週為 1 療程。結果：痊癒 10 例，顯效 7 例，好轉 2 例，無效 1 例〔宋乃秋·吉林中醫藥，1983；（4）：37〕。

19.治療慢性前列腺炎

將生大黃 50 克放入砂鍋內，加水 400 毫升，煎 200 毫升左右，倒入瓷盆中薰洗會陰部，待藥液不燙手時，再用毛巾浸液擦洗會陰部，同時用手指在局部做順時針按摩，早晚各 1 次，每次 30 分鐘。薰洗完畢後，取中極、會陰二穴，外敷生薑汁調製的熟大黃細末 20 克，膠布固定。另外，若體質強壯有熱象者，每日可用 3～6 克生大黃泡茶飲。年高體弱無明顯熱象者，每日可用製大黃水煎 20 分鐘後飲服。以上各法同時治療 15 天。治療 60 例，結果：痊癒 56 例，顯效 3 例，無效 1 例〔鄧聲華·浙江中醫雜誌，1992；（11）：488〕。

20.治療帶狀疱疹

大黃 15 克，虎杖 15 克，冰片 15 克，浸入 300 毫升 95%乙醇 24 小時後，取澄清液，用藥棉蘸取藥液，塗布於帶狀疱疹發生處及疼痛存在區域，每日次數不限，潰爛處禁止使用，結果：治療帶狀疱疹 1551 例，全部痊癒〔李加坤·中醫藥學報，1991；（4）：35〕。

21.治療小兒外感發熱

單味大黃製成粉劑，用時配製成 20%大黃粉水溶液，每次用量嬰兒為 15 毫升，幼兒為 20 毫升，學齡前兒

為 25 毫升，學齡兒為 30 毫升。給藥方式採用直腸注入法。臨床治療小兒外感發熱 60 例，顯效（1 天內體溫恢復正常）40 例，有效（1 天內體溫下降但未恢復正常）12例，無效（體溫不降）2 例，有效率 96.7%〔王美霞‧陝西中醫，1991；12（8）：345〕。

22.治療創傷感染

取香油 5000 克，熬 1.5 小時，待泡沫消失後加入蒼朮 500 克，熬至焦枯，去渣，徐徐加入爐甘石 500 克，用文火繼續煎熬 2 小時左右，等無泡沫時為止，另取蜂蠟 200～300 克，熬至無泡沫並開始冒青煙時，直接濾入油鍋內，約 10 分鐘左右將油鍋取下，用 8 層以上紗布過濾，待溫度降至不燙手時，徐徐加入大黃粉（120 目篩）500 克並不斷攪拌，使其均勻成膏。將藥膏塗在脫脂棉上，厚約 0.5 修練，直接敷於創面。視膿液多少，每日或 2～3 日換藥 1 次。本組 30 例創面 407 處，其中 56 例配合植皮，59 例曾階段性加用抗菌藥物。結果：治癒 401處，顯效 5 處，無效 1 處，總有效率為 99.7%〔于德剛‧中醫雜誌，1990；（3）：42〕。

23.改善再生障礙性貧血血凝狀態

大黃 0.5 克，製成粉劑，每日 3 次。1 個月為 1 療程，一般用 1～3 療程。觀察治療患者 40 例，用藥後均有顯著改善〔蔡新吉‧實用中西醫結合雜誌，1992；（4）：36〕。

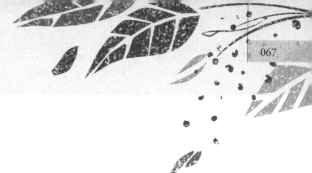

第二章

驅陰梟雄──附子

附子，為毛茛科多年生草本植物烏頭的子根的加工品。主產於四川、湖北、湖南等地。6月下旬至8月上旬採收，挖取子根側根，除去泥沙、鬚根，稱為泥附子或生附子，經加工炮製有鹽附子、黑附片（黑順片）、白附片、淡附片、炮附片。

附子，始載於《神農本草經》，列為下品。因「初種為烏頭，像烏之頭也。附烏頭而生者為附子，如子附母也」而得名。又因其辛熱純陽，性燥散走，能外徹肌表而散表寒、除濕止痛，內達臟腑而溫痼冷、益火助陽，上助心陽以通脈，下溫腎陽以益火，力挽虛脫之元陽。被稱為除寒濕之聖藥，驅陰之梟雄。

味辛、甘，性熱。有毒。歸心、腎、脾經。主要功效為回陽救逆，助陽補火，散寒止痛。

【主要成分】生附子含烏頭鹼、烏頭原鹼、中烏頭鹼、棍掌鹼等。烏頭鹼在稀酸或沸水中易水解為烏頭次鹼，進一步分解為烏頭原鹼。

從日本產附子中分離出消旋去甲烏藥鹼，為強心成分，我國已經合成。附子經炮製後，生物鹼含量降低，鹽

附子含醚溶性生物鹼 0.15%，氯化物 30%；黑附片及白附片含醚溶性生物鹼 0.05%。此外，生附子尚含類脂成分 0.7%，其中分離得附子脂酸、附子磷脂酸鈣、β-谷甾醇及 β-谷甾醇脂肪酸酯等。

【主治病證】① 用於亡陽證。② 用於虛寒性的陽痿宮冷，脘腹冷痛，泄瀉，水腫等證。③ 用於寒痹證。

【配伍規律】附子配乾薑、炙甘草，回陽救逆，治汗出清冷、呼吸氣微、四肢厥逆、脈微欲絕之亡陽證；附子配人參，既回陽救逆又補氣固脫，治陽氣衰微、氣虛欲脫之大汗淋漓，氣促喘急；附子配肉桂，相須為用，溫腎壯陽之功更強，治腎陽不足、命門火衰之畏寒肢冷、陽痿、小便頻多；附子配白朮，溫脾腎，祛寒濕，治脾腎陽虛、寒濕內盛之脘腹冷痛、大便溏泄；附子配肉豆蔻，既溫脾腎又澀腸止瀉，治陽虛臟寒之久瀉不止；附子配白朮、茯苓，功能溫陽利水，治脾腎陽虛、水氣內停之肢體浮腫、小便不利；附子配澤瀉，治陽虛小便不通；附子配茵陳蒿，治脾陽不足、寒濕阻滯之陰黃證；附子配桂枝，治風寒濕痹，尤善治寒痹痛劇者；附子配薏苡仁，治胸陽不足、陰寒阻滯之胸痹證；附子配大黃，治寒濕內結之腹痛便秘；附子配延胡索，治心腹冷痛；附子配當歸，治月經不調，小腹冷痛。

【用法用量】煎服，3～15 克，宜先煎 0.5～1 小時，至口嚐無麻辣感為度。

【使用注意】

1.本品辛熱燥烈，凡陰虛陽亢及孕婦忌用。反半夏、瓜蔞、貝母、白蘞、白及。因有毒，內服須經炮製。若內

服過量，或炮製、煎煮方法不當，可引起中毒。

2. 附子的用量：多寡懸殊較大。因其有毒，故有人主張少量應用，以策安全。有人認為，古方用生附子大者一枚，相當於現今 21～22 克，而 1500 克生附子才可炮製成 500 克熟附片，則生附子大者一枚製為熟附片約合 7 克，故建議炮製後的附子用量宜 3～9 克。但也有人認為宜用大量，可用 30～120 克，甚至 150 克。

據報導，用附子治療精神分裂症，必須用大量，在四逆加桂湯中，可用至 120 克。治療頑固性寒濕痹痛及危急的陽虛病人，亦須大劑量應用附子（30～45 克）。但是，因為附子產地、採集時間、炮製、煎煮時間等各地不同，毒性差異很大，據報導，不同地區附片毒性可相差 8 倍之多；此外，病人對附子毒性的耐受力也不相同。因此，附子中毒劑量的大小有很大的差別。高學敏認為，應用附子應從小量開始，按《藥典》規定，根據病人的反應情況及病情需要，酌情逐漸增加用量，以達到既安全又有效的目的。（《實用中藥學》）

3. 附子的煎法：

（1）用於止痛的煎法：附子有毒，入煎劑內服宜久煎減毒，世所共識。但附子的臨床應用不同，其煎法時間亦有所區別，如治風濕關節炎，則取其抗炎止痛，其有效成分為烏頭鹼、中烏頭鹼及次烏頭鹼等，在抗炎方面有良好的量效關係，在給藥 2 小時後作用顯著（抑腫率為 36%～60%），而水解後得到其相應的苯甲醯基烏頭原鹼類衍生物的抗炎作用只有其水解的 15%～40%〔Pharmaco-bio-Dyn，1980；3（10）：514〕。皮下注射烏頭鹼 0.1 毫

克/公斤的鎮痛效果較嗎啡 6 毫克/公斤的作用還強，熱板法測次烏頭鹼和烏頭鹼對小鼠也有鎮痛和鎮靜作用〔全國中草藥彙編（上冊）·人民衛生出版社，1975.207〕。說明經煎煮後止痛作用降低，故有人認為，為了保存附子止痛的有效成分，須用附子煎煮新法，提出將附片搗為小於玉米的顆粒，開水煎煮 10 分鐘後，嚐之已無麻味，服之未見中毒，安全可靠。但附片毒性大小與產地、品種、炮製方法有關，川附片只需先煎煮 10～15 分鐘，麗江附片先煎煮 15～20 分鐘，保山附片須先煎煮 20～25 分鐘，再與其他藥物混合煮 5～10 分鐘即可服用〔雲南中醫雜誌 1986；7（4）：34〕。

（2）回陽救逆的煎法：附子用於回陽救逆，則製用或久煎為宜。正如《本草綱目》所言「熟用峻補」。《傷寒論》用於回陽救逆之四逆湯、四逆加人參湯等，雖用生附子，但均去皮，毒力已減，又切薄片（破八片）、久煮，故功偏於補。現代研究認為，附子的回陽救逆作用與其強心作用有關，而附子的強心有效成分消旋去甲基烏藥鹼是一種耐熱的物質，將其稀釋至十億分之一仍有強心活性〔漢方醫藥，1974；（11）：381〕，煎煮時間長，溶出較多的強心成分，其作用較強。因此，用於回陽救逆，附子宜久煎。

4. 相反配伍：關於附子反半夏、瓜蔞、貝母、白及、白薇之說，未見於《神農本草經》，至《本草經集注》在烏頭條後始載「反半夏、栝樓、貝母、白薇、白及」，未言及附子。但附子與烏頭同為一植物之塊根，故相沿附子亦反上述諸藥。《中華人民共和國藥典》（1995 年版，

一部）規定為本品不宜與半夏、瓜蔞、貝母、白及同用（疑脫漏白蘞）。究竟附子與上述諸藥是否相反？能否全用？是值得討論的問題。

現代，對於附子與上述諸藥的配伍，已進行了許多研究，如莫氏等進行了附片與浙貝母、瓜蔞、白及、白蘞、川貝母配伍前後對脾虛型病理模型小鼠肝、脾、腸的病理改變的影響的研究，結果顯示，給小鼠分別灌服以上各藥的湯劑後，肝、脾、腸的慢性炎性和損傷性改變均有不同程度的減輕，但較蒸餾水組恢復差，說明這些藥物單用時，肝、脾病變恢復差。附片分別與其他藥物配伍使用後，肝脾病變均較單用時減輕，其中以附片瓜蔞、附片浙貝母組恢復最好，附片白蘞、附片川貝組次之，附片白及組稍重於蒸餾水組〔中藥十八反研究‧中醫古籍出版社，1991.103〕。

江氏對附片配伍浙貝母進行的實驗研究結果表明，在脾虛的條件下，給動物灌服附片浙貝合劑後，未見明顯毒副作用（文獻同上，137）。楊氏的實驗研究表明，附片與白及合用後，其抗小鼠心率失常的作用優於附片和白及（文獻同上，105）。這表明，附片與上述某些藥物合用，在某些方面非但沒有不利，反而有益。

但更多的研究認為，附子與上述藥物配伍，雖然未見明顯的增強其毒副作用，但對病理條件下的動物的恢復不利或降低療效。如楊氏等在附片與部分相反藥物配伍對動物心律失常的影響的實驗研究表明，附片與浙貝母配伍後，其抗小鼠心律失常的有效率略高於附片的療效，但低於浙貝母的療效；附片與半夏合用，其抗心率失常作用降

低（文獻同上，105）。

又據蕭氏等研究顯示，在「脾虛」條件下，附子與半夏配伍未見明顯的毒性反應，但對脾虛型小鼠的血清蛋白含量的恢復不利，對肝、脾、腸組織炎性或損傷性病變重於單味藥組，提示二者配伍用不是絕對禁忌，但並不等於絕對安全（文獻同上，110）。

又據蕭氏等報導，在「脾虛」條件下，瓜蔞與附片配合用，對小鼠的體重、心率、電刺激閾值的影響未見明顯差異，肝、脾、腸病變也未見明顯加重，但紅細胞明顯降低，血清總蛋白的含量差異雖不明顯，但球蛋白含量明顯低於附片組，A/G 值倒轉，心電測定二個導聯的 R 波電壓低，故認為配用仍應慎重為是（文獻同上，128）。

郭氏等觀察了附片與川貝母配伍後對「脾虛」小鼠腎上腺皮質功能的影響，認為附片與川貝母合用，未見顯著的毒副作用增強，但有降低川貝母及附片升高腎上腺內維生素 C 含量的趨勢。故對腎上腺功能的恢復不利（文獻同上，129）。毛氏等在附子配伍白蘞對「脾虛」動物的影響的實驗研究中發現，附子白蘞配與附子、白蘞單用時比較，對脾虛型小鼠的體重、電刺激閾值沒有明顯的差異，但對肝、脾、腸等組織的炎性或損傷性病變的恢復不利，因此認為，在特定的脾虛病理模型條件下，附子與白蘞不能同用（文獻同上，147）。

毛氏等在附片與白及配合後對脾虛病理模型動物的影響的研究中發現，附片與白及配伍，雖未出現動物死亡，但對部分病理生理指標的改變仍有不同程度的影響，提示不是絕對禁忌，並不等於絕對安全，仍應慎重（文獻同

上，165）。儘管對附子反半夏、瓜蔞、貝母、白及、白蘞的實驗研究結果不一，但相反藥對的臨床應用者古今皆有。劉氏、高氏對明清以來 129 家醫案中十八反的臨床應用作了統計，結果表明，在 486 個反案的 683 對反藥中，各對反藥均有應用，其中以附子配半夏最多，占總數的一半以上（51.68%），附子配瓜蔞也有 4.98%，配貝母為 2.49%，配白蘞為 0.44%，配白及為 1.61%。在附子配半夏的 353 反藥組中，僅生附子配生半夏 1 例產生不良反應（文獻同上，48）。說明古時應用相反藥對治病並不鮮見，而個別病例服藥後產生不良反應則說明，附子反半夏也並非無道理，但產生不良反應者畢竟是少數。

劉氏、高氏又對新中國成立以來臨床應用十八反藥對的 22542 病例的 29337 對反藥進行分析，其中以附子配半夏的為 1484 對（占 5.06%），附子配瓜蔞為 72 對（占 0.24%），附子配天花粉為 194 對（占 0.66%），附子配川貝為 11 對（占 0.04%），附子配浙貝為 78 對（占 0.27%），附子配白蘞為 21 對（占 0.07%），附子配白及為 453 對（占 1.54%），而在此 1484 例用附子反藥對中，只報導有 1 例發生副作用者，即以小青龍東加熟附片，治療陰虛咳喘者，藥後 2 小時，患者全身起風團樣皮疹、瘙癢難忍，後去半夏治之，瘙癢頓減，皮疹漸退（文獻同上，35）。

說明現代臨床應用附子配反藥療疾者不乏其人，而且認為在臨床中破例配伍治療某些疾病而能提高療效者也並不鮮見。

如余氏、劉氏等以附片配半夏治脾腎陽虛、水飲射肺之咳喘，陽虛陰盛、水濕犯胃之呃逆證；用附片配瓜蔞治

陰寒內盛、心陽不振、不通則痛之胸痹證；用附片配川貝母治陽虛痰飲之喘息證；用附片配白及治療十二指腸球部潰瘍等均取得療效，並且認為上述配伍，雖屬相反藥物，也屬配伍禁忌之列，但臨床使用並未產生不良後果，反之還可取得較明顯的療效。

劉氏、鄒氏用附子配瓜蔞治療急性心肌梗塞，透過一系列指標的觀察，其結果提示，在所用劑量下（含熟附片12克，全瓜蔞15克），對陽虛痰濕型急性心肌梗塞（AMI）患者的血常規、肝功能、腎功能、血糖等均無影響，對部分血清酶、白細胞計數、血沉、心電圖等診斷指標的恢復亦無影響，患者服藥前後，亦未見其他不良反應。但從臨床觀察所見，對於陽虛痰濕型 AMI 的治療，對臨床症狀的緩解，確有療效〔以上均引自《中藥十八反研究》·中醫古籍出版社，1991〕。

從實驗研究及臨床應用可以看出，對附子反諸藥的認識褒貶不一，但較為統一的是，附子與半夏、瓜蔞、貝母、白及、白蘞等配伍，未見明顯地增強毒副作用（除極個別外），部分實驗研究及臨床觀察認為其反藥配伍還能提高療效。依據古今的研究資料，似可以得出這樣的看法，附子與諸反藥並不是絕對配伍禁忌，只要辨證正確，運用得當，還可以收到較好的療效。但對某些疾病的病理指標的恢復或無影響或出現不利的結果，以及個別病例也可出現不良反應，故在臨床應用中，如非特殊需要，總以慎重為妥。

5. 附子墮胎：

附子墮胎，《神農本草經》未載，《名醫別錄》有「又

墮胎，為百藥之長」的記載。《本草品匯精要》謂「妊娠
不可服」。歷代醫家以其性辛熱有毒，多避而遠之，遂形
成「孕婦忌服」之定論。《中華人民共和國藥典》規定為
「孕婦禁用」。但在中醫文獻中，也有例外者，如《金匱
要略·婦人妊娠病脈證並治》載「婦人妊娠六、七月，脈
弦發熱，其胎愈脹，腹痛惡寒者，少腹如扇，所以然者，
子臟開故也，當以附子湯溫其臟」，此為以附子溫陽袪
寒，治妊娠陽虛寒盛之證。

　　《醫學衷中參西錄》載張錫純治少婦早孕，上有寒
飲，下有寒積，以致「上焦滿悶煩躁，不能飲食，繞臍板
硬」，用理飲湯去桂枝加附子煎服，附子初用 10 克，後
用 24 克，連進 10 餘劑而癒。張氏曰：「夫附子原有損胎
之說，此證服附子如此之多，而胎固安然無恙，誠所謂有
故無殞亦無殞也。」

　　現代臨床，也有用附子之報導，如王氏用附子為主
藥，治療 4 例懷孕四月餘，症見少腹發涼、腹脹腹痛、畏
寒，均有早產、小產史者，服藥後症狀改善，均足月順產
〔中醫雜誌，1964；(5)：10〕。

　　可見，古今醫家亦有用附子治妊娠期確有真寒者。然
而，據慢性毒性試驗研究，附子所含 3-乙醯烏頭鹼雖無
致畸作用，但有胚胎毒性〔中國藥理學與毒理學雜誌
1987；(2)：23〕，提示孕婦仍以不用為宜，應遵循《中
華人民共和國藥典》規定予以禁用。

【藥理研究】

1. 強心作用：

附子煎劑、久煎劑、水溶性部分均有強心作用，煎煮

時間長，則強心作用明顯；其強心的主要成分為消旋去甲基烏藥鹼〔駱和生，王建華主編‧中藥方劑的藥理與臨床研究進展‧廣州：華南理工大學出版社，1991：309〕

2. 抗心肌缺血缺氧：

附子注射液有抗心肌缺血缺氧的作用〔石山，等‧中藥附子對動物耐缺氧和急性心肌缺血的保護作用，中醫雜誌，1980；（9）：67〕。

3. 抗炎作用：

附子水提物腹腔注射，能明顯抑制肉芽組織增生〔久保道德，等‧附子的抗炎作用‧國外醫學‧中醫中藥分冊，1981；（3）：57〕

4. 中樞神經系統作用：

口服生附子能抑制大鼠尾部加壓引起的疼痛和小鼠腹腔注射引起的扭體反應，但炮製附子對熱板法及上述方法引起的疼痛均無效〔陰健，郭力弓主編‧中藥現代研究與臨床應用（1）‧北京：學苑出版社，1993：396〕。

5. 對免疫功能的影響：

附子注射液可提高小鼠體液免疫功能及豚鼠血清補體含量〔金浩萃，等，附子注射液對免疫影響的初步研究，中華微生物學和免疫雜誌，19833（1）：52〕。

6. 局部作用：

附子能刺激局部皮膚、黏膜和感覺神經末梢，先興奮產生瘙癢與灼熱感，繼而麻醉，喪失知覺〔江蘇新醫學院，全國中草藥彙編（上冊），第一版，北京：人民衛生出版社，1875：207〕

一、單方應用

1.《傳家秘寶方》霹靂散，單用附子燒存性，為末，蜜水調服，治陰盛格陽，其人躁熱而不飲水者。

2.《濟生方》回陽散，用炮附子研末，每服 9 克，薑汁及冷酒調服，治陰毒傷寒，面青，四肢厥逆，腹痛身冷，一切冷氣。

3.《聖濟總錄》附子丸，用附子研末，雞子白和為丸，用時沸水煮服，治休息痢及赤白痢。

4.《臨床藥物新用聯用大全》附子末每天 8 克，分 4 次服，治小腿動脈閉塞，改善症狀緩解疼痛。

5.《臨床藥物新用聯用大全》水蜜將熟附子浸泡透軟後，文火煮 30 分鐘取出附子，用附子 1～2 克，放口中徐徐含咽，每日 3～5 次，治慢性咽炎。咽喉紅腫熱痛者不宜用。

6.《臨床藥物新用聯用大全》用鮮附子 20～60 克，搗糊敷患處，早晚各換藥 1 次，5 日為 1 療程。並內服鮮白附子 10～30 克，水煎服，每日 1 劑。可應用 3～6 個療程。治頸淋巴結核。孕婦忌服，體弱者減量。

二、藥對方應用

1. 乾薑附子湯（附子配乾薑）

【來源】《傷寒論》

【主治】下之後，復發汗，晝日煩躁不得眠，夜而安

靜，不嘔不渴，無表證，脈沉緩，身無大熱者。

【用法】乾薑一兩、附子一枚生用去皮破八片，以水三升，煮取一升，去滓，頓服。

2. 薑附湯（附子配生薑）

【來源】《嶺南衛生方》

【主治】冷瘴寒熱。

【用法】大附子一枚，四破。每以一片，水一盞，生薑十片，煎七分，溫服。

3. 濟生回陽散（附子配薑汁）

【來源】《普濟本事方》

【主治】翻胃。

【用法】大附子一枚，生薑汁半碗。置附子於磚上，四面火逼熱，淬入薑汁，再逼再淬，薑汁盡焙乾研末，每服二錢，加粟米少許，水煎服。

4. 二虎丸（附子配烏頭）

【來源】《證類本草》卷十引《梅師方》

【主治】元臟傷冷。

【用法】用烏頭、附子各四兩，釀醋浸三宿，取出切作片子。掘一小坑，以炭火燒令通赤，用好醋三升，同藥傾入熱炕子內，盆合之。

經一宿取出，去砂土，入青鹽四兩，同炒赤黃色，杵為末，醋打麵糊為丸，如梧桐子大。每服十五丸，空心冷酒送下，鹽湯亦得。婦人亦宜。

5. 太陽丸（附子配硫黃）

【來源】《聖濟總錄》卷二十七

【主治】傷寒陰毒，四肢厥逆，脈息微細。

【用法】硫黃（研）、附子（炮裂，去臍皮）各一兩，上為末，酒煮麵糊為丸，如梧桐子大。每服十丸至十五丸，煎艾、鹽湯送下，不拘時候。

6. 二生湯（附子配半夏）

【來源】《濟生方》卷四

【主治】專治痰。

【用法】生附子去皮臍，生半夏，等分為細末，每服四錢，水二盞，生薑十片，煎至七分，去滓，溫服，空心。入少許木香煎尤佳。

7. 二生散（附子配南星）

【來源】《本事方》卷一引張發方

【主治】治中風外受寒濕，自如在空中。

【用法】生附子（去皮臍）、生南星各等分。上㕮咀，每服四大錢，水一盞半，加生薑十片，慢火煎至八分，去滓服。煎不熟有大毒，令人發腫增病。

8. 果附湯（附子配草果）

【來源】《濟生方》

【主治】寒濕瘴瘧：脾寒瘧疾不癒，振寒少熱，面青不食，或大便溏泄，小便反多。

【用法】草果仁、附子炮去皮臍，等分為末，每服半兩，水二盞，生薑七片，棗一枚，煎至七分，去滓，溫服，不拘時候。

9. 朴附湯（附子配厚朴）

【來源】《濟生方》

【主治】老人虛人中寒下虛，心腹膨脹，不喜飲食，脈來浮遲而弱，此名寒脹。

【用法】附子炮，去皮，厚朴薑製，炒，二味等分，為細末，每服四錢，水二盞，薑七片，棗子二枚，煎至八分，去滓，溫服，不拘時候。少加木香尤佳。

10.朮附湯（附子配蒼朮）

【來源】《症因脈治》卷三

【主治】寒濕成疾。

【用法】蒼朮、熟附子，水煎服。

11.丁附散（附子配相香）

【來源】《濟生續方》

【主治】翻胃吐逆，粥藥不下者。

【用法】大附子一枚坐於磚上，四面著火，漸漸逼熱，淬入生薑自然汁中浸一霎時，再用火逼，再淬，約盡薑汁半碗為度。

削去皮，焙乾為末，入丁香末二錢和勻，每服二錢，水一盞，粟米少許，煎至七分，擄去粟米，帶溫服之，不拘時候，不過三服。

12.沉附湯（附子配沉香）

【來源】《朱氏集驗方》

【主治】腫疾喘滿，大人小兒男女腫因積得，既取積而腫再作，小水不利。若再用利藥性寒，而小便愈不通矣。醫者到此多束手！

蓋中焦下焦氣不升降，為寒痞隔，故水凝而不通。唯服沉附湯則小便自通、喘滿自癒。

【用法】附子炮，去皮臍，一兩；沉香銼，半兩，二味分作三服，水二盞，生薑十片，煎至八分，去滓，食前溫服。

13.**附香飲**（附子配木香）

【**來源**】《易簡方》

【**主治**】十指疼痛，麻木不仁。

【**用法**】生附子去皮臍、木香各等分，生薑三片，水煎溫服。

14.**二溫散**（附子配莪朮）

【**來源**】《普濟方》卷二四八

【**主治**】心疝，冷痛不可忍。

【**用法**】附子（炮裂，去皮臍）、蓬莪朮（煨，銼）各一兩，上銼散。每服一錢，用熱酒調下，不拘時候；婦人醋湯下。

15.**附子酒**（附子配皂角刺）

【**來源**】《普濟方》卷三一七

【**主治**】痛風：婦人血風，身上瘙癢。

【**用法**】生附子一枚（不去皮，重一兩）、皂角刺二十一根（一方加黑豆一合），上銼細，分為二處。用好酒二瓶，入上藥，慢火煨，候乾至半瓶，卻合作一處，密縛泥頭，經二宿。每服一盞，溫服，不拘時候，未效又服。

16.**附子酒足飯飽**（附子配獨活）

【**來源**】《太平聖惠方》卷四十五

【**主治**】腳氣，風毒濕痹，筋脈攣急疼痛。

【**用法**】附子、獨活各五兩。研細末，好酒五升，浸五、六日，每於食前溫飲之。

17.**薏苡附子散**（附子配薏苡仁）

【**來源**】《金匱要略》

【**主治**】胸痹急者。

【用法】薏苡仁十五兩、大附子十枚（炮），二味杵為散，服方寸匕，日三服。

18. 澤附煎（附子配澤瀉）

【來源】《仙拈集》卷二

【主治】陰分虛寒，小便不通，誤服寒涼不應者。

【用法】大附子（炮，去皮尖）、澤瀉各一兩，上銼四劑。加燈蕊七根，水二盅，煎七分，食遠服。

19. 附牛丸（附子配牽牛子）

【來源】《洪氏集驗方》

【主治】丈夫婦人腰痛重腎，步武艱辛，痛不可忍。

【用法】附子半兩，炮，去皮臍；黑牽牛子瓦上炒，令乾，二味共為細末，酒煮麵為丸，如梧桐子大。每三十丸，空心溫酒下。如半邊腰疼，只用黑牽牛瓦上焙乾一邊，附子炮一邊，餘一邊生用，不去皮，搗羅為末，如前法服。

20. 連附六一湯（附子配黃連）

【來源】《醫學正傳》卷四引丹溪方

【主治】胃脘痛甚，諸藥不效者。

【用法】用黃連六錢、附子（炮，去皮臍）一錢，上細切作一服，加生薑三片、大棗一枚，水一盞半，煎至一盞，去滓，稍熱服。

21. 梔附丸（附子配梔子）

【來源】《醫級》卷八

【主治】疝痛，攻沖胸脅，嘔吐不止。

【用法】梔子（炒）、附子（製）各等分，上為末，米糊作丸。每服一錢五分，茴香、木香湯送下。

22.附子方（附子配石膏）

【來源】《普濟方》卷四十四引《澹寮》

【主治】頭痛。

【用法】附子（炮）、石膏（煅）各等分為末，加麝香少許。每服半錢，茶酒送下。

23.附桂散（附子配肉桂）

【來源】《聖濟總錄》卷二十二

【主治】傷寒時氣。

【用法】附子（炮裂，去皮臍）、桂（去粗皮）各半兩，上為散。每服三錢匕，熱酒調，頓服。厚衣蓋，汗出為度。

24.茸附湯（附子配鹿茸）

【來源】《濟生續方》

【主治】精血俱虛，榮衛耗損，潮熱自汗，怔忡驚悸，肢體倦乏，但一切虛弱之證，皆宜服之。

【用法】鹿茸去毛，酒蒸，一兩；附子炮，去皮臍，一兩，分作四服，水二盞，生薑七片，煎至八分，去滓，食前溫服。

25.鹿角散（附子配鹿角）

【來源】《聖惠方》卷九十四

【主治】精氣不足。

【用法】鹿角屑十兩、附子一兩（去皮臍，生用），上為細散。每服二錢，以溫酒調下，一日三次。

26.麋角丸（附子配麋角）

【來源】《雞峰普濟方》卷七

【主治】真元虧耗，營衛勞傷，精液不固，大便不

調，食少乏力。

【用法】生麋角（鎊為屑）十兩、附子一兩，上為細末，酒煮麵糊為丸，如梧桐子大。每服三十丸至四十丸，空心米飲送下。

27. **參附湯**（附子配人參）

【來源】《醫方類聚》卷一五〇引《濟生續方》

【主治】真陽不足，上氣喘息，自汗盜汗，氣短頭暈，但陽虛氣虛之證。

【用法】人參半兩，附子炮，去臍，一兩，分作三服，水二盞，生薑十片，煎至八分，去滓，食前溫服。

28. **耆附湯**（附子配黃耆）

【來源】《濟生續方》

【主治】氣虛陽弱，虛汗不止，肢體倦怠。

【用法】黃耆蜜水炙；附子炮去皮臍。各等分每服四錢，薑五片，水一盞半，煎至七分，去滓，溫服。

29. **朮附湯**（附子配白朮）

【來源】《普濟方》卷一四七引《保生回車輪》

【主治】寒濕身痛，腹脹，陰黃。

【用法】白朮二兩（銼如麥豆）、附子一枚（以半兩為率，炮裂，去皮臍，銼如麥豆粒），上如法事治了，一處於杵臼中，良時治之，勿令作末。每用四錢匕，水一盞半，煎及七分，去滓溫服。一日三次，不拘時候。凡言進三服者，如疾勢稍重，當促其數，服盡而未知，並當作本湯劑。

30. **小溫經湯**（附子配當歸）

【來源】《袖珍方》卷引《簡易方》

【主治】經候不調，血臟冷痛。

【用法】當歸、附子（炮）各等分，上咀。每用三錢，水一盞，煎至八分，空腹溫服。

31.地黃煎丸（附子配生地）

【來源】《普濟方》卷一八八引《余居士選奇方》

【主治】吐血，遍服藥不效者。

【用法】生地黃一斤（細研取汁，其滓再入好酒少許，又取汁令盡）、附子一兩（炮，去皮臍，切片，入地黃汁內熬膏，取出附子，焙乾）。上以山藥三兩為末，以地黃膏子和丸，如梧桐子大。每服三十丸，空心米飲送下。

32.甘草附子湯（附子配甘草）

【來源】《全生指迷方》

【主治】掣痛不得屈伸者。

【用法】甘草炙二兩，附子炮去皮臍，一兩，共為散，每服五錢，水二盞，煎至一盞，去渣溫服。

33.虎附散（附子配虎骨）

【來源】《聖惠方》卷二十二

【主治】白虎風，走轉疼痛，兩膝熱腫。

【用法】虎脛骨一兩（塗酥，炙令黃）、附子一兩（炮裂，去皮臍），上為細散。每服一錢，以溫酒調下，不拘時候。

34.二虎丸（附子配烏頭）

【來源】《證類本草》卷十引《梅師方》

【主治】元臟傷冷。

【用法】用烏頭、附子各四兩，釅醋浸三宿，取出切

作片子。掘一小坑，以炭火燒令通赤，用好醋三升，同藥傾入熱炕子內，盆合之。經一宿取出，去砂土，入青鹽四兩，同炒赤黃色，杵為末，醋打麵糊為丸，如梧桐子大。每服十五丸，空心冷酒送下，鹽湯亦得。婦人亦宜。

35.白薇散（附子配白薇）

【來源】《千金方》卷八

【主治】內痹筋急腫痛，輾轉易常處。

【用法】白薇二分。熟附子一分，為末。每酒服半刀圭，日二服，經身中熱行為候，十日便覺。忌豬肉、冷水。

36.芎附散（附子配川芎）

【來源】《女科指掌》

【主治】風冷頭痛，諸藥不效者。

【用法】川芎二兩、附子一枚切四片醋炙以醋盡為度，末之，茶調二錢服。

37.未名方（附子配蒲黃）

【來源】《肘後方》

【主治】關節疼痛。

【用法】蒲黃八兩，熟附子一兩，為末。每服一錢，涼水下，日一。

38.固腸丸（附子配肉豆蔻）

【來源】《濟生續方》

【主治】大腸久冷，滑泄不禁。

【用法】附子一枚，炮去皮臍；肉豆蔻一兩，麵裹煨香，去麵不用。二味為細末，醋糊為丸，如梧桐子大，每服七十丸，食前用陳米飲送下。

39.**附子赤石脂丸**（附子配赤石脂）

【來源】《楊氏家藏方》卷七

【主治】老人、虛人腸胃虛寒，洞泄不禁。

【用法】附子（炮，去皮臍，取末）二兩，赤石脂（研細）一兩，上為末，醋煮麵糊為丸，如梧桐子大。每服五十丸，食前溫米飲送下。

40.**附礬丸**（附子配明礬）

【來源】《普濟方》卷三十三

【主治】白淫過甚。

【用法】附子（炮，去皮臍）二兩、礬石二兩（熬去汁），上為末，水煮沸麵糊為丸，如梧桐子大。每服十丸至二十丸，空心，夜臥清茶送下。

41.**木瓜丸**（附子配木瓜）

【來源】《魏氏家藏方》卷八

【主治】一切腳氣，腿膝疼痛。

【用法】花木瓜（切下頂作蓋，去瓤）一個、附子（炮，去皮臍，為細末）一枚，上將附子末安在木瓜內，再以熟艾實之，將頂蓋之，用竹籤籤訂，復以麻線縛之，用米醋不拘多少，於瓷器內煮爛，石器中爛研成膏，卻用二三只碗，以匙攤於碗內，自看厚薄得所，連碗覆於焙籠上慢火焙，時時以手摸，如不拈手以匙抄轉，依前攤開，勿令面上焦乾，恐成塊子。如此數次看乾濕得所，方可為丸。每服三五十丸，空心用溫酒送下。

42.**棗附丸**（附子配大棗）

【來源】《普濟方》卷二二六引《局方》

【主治】諸虛不足，臟腑不調。

【用法】大附子三枚、晉棗一百個，上用晉棗五十個，煮附子至五分軟，去皮臍，別用晉棗五十個，再煮附子軟，切片，焙乾，搗為細末，以棗肉為丸，如梧桐子大，每服二三十丸，空心米飲送下。

43.未名方（附子配牛角䚡）

【來源】《本草綱目》

【主治】黑帶。

【用法】牛角䚡（燒令煙斷）、附子（以鹽水浸七度去皮）等分為末，每空心酒服二錢匕。

44.安心丸（附子配全蠍）

【來源】《幼幼心書》卷九引鄭愈方

【主治】小兒慢驚。

【用法】附子一兩（炮裂，去皮臍）、全蠍半兩（炒），上為末，麵糊為丸，如黃米大，朱砂為衣。每服二十丸，米飲送下。

45.附子丸（附子配五味子）

【來源】《聖濟總錄》卷二十七

【主治】傷寒陰毒或陽毒，頭痛壯熱。

【用法】附子（炮裂，去皮臍）半兩、五味子一兩，上為末，研飯為丸，如梧桐子大。每服三十丸，茶清送下。良久，或吐或汗即癒。

46.附子散（附子配烏梅）

【來源】《太平聖惠方》卷五十九

【主治】赤白痢不止，多渴。

【用法】附子一枚，烏梅二枚。二藥各燒令半生半熟，研為散，每服一錢，粥湯調下。

47.烏金煎（附子配黑豆）

【來源】《普濟方》卷九十四引《經驗方》

【主治】中風，半身不遂，手足麻痹疼痛。

【用法】大附子二枚（生，去皮臍，重一兩），雄黑豆一百粒，上用水一大碗，入銚子煮，候豆爛則先漉出豆，其附子且於豆汁內更煮，直令汁乾，不令焦爛，取附子收起，貯瓷盒內。將黑豆以溫水淘過，先取一粒，至十五粒，入口爛嚼如糊，未得咽下，更遂將黑豆嚼，直候一百粒一齊爛嚼，如糊滿口，便用熱酒半盞，猛沖下，別用熱酒半盞，漱牙縫內黑豆滓令淨咽下。然後就患處一邊臥，蓋覆，必有汗出。明日又將收起者附子，依前煮黑豆一百粒嚼服。第三日亦依前煮服吃。再將附子二個，劈為八片，各以濕紙包裹，每日空心爛嚼一片，熱酒下如前法，並逐日蓋覆，取微汗。甚者不過似此三二次即效。

48.附子煮散（附子配訶子）

【來源】《聖濟總錄》

【主治】噦逆不止。

【用法】附子一枚（重一兩者）、訶黎勒三七枚，同用蛤粉炒，令附子裂，去皮臍尖，訶黎勒去核，為細散。每服二錢匕，水一盞，煎至八分，和滓溫服。

49.附子散（附子配龍骨）

【來源】《聖惠方》卷九十二

【主治】小兒脫肛。

【用法】附子一兩（生，去皮臍）、龍骨一兩，上為細散。每用散一錢，敷在肛上，揉按令人，頻頻用之，以癒為度。

50.韭附丸（附子配韭菜根）

【來源】《魏氏家藏方》卷七

【主治】瀉痢。

【用法】大附子一枚（炮，去皮臍，再炒令微黃色），上為末，以韭菜根研爛，絞取汁為丸，如梧桐子大。每服三十丸，空心米飲送下。老人尤宜服之。須是曬乾服，不乾恐麻。

51.斗門散（附子配胡椒）

【來源】《衛生總微》卷十

【主治】霍亂吐瀉轉筋。

【用法】附子一枚（生）、胡椒一百粒，上為末。每服半錢，漿水一小盞，煎至四分，溫服。

52.靈砂散（附子配朱砂）

【來源】《雞峰普濟方》卷四十

【主治】瘧疾久不瘥。

【用法】附子一兩（約三個者）、靈砂一分，將附子用麵裹炮，以麵焦為度，去麵並皮臍，為細末，與靈砂拌勻。每服一錢，未發前冷酒調下。

53.附子膏（附子配豬脂）

【來源】《聖濟總錄》卷一四五

【主治】腕折傷損。

【用法】附子（生，去皮臍，為末）二兩、豬脂四兩，先煉豬脂，去滓，入附子末拌勻，酒少許調如膏。攤傷處，每日一易。

54.附子丸（附子配硇砂）

【來源】《聖濟總錄》卷一八六

【主治】男子元氣虛冷，婦人赤白帶下，血海諸冷。

【用法】附子一兩（炮裂，去皮臍）、硇砂一錢（水煎，煉成霜），上為末，酒煮麵糊為丸，如梧桐子大。每服三十丸，男子鹽湯、婦女醋湯送下，空腹服。

55.細辛散（附子配細辛）

【來源】《聖濟總錄》卷一一五

【主治】聤耳，耳中痛，膿血出。

【用法】細辛（去苗，銼）、附子（炮裂，去皮臍）各一分，上為散。以蔥汁和一錢匕，綿裹塞耳中。

56.藜蘆丸（附子配藜蘆）

【來源】《備急千金要方》卷九

【主治】傷寒不得吐。

【用法】藜蘆、附子各一兩。右二味末之，蜜和如豆大，傷寒不食服二丸。

不知增之，此謂得病一日已上四日已來，服藥後日移三丈不吐，進熱粥汁發之。

57.附子丸（附子配黃丹）

【來源】《普濟方》卷二一一

【主治】赤白痢所下不多，便多不減。

【用法】黃丹一兩（炒）、附子一兩（炮），上為末，煮棗肉為丸，如梧桐子大。每服十丸，以粥飲送下，不拘時候。

58.附子丸（附子配雞子）

【來源】《聖濟總錄》卷七十七

【主治】休息痢及赤白痢。

【用法】附子（炮裂，去皮臍）半兩、雞子二枚（去

黃取白），先將附子為末，以雞子白為丸，如梧桐子大。一時傾入沸湯中，煮數沸漉出，分作兩服，米飲送下，空心，日午各一服。

59.**頭風摩散**（附子配鹽）

【**來源**】《金匱要略》

【**主治**】頭風。

【**用法**】大附子一枚（炮）、鹽等分，二味為散，沫了，以方寸匕，以摩疾上，令藥力行。

60.**製綠豆**（附子配綠豆）

【**來源**】《朱氏集驗方》卷四

【**主治**】十種水氣，脾腎氣浮腫。

【**用法**】大附子一枚（去皮臍，切作兩片用）、綠豆二合半（水三碗半，入瓷器內煮，候乾熟），上取出，趁熱空心只吃綠豆，其附子留住，次日將附子兩片作四片，再用綠豆二合半，同煮乾熟，乘熱空心吃綠豆。第三日再別用附子一個，綠豆二合半，如前過度服之。又第四日亦如前第二日法度服之。

每一日臨臥時吃豆，但依此資次。凡服四日，其水從小便下，腫自消退。如未退，再以前藥服之。忌生冷毒物、鹽、酒六十日。

61.**蔥附丸**（附子配蔥涎）

【**來源**】《濟生方》

【**主治**】氣虛頭痛。

【**用法**】附子一枚，炮去皮臍，為細末，蔥涎為丸，如梧桐子大，每服五十丸，空心，茶清送下。

三、藥對配伍應用

1. 附子配細辛

《本草正義》云：「附子，本是辛溫大熱，其性善走，故為通行十二經純陽之要藥，外則達皮毛而除表寒，裏則達下元而溫痼冷，徹內徹外，凡三焦經絡，諸臟腑有真寒，無不皆治。」「細辛，芳香最烈，故善開結氣，宣洩鬱滯，而能上達巔峰，通利耳目，旁達百骸，無所不至，內之宣絡脈而疏通百節，外之引孔竅而直透肌膚。」二藥配對，溫通宣散，徹表入膀胱經，徹裏入腎經，表裏內外兼顧，在內則附子治之，細辛托之散之；在外則細辛疏之，附子鼓之助之，共奏溫陽氣，散寒凝，蠲痰飲之功。

適用於 ① 陽虛寒痰水飲之咳喘；② 寒傷內外而見形寒卻冷，頭痛身痛，骨節酸痛；③ 腎陽不足，寒凝胞宮之痛經、閉經、不孕。

附子常用 9 克，先煎；細辛為 3 克。附子、細辛配用，出自《傷寒論》麻黃附子細辛湯，主治陽虛外感，惡寒，發熱，脈反沉者。目前臨床主用於寒邪偏盛之證。表證、裏證均可配伍選用。朱久之以此藥對溫陽暖宮散寒，治療腎陽不足，寒凝胞宮之痛經、閉證、不孕，每獲效驗；龔志賢依據《本草匯言》：「細辛佐附子能散諸痰之壅。」處擬扶腎蠲飲湯，（附子 30 克，細辛 6 克，乾薑 12 克，桂枝 12 克，半夏 12 克，炙甘草 9 克。）治陽虛寒痰水飲咳喘，有較好療效。

二藥與麻黃、杏仁同用，可治陽虛外寒引起的惡寒發

熱，咳嗽；與枳實、瓜蔞同用，可治陽虛陰寒阻遏，胸悶胸痹，脈遲。然藥對辛溫芳香，陰虛陽熱、真熱假寒、肺熱咳嗽及孕婦忌用。

2. 附子配花椒

附子、花椒同為辛熱之品，有溫裏散寒之功。然附子辛溫大熱，善入腎經而溫陽氣，溫腎助脾，散寒止痛之力較峻；花椒味辛性熱，善走中焦而散寒邪，溫中止痛，暖脾止瀉作用較強。二藥配對，脾腎同治，相輔相助，共奏通陽散寒，溫中止嘔之功。

適用於 ① 脾腎陽虛的脘腹冷痛，下利清穀、四肢厥冷者；② 寒邪直中之胃痛暴作；③ 風癬。

附子常用 6 克，入湯劑應先煎 30～60 分鐘以減弱其毒性，花椒為 6 克。附子、花椒配對，見於《普濟本事方》椒附散，主治腎中寒氣上攻，項背不能轉側。《聖濟總錄》煮腎散，主治皮膚瘙癢，皮損呈圓形或橢圓形，邊緣清楚，搔之起白屑，久則皮變頑厚之風癬症。

現代臨床將此藥對常用於治療慢性腸炎、慢性痢疾以及性功能減退、男子不育等症。二藥與黨參、乾薑同用，可治脾胃虛寒，脘腹冷痛，嘔吐清水；與蒼朮、陳皮、木香同用，可治脾腎陽虛的泄瀉。然藥對辛熱性燥，熱證、陰虛火旺、孕婦皆忌用。

3. 附子配知母

附子辛甘大熱，為純陽燥烈之品，氣味俱厚，走而不守，上能助心陽以通脈，下能補腎陽以益火，外能逐風寒濕邪以溫經通絡；知母味甘性寒，清熱瀉火，滋陰潤燥。二藥配對，寒熱並用，附子得知母則無溫燥之弊，知母得

附子則化寒為潤，共奏溫陽生津，通絡止痛之功。

適用於 ① 陽損及陰，陰損及陽，陰陽兩虛之煩熱，口乾消渴，不寐者；② 風寒濕痹，邪有化熱之象，肢節疼痛，頭眩短氣。③ 類風濕性關節炎伴有低熱，不論虛熱、實熱者。

附子常用 3～15 克，宜先煎半小時以上，至口嚐無麻辣味為度；知母為 6～9 克。附子、知母配用，見於《金匱要略》桂枝芍藥知母湯，與芍藥、桂枝、白朮、生薑等藥同用，主治尪痹，腳腫如脫，心煩氣短。

二藥與桂枝、赤芍、生地黃、忍冬藤、秦艽同用，可治風寒濕痹鬱熱而關節紅腫疼痛者（《中藥臨床應用大全》）；王大經經驗：喜用二藥配伍治療類風濕性關節炎（《北京市老中醫經驗選編》）。與麻黃、桂枝、白朮、甘草等藥同用，可治類風濕性關節炎；與桂枝、白芍、防風、生薑等藥同用，可治腰腿痛、關節痛。然藥對附子用量偏大性熱，陰虛陽亢，及孕婦等均忌用。

4. 附子配石見穿

附子辛溫大熱，溫陽通經，散寒除痹；石見穿味苦微辛，清熱解毒，活血化瘀，有治骨痛、袪大風、療癰腫之功。二藥配對，溫陽散寒與袪風活血並用，相輔相成，共奏溫陽通絡、活血止痛之功。適用於 ① 風濕、寒濕關節腫痛；② 濕熱黃疸、惡性腫瘤等症。

附子常用 9 克，久煎；石見穿為 15～30 克，水煎服或搗汁兌服。附子、石見穿配用，王大經經驗：石見穿清熱解毒，對降低血沉有一定作用。凡類風濕性關節炎偏寒型而血沉快者，或肝功能不正常，轉氨酶升高者，與附子

同用，寒熱互濟，效果較佳（《北京市老中醫經驗選編》）；《中藥臨床應用大全》謂：經動物實驗發現，石見穿對小鼠肉瘤 S-180 有抑制作用，對胃癌、食道癌有一定療效。然藥對辛溫苦燥，血虛風燥、陰虛陽盛、真熱假寒及孕婦忌用。

5. 附子配羚羊角

附子辛溫大熱，溫陽散寒，通絡止痛；羚羊角味鹹性寒，清熱散血解毒，平肝息風。二藥配對，溫清並施，肝腎同治，共奏溫陽通絡止痛，息風止痙之功。

適用於 ① 陽虛頭眩、頭痛、肢麻冷痛、高血壓等；② 中風閉證、脫證互見者。

附子常用 6 克，久煎；羚羊角 0.3～0.5 克，磨汁或研末兌服。附子、羚羊角配用，祝味菊認為：羚羊角治腦，附子強心，體虛而有腦症狀者用之最宜；對陽虛而沉寒痼冷滯於脈絡所致頑固性偏正頭痛如掣，畏寒喜包裹者用之最宜〔浙江中醫雜誌，1984；（6）：248〕。

程門雪經驗：陽虛型高血壓、頭眩頭痛肢麻而冷，用為要藥。對中風閉脫互見者，用二藥配伍人參、竹瀝、薑汁、至寶丹、導痰湯同服，頗收效驗（《程門雪醫案》）。然藥對附子用量大性熱，陰虛陽盛、血虛動風、真熱假寒及孕婦忌用。

6. 附子配磁石

附子辛溫大熱，氣雄不守，溫振心陽，溫壯腎陽；磁石味辛而鹹，性寒，鎮潛浮陽，攝納腎氣益腎精，重鎮安神。二藥配對，一動一靜，動靜結合，溫陽不致升浮燥烈；鎮靜不致沉降鬱遏，共奏溫腎壯陽，鎮靜安神之功。

適用於 ① 心腎陽虛，虛陽上浮，擾亂心神之心悸心慌、不寐、耳鳴耳聾、眩暈、咳嗽痰血、口糜等症；② 正虛陽浮所致感冒等。

附子常用 6 克，久煎；磁石為 10～30 克，打碎先煎。附子、磁石配用，陳蘇生認為：附子加磁石，興奮加鎮靜，具強壯之功〔中醫雜誌，1979；（10）：48〕；用治心腎陽虛，虛陽上浮，擾亂心神之心悸心慌、不寐、耳鳴耳聾、眩暈、咳嗽痰血、口糜等症，有良好溫陽鎮潛之功，用二藥相伍治心悸、失眠等神經衰弱症有卓效，但有房室傳導阻滯不用磁石〔中醫雜誌，1983；（10）：58〕；用二藥又配棗仁，有安撫調節作用，對長期失眠，形神俱憊之植物神經功能紊亂，心動過速，脈來早搏有較好效驗〔上海中醫藥雜誌，1987；（7）：22〕。

祝味菊經驗：治感冒正虛陽浮，邪氣外干者，取桂枝、白芍、杏仁加附子、磁石、石決明等藥，可收良效〔上海中醫藥雜誌，1990；（2）：29〕；徐仲才認為：高血壓病人脈細，夜尿頻數者，特別是第二、三期的病人，常表現為上盛下虛，用附子配伍磁石、石決明、二至丸、或黃芩、地龍，以引火歸原，鎮靜平肝，取得較好療效〔中醫雜誌，1986；（10）：23〕。然藥對中磁石用量偏多性寒，脾胃虛弱，孕婦慎用。

7. 附子配澤瀉

附子辛熱氣雄，能溫腎散寒；澤瀉甘淡氣薄，功專利水滲透濕。二藥配對，一溫腎陽，一利水濕，相輔相成，共奏溫陽利水之功。適用於陰分虛寒，小便不通者。

附子常用 6～10 克，澤瀉為 5～10 克。附子、澤瀉

配用，見於《金匱要略》腎氣丸，與生地黃、山茱萸、山藥、丹皮等藥同用，主治轉胞，不得溺者。《濟生方》加味腎氣丸，二藥與茯苓、車前子、官桂、牛膝等藥同用，主治腎虛腰重腳重，小便不利。然藥對性溫且利，易傷津液，陰虛火旺、熱結膀胱者忌用。

8. 附子配全蠍

附子辛溫大熱，溫陽祛寒，通經止痛；全蠍味辛性平，息風止痙，祛風通絡止痛。二藥配對，溫陽以息風，取日麗風自和之意；通陽以開痹，取陽通陰寒自散之旨。共成溫陽通絡，息風止痙之功。適用於 ① 陽虛寒痹痛、頑麻、偏頭痛、抽搐等症；② 小兒慢驚。

附子常用 6 克，全蠍為 3 克。附子、全蠍配對，見於《幼幼新書》安心丸，主治小兒慢驚。肖森茂《百家配伍用藥經驗採菁》載：二藥「陽虛寒濕痹痛頑麻，偏頭痛也用為要藥。」祝味菊用二藥配僵蠶、桂枝、白芍、龍齒、牡蠣、製南星、石菖蒲等藥同用，曾治癒一抽搐奇疾〔浙江中醫雜誌，1984；（6）：249〕。然藥對有毒性且大熱，陰虛陽盛、真熱假寒、血虛生風及孕婦忌用。

9. 附子配蒼朮

附子辛甘性熱，有較強的散寒止痛作用，善治風寒濕痹周身關節疼痛者，尤長於治寒濕痹痛劇者；蒼朮辛散苦燥，長於祛濕，適用於風濕痹證以濕盛者尤宜。二藥配對，協同為用，共奏散寒除濕，通痹止痛之功。適用於寒濕之邪侵襲肌膚關節所致痹證，肌膚頑麻重著，關節冷痛等症。

附子常用 3～15 克，先煎 0.5 小時至 1 小時，至入口

無麻味為度；蒼尤為 6～10 克。附子、蒼尤配對，見於《症因脈治》的尤附湯，主治寒濕成痺。韋波用二藥與陳皮、補骨脂、黃連、訶子等藥同用，治療真菌性腸火，收效顯著〔北京中醫，1989；（6）：23〕。然藥對溫熱燥烈，陽證、熱證忌用。

10.附子配桂枝

附子大辛大熱，通行十二經，能散寒止痛通關節，搜風除濕；桂枝味辛性溫，芬芳馥鬱，輕揚升散，具有走經絡，通血脈，散寒邪之功。二藥配對，相使為用，共奏溫通經脈，散寒止痛之功。適用於寒濕痛痺不能轉側，骨節煩疼掣痛，關節不得屈伸等症。

附子常用 3～9 克，桂枝為 6～12 克。附子、桂枝配用，出自《金匱要略》桂枝附子湯、甘草附子湯，以治風寒而陽虛之身體痛煩，不能自轉側。二藥與瓜蔞、薤白同用，可治胸痺心痛；與川烏、草烏同用，可治寒疝疼痛；與黃耆、人參、川芎、大棗同用，可治身熱惡寒，熱輕寒重，無汗肢冷；與人參、葛根、防風、大棗同用，可治產後陽虛，頭痛面赤，氣喘脈浮；與當歸、乾薑、防風、秦艽等藥同用，可治風冷腳痺疼痛，攣縮不可屈伸。

《中藥藥對大全》謂附子配桂枝：「臨床常用作溫陽通脈的基礎藥對。凡遇陽虛寒凝所致的多種病症，都可酌情選用，如感寒所致的月經不調，經行腹痛者，用之可溫經止痛；素體陽虛，復受風寒者，用之可助陽解表；心衰而患風寒感冒者，用之可強心解肌；陽虛氣化不利而水腫病證，配伍利水滲濕藥，可通陽化氣，加強利水作用。有人報導此藥對治風濕性心肌炎屬心陽虛者，有一定效

果。」然藥對溫熱燥烈，陽證、熱證忌用。

11.附子配獨活

附子大辛大熱，外達衛表而散寒，內逐寒濕而止痛；獨活味辛散苦燥，氣香溫通，能宣通百脈，調和經絡而利關節，更善下行，祛風勝濕，宣痹止痛。二藥配對，協同為用，共奏祛風除濕，溫經散寒，通絡止痛之功。適用於風寒濕毒，腳氣腫滿，攣急痹痛等症。

附子常用 5～10 克，附子先煎 0.5～1 小時，至口嚐無麻辣感為度；獨活為 5～10 克。附子、獨活配用，《中華全國中醫學會內科分會痹證學組協定處方》治療類風濕關節炎，與仙靈脾，防風、蜈蚣、補骨脂等藥同用，主治肝腎兩虛型痹。然藥對辛熱燥烈，凡陰虛陽亢及孕婦忌用。

12.附子配當歸

附子辛熱燥烈，補腎溫脾助陽，散寒止痛，為補火助陽之主藥；當歸味甘辛，性溫柔潤，養血活血，為補血活血之要藥。諸病虛冷則陽氣必虛，血虛陰傷則陽無所附，此時補陽慮其傷陰，養血則虛冷不除。附子與當歸配用，一以補腎助陽，一以養血填陰，附子得當歸則引入血分，辛燥而不傷陰；當歸得附子溫通力宏，滋養而無膩滯，有陰陽兼顧，剛柔互濟之妙，共收養血填陰，補腎助陽之功。

適用於 ① 陰陽將脫，吐衄崩漏；② 陽痿，精寒不孕；③ 脾虛不能統血，血去陰傷，陽氣隨之也傷的久治不癒之失血證；④ 陽虛失血兼挾瘀血之證。

附子常用 6～9 克，先煎 0.5 小時；當歸為 6～18 克。

附子、當歸配對，見於《魏氏家藏方》歸附湯，主治大便下血；《袖珍方大全》小溫經湯，主治經候不調，血臟冷痛。二藥與熟地、白朮、枸杞、杜仲、仙茅等藥同用，可治陽痿精衰，精寒不育；與川芎、桂枝、澤蘭、甘草等藥同用，可治折傷、腕、臂、腳疼痛不止；與白朮、黃耆肉蓯蓉、川芎等藥同用，可治氣血不足，脾腎久虛、積勞虛損；與人參、黃耆、鹿茸、白芍等藥同用，可治諸虛不足，小腹急痛，腰背強痛；與桂枝、細辛、吳茱萸、生薑、大棗等藥同用，可治霍亂寒多，肉冷脈絕。然藥對辛散燥烈，熱證、陰虛火旺證、孕婦忌用。

13.附子配乾薑

　　附子辛甘大熱，走而不守，有斬關奪將之能，為通行十二經之要藥，溫腎助陽，能升能降，內達外散，為補助元陽之主藥；乾薑味辛而大熱，純陽之味，守而不走，散脾胃之寒，為溫暖中焦，通脈之主藥。二藥相須為用，補中有發，而能回陽救逆，溫中散寒的作用大大增強，因而陶節庵有「溫經用附子，無乾薑不熱」之說，非謂附子藥性不熱，實指薑、附相伍，有良好的協同作用。

　　張仲景用附子回陽救逆時，則必用生者與乾薑相配，生附子性烈善走，伸發陽氣，表散寒邪，二藥相伍，生附子祛外寒，乾薑暖內寒，一走一守通力合作，確非它藥所能及也。且附子與乾薑同煎，又可降低附子的毒性，防止發生中毒反應。二藥均性味辛熱，同氣相求，相須相殺，共奏回陽救急之功。故喻昌贊曰：「用附子、乾薑勝陰復陽，取飛騎突入重圍，搴旗樹幟，使既散之陽望而爭趨，頃之復令耳。」

適用於 ① 陽氣衰微，陰寒內盛之亡陽證；② 因大汗、大吐、大瀉而致的四肢厥冷，脈微欲絕的亡陽虛脫症；③ 中焦陽虛，寒飲內停，脘腹冷痛，嘔吐，腹瀉等症；④ 中寒厥逆，眩暈仆倒，口噤腳攣，無汗，或自汗淋漓者。

附子常用 3～5 克，宜先煎 30～60 分鐘；乾薑為 5～10 克。附子、乾薑配用，見於《傷寒論》四逆湯，主治少陰病，四肢厥逆，惡寒倦臥，嘔吐不渴，腹痛下利，神衰欲寐，舌苔白滑，脈象微細及大汗、大瀉所致的亡陽暴脫。二藥與人參、甘草同用，可治「惡寒脈微，利止亡血證」的陽亡陰脫證；與人參、茯苓、甘草同用，可治陽虛厥逆煩躁證；與甘草、豬膽汁同用，可治陰盛格陽、陽亡陰竭之證；與蔥白同用，可治「少陰病，下利」的陰盛戴陽證。然藥對味辛性熱燥烈，有助火傷陰耗血之嫌，凡熱證、陰虛火旺、孕婦均不宜使用。

14.附子配黃耆

附子純陽燥烈，能上助心陽以通脈，中溫脾陽，下補腎陽以益火，為回陽救逆第一品藥；黃耆味甘微溫，補氣升陽，固表止汗。二藥配對，相使為用，共奏溫陽益氣，回陽救逆，固表止汗之功。又黃耆入脾，扶中州而利水濕；附子入腎宅，補元陽而化陰水，二藥配對，脾腎同治，共奏溫補脾陽，化濕利水之功。

適用於 ① 陽虛自汗，畏寒，四肢不溫等；② 脾腎陽虛，水濕內停之水腫，小便不利；③ 風濕性心臟病、心力衰竭者、休克者。

附子常用 6～10 克，先煎；黃耆為 10～30 克。附

子、黃耆配對,見於《魏氏家藏方》的耆附湯,主治陽虛自汗,盜汗。施今墨經驗:黃耆、附子伍用,治「休克」患者,脈微欲絕,四肢逆冷,大汗如洗,附子以「熟附片」為佳,久煎約 1 小時左右,用量超過 15 克者,須防止出現結代脈(室性期前);黃耆須用大量,1 次 60～90 克濃煎,止汗固脫之效甚佳(《施今墨藥對臨床經驗集》)。二藥與白朮、甘草、薏苡仁、土茯苓同用,可治頑固口腔潰瘍〔中醫雜誌,1983;24(11):44〕。然藥對甘溫大熱,內有實熱,肝陽上亢、氣火上沖、濕熱氣滯、陰虛陽盛及孕婦忌用。

15.附子配川芎

附子辛甘而熱,上助心陽以通脈,中溫脾陽,下補腎陽以益火,有較強的溫經散寒作用;川芎味辛性溫,能升能散,能降能泄,活血行氣,可上行巔頂,下達血海。二藥配對,相輔相成,共奏溫經散寒,通脈止痛之功。

適用於 ① 風冷牙痛;② 裏寒極盛,血行不暢,瘀血阻滯之證。

附子常用 3～15 克,先煎 30～60 分鐘,至入口無麻味為度;川芎為 6～10 克。附子、川芎配對,見於《婦人良方大全》芎附散,茶清調下,主治產後陽虛血瘀,頭痛脈沉。《聖濟總錄》芎附湯,熱嗽冷吐,主治齒風疼痛;《普濟方》半錢散,蔥茶調下,主治氣虛頭痛。然藥對味辛溫性燥烈,陰虛內熱及孕婦忌用。

16.附子配白芍

附子辛甘大熱,性剛燥而善行,溫陽散寒通經,力雄無比,回陽救逆,速在頃刻;白芍甘苦酸微寒,性柔潤而

主靜，養血和營，斂陰柔肝，和營緩急而止痛。二藥配對，附子溫腎中真陽，助長臟腑氣血，白芍滋陰養血，以助生陽之源，有溫陽配陰，養陰配陽之特點；附子溫散寒凝，白芍養血和營，可散血之寒凝而緩急止痛；白芍酸收斂陰，兼緩附子辛散燥烈，使溫陽散寒而不傷陰耗血，一陰一陽，一寒一熱，一收一散，剛中有柔，動中有靜，相反相成，共奏溫陽散寒，養陰和營之功。

　　適用於　① 傷寒表陽虛弱，惡風發熱，汗漏不止，四肢微急；② 陰陽兩虛，惡寒肢冷，腳攣急，脈微細；③ 寒濕內侵，骨節疼痛，惡寒肢冷；④ 脾腎陽虛，水氣內停證；⑤ 陽虛肝寒脅痛，少腹拘急、痛經等證。

　　附子常用 3～15 克，先煎 30～60 分鐘，至入口無麻味為度；白芍為 10～15 克。附子、白芍配用，見於《傷寒論》附子湯，與茯苓、人參、白朮同用，主治寒濕內侵，身體骨節疼痛，惡寒肢冷，舌苔白滑，脈沉微無力。《百家配伍經驗採菁》謂：「二藥相合，虛勞裏急，腹痛攣急屬陽虛血弱者用之頗獲效驗。」何子淮經驗：用附子回陽逐寒，芍藥和營止痛，可治寒凝胞宮之痛經，有溫陽逐寒而不傷陰血之功。對陽虛肝寒脅痛，少腹拘急，痛經等證，用之也效〔上海中醫藥雜誌，1982；（4）：24〕。

　　二藥與甘草同用，可治陰陽兩虛，惡寒肢冷，腳攣急，脈微細；與桂枝、生薑、大棗同用，可治傷寒表陽虛弱，惡風發熱，汗漏不止，四肢難以屈伸，苔薄白，脈浮弱；與茯苓、白朮、生薑同用，可治脾腎陽虛，浮腫，小便不利，苔白，口不渴。然藥對味苦性燥，凡熱證、陰虛火旺證慎用，孕婦忌用。

17.附子配甘草

　　附子辛熱有毒，氣味雄烈，走而不守，通行十二經，補腎助陽，散寒止痛；甘草味甘性平能緩，有補脾益氣，調和藥性之效。二藥配對，附子得甘草則助陽散寒而不過辛烈，無傷陰耗氣之弊，毒性大減，甘草得附子則溫中益氣而無壅滯之虞，共奏溫陽散寒止痛之功。

　　適用於 ① 風濕痹證之骨節掣痛，不得屈伸；② 陽虛陰寒內盛之四肢厥逆，神疲欲寐，脈沉遲者；③ 外感寒邪，陽氣受損，惡寒脈微者；④ 脾陽不足之大便下血，崩漏等。

　　附子常用 10 克，甘草為 6 克。附子、甘草配對，出自《金匱要略》甘草附子湯，與白朮、桂枝同用，主治風濕相搏，骨節疼痛，掣痛不得屈伸，按之則痛劇，汗出短氣，小便不利，惡風不去衣，或身微腫者之風濕表裏陽氣俱虛證。《聖濟總錄》附子丸，空心生薑湯送下，主治寒濡濕瀉，久不癒；《閻氏小兒方論》附子理中丸，二藥與人參、白朮、乾薑同用，主治中焦虛寒，陽虛較甚，下利不止，脘腹疼痛，或霍亂吐痢轉筋，肢冷脈微。然藥對辛熱雄烈，熱證、陰虛火旺之證慎用，孕婦忌用。

18.附子配人參

　　附子辛熱純陽，上助心陽以通脈，下溫腎陽以扶先天，稟雄壯之質，善走行引人參通行十二經，救厥逆，挽回失散之元陽。人參味甘微苦，性微溫，能大補元氣，補脾益肺，安神增智，益腎壯陽，力宏而迅疾，可回元氣於垂危，二藥配對，辛甘助陽，上助心陽，下補腎陽，中溫脾土。且附子得人參則回陽而無燥烈傷陰之弊，人參得附

子則補氣而兼溫養之能。共奏回陽救逆之功；且附子入腎以補陽氣之根，人參入肺以濟呼氣之主，相輔相成，又大補元氣。適用於 ① 元氣大虧，陽氣暴脫，手足厥逆，汗出，脈微；② 中風虛脫，卒然昏迷，四肢厥冷，脈微欲絕等；③ 脾虛生寒，腹脹，不思飲食，食入即吐，四肢沉重。

附子常用 10～15 克，先煎半小時；人參為 10～15 克，文火另煎兌服。附子、人參配對，出自《校注婦人良方》參附湯，主治陽衰氣脫，大汗淋漓，氣促喘息者。

二藥與桂枝、炙甘草、白朮、當歸同用，可治中風虛脫，卒然昏迷，四肢厥冷，脈細欲絕；與乾薑、肉桂、炙甘草、五味子等藥同用，可治寒邪直中三陰，真陽衰微，惡寒蜷臥，四肢厥冷，吐瀉腹痛；與熟地、菟絲子、枸杞、紫河車、炮薑炭同用，可治中風虛證，四肢懈散，昏不知人，遺尿鼾睡；與白朮、炮薑、炙甘草同用，可治脾胃虛寒，嘔吐瀉痢，心腹冷痛，心下逆滿，手足厥寒；與肉豆蔻同用，可治下痢鮮血，滑泄不固，欲作厥狀者；與煨龍骨、煨牡蠣同用，可治陽氣暴脫，汗出肢冷，面色浮紅，脈虛數或浮大無根；與五味子、蛤蚧尾同用，可治肺腎陰陽俱虛的喘急不得臥。然二藥配對，苦辛大熱，實證、熱證、正氣不虛者忌用，孕婦忌用。

19. 附子配茵陳

附子大辛大熱，為寒證所必需，功可溫腎暖脾；茵陳苦泄下降，功專清利濕熱以退黃。二藥配對，茵陳配附子，變療濕熱為治寒濕之用，利濕退黃之功仍顯，而免苦寒傷陽之弊。共奏溫陽祛寒，利濕退黃之功。

適用於　① 寒濕性黃疸之黃色晦暗，胸痞脘脹，神疲畏寒，大便不實，舌苔白膩，脈沉細無力等症；② 陰黃色晦，手足逆冷，神疲乏力。

附子常用 5～10 克，先煎，茵陳為 20～30 克。附子、茵陳配對，見於《張氏醫通》茵陳四逆湯，與乾薑、甘草同用，主治發黃，脈沉細遲，肢體逆冷，腰以上自汗等症。二藥與乾薑、白朮、茯苓、澤瀉等藥同用，可治寒濕性黃疸；與乾薑、肉桂、白朮、炙甘草同用，可治寒濕阻滯，身目薰黃，身冷不渴，小便自利。然藥對味苦性熱，濕熱陽黃及血虛萎黃者忌用。

20.附子配白朮

附子味辛大熱，溫散之力較強，既可溫腎暖脾，又能散寒除濕；白朮味甘苦，性溫燥濕，甘溫益脾，故健脾之力尤佳。脾司運化，喜燥而惡濕，得陽始運。若腎陽不足，脾土亦寒，寒從內生，必致裏濕不化，水濕停留。二藥配對，用附子補腎助陽，暖其水臟，補火生土；用白朮燥脾濕，運其土臟，故溫陽散寒，祛濕之力增強，並有脾腎兼治之功。另外，附子溫經散寒，白朮健脾燥濕，二藥合用，還有祛寒濕，通脈絡之功。

適用於　① 脾腎陽虛，水濕內停之證；② 風寒濕痹證之肢體關節疼痛，屈伸不利。

附子常用 6～10 克，先煎；白朮為 6～30 克。附子、白朮配對，出自《普濟方》卷一四七引《保生回車論》的朮附湯，主治寒濕陰黃，身痛，腹脹；《校注婦人良方》的朮附湯，加生薑、大棗，主治下痢，脾氣脫陷，肢體不動，汗出身冷，氣短喘急，或嘔吐不食者；《是齋百一選

方》倍朮散，加生薑十片，主治酒癖痰飲；胥慶華經驗，臨床常用二藥組方，以治心源性水腫，風濕，類風濕性關節炎，確有較好效果（《中藥藥對大全》）。

二藥與人參、茯苓、芍藥（傷寒論附子湯）同用，可治陽虛寒濕身痛證；與茯苓、芍藥、生薑（傷寒論真武湯）同用，可治太陽病過汗陽虛水泛之證。然藥對辛苦大熱，陰虛陽盛、真熱假寒、胃陰不足及孕婦慎用。

21.附子配茯苓

附子辛熱性燥，溫腎補火，溫通經脈，散寒止痛；茯苓甘淡而平，健脾利水滲濕。二藥配對，相使為用，茯苓得附子則補火生土，使水有所歸；附子得茯苓則坎陽鼓動而水有所攝，且能增強除濕之力。共奏溫腎利水，散寒除濕之功。適用於脾腎陽虛，水氣內停之惡寒脈沉，四肢浮腫，小便不利，或腹痛下痢等症。

附子常用 6～10 克，先煎；茯苓為 9～15 克。附子、茯苓配用，出自《傷寒論》真武湯、附子湯。前者取其溫腎健脾利水而治脾腎陽虛，水氣內停證；後者取其溫陽散寒，除濕止痛而治陽虛寒濕內侵之證。然藥對辛燥利滲，易傷陰助火，陰虛陽亢、孕婦忌用。

22.附子配龍膽草

附子辛溫大熱，溫脾陽、助氣化、強肝用；龍膽草味苦性寒，清肝膽實火，解毒。二藥配對，辛通苦泄，寒熱並用，相反相成，共奏溫陽清泄，強肝解毒之功。適用於肝膽濕熱雖盛而脾陽已虛之證。

附子常用 9 克，龍膽草為 9 克。附子、龍膽草配對，陳蘇生認為：慢性肝炎、遷延性肝炎，或素體脾陽不足，

感受濕熱之邪；或因過服苦寒之品，清泄太過而傷陽。濕熱見證中有畏寒便溏、舌苔黃膩或黃白相間者，用之有溫陽清肝解毒、降轉氨酶之功。藥理研究認為，溫陽扶正可激化或提高機體免疫功能，二藥溫養強肝，治慢性肝炎有效。〔中醫雜誌，1979；（10）：48〕然藥對辛開苦泄，陰虛陽盛，直熱假寒、血虛生風及孕婦忌用。

23.附子配肉桂

附子、肉桂均為辛熱溫裏藥。然附子辛熱燥烈，走而不守，為通行十二經的純陽之品，徹內徹外，能升能降，回陽救逆；肉桂味辛甘，性大熱，渾厚沉著，能走能守，偏暖下焦而溫腎陽，更能引火歸元以攝無根之火。二藥相合，附子善入氣分而散寒止痛，肉桂善入血分而溫經通脈。動靜結合，相須為用，既具強大的溫陽助陽作用，又有良好的溫經散寒止痛之功。

適用於 ① 真元虛損。腎陽不足臍腹疼痛，消渴，陽痿；② 陰盛格陽，真寒假熱證；③ 風寒濕痹，關節酸痛，不能轉側，甚則一身盡痛，屬寒濕較盛者。

溫腎助陽，散寒止痛，附子常用 10 克，先煎，肉桂為 10 克；引火歸元，附子常用 1.5～3 克，肉桂為 1～2 克。附子、肉桂配用，出自《金匱要略》腎氣丸，主治腎陽不足之腰痛腳腫，下半身常有冷感，少腹拘急，小便不利或反多等症。

而附子、肉桂配對，見於《聖濟總錄》附桂散，主治陽氣素虛，外受寒邪，表裏皆寒之陰毒傷寒時氣之證。二藥與天麻、獨活、防風、南星等藥同用，可治脾臟中風，四肢緩弱，舌本強直，言語蹇澀；與葫蘆巴、巴戟天、玄

胡、大茴香等藥同用，可治小腸寒疝；與降香、木香、補骨脂、川楝子等藥同用，可治寒疝厥冷，陽痿、奔豚等症；與鹿角膠、菟絲子、枸杞子、當歸等藥同用，可治氣衰神疲，畏寒肢冷，陽痿滑精。然藥對性溫熱，凡出血、熱證、陰虛火旺證及孕婦忌用。

24.附子配麻黃

附子大辛大熱，溫腎壯陽，化氣行水；麻黃味辛性溫，宣肺平喘，利水消腫。二藥配對，肺腎同治，溫陽利水而消腫，納吸有節而平喘。共奏溫陽化飲，宣肺平喘之功。又麻黃辛溫，宣通經絡散外寒，附子辛熱，溫通經脈祛裏寒，二藥配對，扶陽中助進解表，解表中不傷陽氣，共奏溫經通脈，助陽散寒之功。

適用於 ① 陽虛外感風寒表證。症見惡寒甚、發熱輕、脈沉；② 陽虛水泛，水寒射肺，痰飲咳喘，小便不利，下肢浮腫兼有外感風寒者；③ 風寒濕痹，肢體關節疼痛之症。

附子常用 3～12 克，麻黃為 3～9 克。附子、麻黃配用，見於《傷寒論》麻黃附子細辛湯、麻黃附子甘草湯，主治陽虛氣弱，復感外寒，表實而見畏寒、肢冷或氣短等症。臨床報導二藥與桂枝、白朮同用，宣發肺氣，提壺揭蓋，又能通調水道下輸膀胱而利水濕〔遼寧中醫雜誌，1987；（7）：7〕；與白果、五味子同用，可治心腎陽虛，痰飲咳喘，或兼有外感風寒者；與半夏、陳皮、蘇子同用，可治寒性咳喘；與川芎、吳茱萸同用，可治頭痛；與蟬蛻、前胡、桔梗同用，可治咽痛；與狗脊、鹿角膠同用，可治脊背冷痛；與杜仲、木瓜、牛膝、獨活同用，可

治腰腿疼痛；與白芥子、甘草同用，可治瘰癧久潰不癒；與蒼耳子、地膚子、白癬皮同用，可治皮膚隱疹。然藥對辛燥剛烈，且附子有毒，雖治陽虛外感，但若少陰陽氣衰敗，而見下利清穀，則不能使用，否則，誤發其汗，必致亡陽厥逆；陰虛內熱，孕婦忌用，誤投火熱諸症，則添薪燎原，大非所宜。

25.附子配訶子

附子大辛大熱，純陽燥烈，上能助心陽以通脈，下能溫腎陽以益火，內逐寒濕而止痛，外達衛表而散寒，為作用峻猛之溫裏藥；訶子苦酸且澀，澀腸止瀉，斂肺利咽。二藥配對，一散一斂，散外寒，溫腎陽，止泄瀉，共奏溫腎暖脾，澀腸止瀉之功。

適用於　① 臟腑久虛下寒，泄瀉不止，腸滑不禁；② 脾胃不和，泄瀉不止；③ 大腸虛寒，滑脫不禁等症。

附子常用 3～15 克，入湯劑應先煎 30～60 分鐘，以減弱其毒性；訶子為 3～5 克，澀腸止瀉宜煨熟用。附子、訶子配用，見於《醫學入門》固腸丸。與乾薑、白朮、肉豆蔻同用，可治大腸虛寒，滑脫不禁；與赤石脂、龍骨、乾薑、肉豆蔻同用，可治腸胃虛寒，下痢不止；與人參、茯苓、木香、大棗等藥同用，可治脾胃氣虛、不思飲食，臍腹疼痛，晝夜泄瀉，小便滑數；與肉豆蔻、木香、吳茱萸、蓽茇等藥同用，可治腹脅氣痛，腸鳴泄瀉，飲食不化；與木香、阿膠、陳皮、罌粟殼等藥同用，可治瀉痢日久，形羸不進食；與高良薑、赤石脂、肉桂、細辛等藥同用，可治臟腑久虛下寒，泄瀉不止，腸滑不禁。然藥對性熱且澀，咳痰瀉痢初起者忌用。

26.附子配龍骨

附子辛熱，能補命門之火，助元陽，散寒濕，通經脈以治本；龍骨甘澀，能收斂濕氣，固大腸之滑脫以治標。二藥配對，溫澀並施，標本兼治，澀精以固脫，溫陽以固本。適用於腎陽虛損，腸滑不固之脫肛。

附子常用 30 克，久煎，或為細散，每用 3 克，敷在肛上，按令入，頻頻用之，以癒為度；龍骨 30 克，打碎煎。附子、龍骨配對，與白朮、桂枝共為細末，蜜丸如綠豆大小，每次 5～8 克，每日 3 次，主治精少不育症，效果顯著〔中國醫藥學報，1987；（1）：36〕；與煅牡蠣、山茱萸、山藥、乾薑、白芍、炙甘草同用，可治大汗淋漓。然對藥辛熱且澀，陰虛火旺或濕熱內擾之證不宜用。

27.附子配酸棗仁

附子味辛性溫，溫通心陽而通血脈：酸棗仁甘酸質潤，滋養陰血，益心肝而安心神。二藥配對，剛柔相濟，辛通酸收，共奏溫通心陽，養陰安神之功。適用於 ① 腎陽不足，夜寐不安，健忘耳鳴；② 心陰陽兩虛，心悸不安，面色蒼白，形寒肢冷者。

附子常用 6～15 克，先煎 30～60 分鐘，至入口無麻味為度；酸棗仁為 10～20 克，打碎煎。附子、酸棗仁配用，見於轉律湯（桂附八味丸加酸棗仁），主治腎陽不足，腰痛肢冷，失眠健忘。陳蘇生認為有調節植物神經功能紊亂的作用，臨床多用於心動過速，早期前收縮等，按中醫辨證分析，應以心陰陽兩虛，陽虛無以溫養心神，心陰血不足，無以柔養而致虛煩不寐、心悸、心動過速、脈細數或脈律不整等為宜〔中醫雜誌，1989；（10）：48〕。

祝味菊經驗：二藥合用，有強心樣作用，常於辨證方中加此二味，並重用附子 18 克、酸棗仁 30 克，有較好的溫養強心作用，卻無洋地黃樣副作用〔浙江中醫雜誌，1984；（6）：248〕。

二藥與生地、山藥、山茱萸、丹皮、澤瀉等藥同用，可治腎陽不足，腰膝酸軟，夜寐不安，健忘耳鳴者；與麻黃、細辛、補骨脂、桂枝等藥同用，可治心腎陽虛的心悸不安，面色蒼白；與生地、知母、沙參、桂枝等藥同用，可治心陰陽兩虛的心悸、怔忡、脈結代。然藥對辛通酸收，實邪鬱火、陰虛陽盛、真熱假寒及孕婦忌用。

28.附子配熟地黃

附子味辛大熱，性剛燥，善扶五臟之陽，獨用則有耗於陰；熟地黃味甘潤柔性微溫，主補五臟之陰血，單用則有損於陽。附子稟純陽而主動，走而不守，熟地黃稟陰而主靜，守而不走。陽虛而陰凝者，非附子之動不足以散；陰虛而陽動者，非熟地黃之靜不足以鎮之。附子之燥烈非熟地黃之甘不足以緩之；熟地黃之膩滯非附子之辛不足以行之。二藥配對，剛柔相濟，動靜結合，補而不膩，行而不散，補陽中得以陰配，益陰中得以助陽，共奏補火助陽，益氣養陰之功。

適用於　① 陰陽兩虛之面色少華，頭暈耳鳴，腰膝酸痛，陽痿遺精；② 腎陽不足，命門火衰，年老久病的畏寒肢冷，小便自遺；③ 陰盛格陽，真寒假熱證。

附子常用 6～10 克，熟地黃為 9～15 克。附子、熟地黃配用，見於《景岳全書》右歸飲，與山藥、山茱萸、枸杞、杜仲等藥同用，主治腎陽不足，氣怯神疲，腰痛腰

酸，肢冷；陰盛格陽，真寒假熱之證。

二藥與山藥、牛膝、車前子、山茱萸等藥同用，可治
腎陽不足，腰重腳腫，小便不利；與肉桂、山藥、丹皮、
鹿茸等藥同用，可治腎氣不足，面色黧黑，耳鳴耳聾，足
膝軟弱；與白朮、當歸、枸杞、仙茅等藥同用，可治陽痿
精衰，精寒不育；與鹿角膠、菟絲子、杜仲、枸杞子等藥
同用，可治命門火衰，久病氣氣衰神疲，畏寒肢冷。然藥
對溫膩，陰虛陽盛、真熱假寒、氣滯痰多、食少便溏及孕
婦忌用。

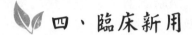 **四、臨床新用**

1. 治病竇綜合徵

每日用附子注射液 8 克（每 2 毫升含生藥 4 克）加入
5%葡萄糖注射液 500 毫升靜滴，並每晚肌注本品 4 克，
治療虛證病竇綜合徵，結果臨床症狀和心電圖均有不同程
度的改善〔朱伯卿，等‧附子治療虛證病竇綜合徵的療效
及機理探討‧中西醫結合雜誌，1985；5（4）：219〕。

用炙麻黃 6 克，附子 10 克，細辛 3 克，隨症加減，
治病竇綜合徵 21 例，顯效 11 例，有效 8 例，無效 2 例
〔李文華‧麻黃附子細辛湯治療病竇綜合徵觀察‧實用中
醫內科雜誌，1993；7（1）：30〕。

用溫心湯（附子、五味子各 10 克，黨參、麥冬各 15
克）水煎服，療程 10 週，治療 14 例，結果顯效有效 12
例，效差和無效 2 例〔袁浩榮，等‧溫心湯治療病態竇房
結綜合徵 14 例‧四川中醫，1993；11（8）：28〕。

2. 治房室傳導阻滯

用附子注射液（每日滴 8～16 克，每晚肌注 4 克）治療 4 例虛證的器質性心臟病併發房室傳導阻滯者，均獲效〔朱伯卿，等·附子治療房室傳導阻滯疑難病例的臨床觀察·中醫雜誌，1985；26（4）：38〕。

3. 治過早搏動

用參附東加減治療 123 例，其中房性早期前收縮 39 例，房室交界性早期前收縮 36 例，室性早搏 48 例，15 日為 1 療程，顯效 42 例，有效 77 例，無效 4 例〔鄒異林·參附東加減治療過早搏動 123 例·廣西中醫藥，1995；18（4）：8〕。

4. 治心力衰竭

用附子 30 克（先煎）配桂枝、白尤、益母草、人參、茯苓、澤瀉、車前子等煎服，治慢性充血性心力衰竭 38 例，心功能Ⅳ者酌用小劑量強心劑，近期治癒 10 例，顯效 13 例，有效 12 例，無效 3 例〔鄧永啟，等·通脈強心飲治療慢性充血性心力衰竭 38 例·中西醫結合實用臨床急救，1997；4（7）：319〕。

用心衰康（含附子、紅參、川芎、葶藶子等）口服，治療充血性心力衰竭 40 例，顯效 21 例，有效 18 例，無效 1 例〔晉獻春，等·心衰康治療充血性心力衰竭的臨床研究·中國中醫藥科技，1997；4（5）：226〕。

5. 治冠心病心絞痛

用四逆加人參湯治療 45 例，控制心絞痛、心電圖 ST-T 改變分別為顯效 14、9 例，改善為 22、17 例〔秦鑒·四逆加人參湯治療抗自由基損傷治療冠心病心絞痛臨

床研究·江西中醫藥，1997；28（6）：8〕。

6. 治支氣管哮喘

用溫陽片（由附子、生地黃、淫羊藿、補骨脂等組成）治療 41 例，總有效率 90.2%，顯效率 63·4%〔胡國讓，等·補腎法對支氣管哮喘患者血清 Ig 和 T 細胞亞群水準的影響·中醫雜誌，1983；（5）：33〕。用附子（先煎）、白芥子、紫蘇子、萊菔子、五味子、山藥、補骨脂等每日 1 劑，水煎服，治療寒喘 48 例，痊癒 31 例，有效 15 例，無效 2 例〔吳雪姣，等·五子溫腎潤肺湯治療寒喘 48 例·吉林中醫藥，1995；（2）：12〕。

7. 治慢性腎功能衰竭

用熟附子 20 克，白朮、薑半夏、茯苓、黃耆各 30 克，水煎服，並服清寧丸，配合灌腸。治療尿毒症 15 例，6 例症狀消除，尿素氮下降 30%或降至正常，貧血改善，8 例症狀明顯改善，尿素氮有不同程度的下降，存活 3 年以上，1 例死亡〔周慶芳·中藥為主治療尿毒症 15 例·浙江中醫雜誌，1987；（11）：484〕。

8. 治休克

用 30%參附注射液 10～20 毫升加入 5%～10%葡萄糖或生理鹽水或林格液 20 毫升靜注，必要時第隔 0.5～1 小時重複一次，或以此注射液 50～100 毫升加入 250～500 毫升上述液體中靜滴。搶救休克 138 例，顯效 91 例，有效 32 例，無效 15 例〔丁培林，等·參附注射液治療厥脫證臨床療效觀察·中醫雜誌，1988；（4）：25〕。

9. 治慢性支氣管炎

用生附子、生川烏、生南星製成注射液或加穴位注

射，治療屬於寒證、陽虛者 18 例，顯效 10 例，有效 6 例，無效 2 例〔郭銘信，等・複方三生針治療慢性支氣管炎・雲南中醫雜誌，1984；5（1）：9〕。

10.治新生兒硬皮症

用附子、人參、石菖蒲，文火煎汁，以滴管頻頻餵服，每次 5～10 滴，治 11 例，效果良好〔王文清・參附東加味治療新生兒硬皮症・新中醫，1984；（1）：33〕。

11.治神經性頭痛

用大黃附子瀉心東加減治療 40 例，治癒 28 例，好轉 10 例，無效 2 例〔姬雲海・大黃附子瀉心東加減治療神經性頭痛 40 例・雲南中醫中藥雜誌，1995；16（3）：30〕。

12.治慢性膽囊炎並積液

用薏苡附子敗醬散加味治療 48 例，顯效 14 例，無效 9 例〔陳永敏，等・薏苡附子敗醬散加味治療慢性膽囊炎並積液 48 例・國醫論壇，1993；8（5）：34〕。

13.治習慣性流產

用製附子、當歸、甘草、黨參、黃耆等水煎服，治療習慣性流產 40 例，先兆流產 13 例，自妊娠 1 月開始至流產月份度過後停藥。結果有效 52 例，無效 1 例〔劉玉海，等・附子東加減治療先兆和習慣性流產 53 例臨床觀察・四川中醫，1993；11（12）：45〕。

14.治潰瘍性結腸炎

用黑附子（先煎）、乾薑、人參、炙甘草、焦白朮、訶子等加減，水煎服，治療 78 例，痊癒 34 例，顯效 35 例，好轉 7 例，無效 2 例〔袁新霞，等・附子理中東加味

治療潰瘍性結腸炎 78 例·國醫論壇，1994；9（1）：
14〕。

15.治帶下病

用附子 15 克（先煎 40 分鐘），白朮 30 克，白芍、茯
苓、生薑各 50 克，每日 1 劑，水煎服，治療 118 例，結
果痊癒 90 例，好轉 18 例，無效 10 例〔畢明義·真武湯
治療帶下病 118 例·山東中醫雜誌，1994；13（10）：
448〕。

16.治血栓閉塞性脈管炎

用熟附子 40 克（先煎）配茯苓、白芍、白朮、乾
薑、威靈仙、毛冬青等治療陰寒型血栓閉塞性脈管炎 24
例，治癒 16 例，好轉 7 例，無效 2 例〔邱明朗·溫陽通
脈湯治療陰寒型血栓閉塞性脈管炎 24 例·國醫論壇，
1995；10（2）：30〕。

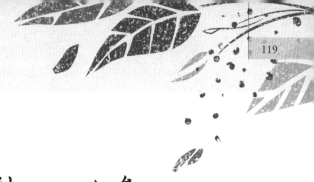

第三章

補氣元帥——人參

　　人參，為五加科多年生草本植物人參的根。主產吉林、遼寧、黑龍江。野生者名「山參」；栽培者稱「園參」。於秋季採挖。園參一般栽培 6～7 年後收穫。鮮參洗淨後乾燥者稱「生曬參」，蒸製後乾燥者稱「紅參」；焯燙浸糖後乾燥者稱「糖參」或「白參」；加工斷下的細根稱「參鬚」。山參經曬乾，稱「生曬山參」。切片或研粉用。

　　人參，始載於西元前 36～32 年西漢元帝時代黃門令史游所撰的《急就章》記事，在出土的武威漢簡《治百病方》中已作為常用中藥使用。《神農本草經》，列為上品。古作人薓，時珍曰：「人薓年深，浸漸長成者，根如人形，有神，故謂之人薓」。因其性溫而潤，「回陽氣於垂危，卻虛邪於俄頃」，為治虛勞內傷第一要藥，又因其調中益氣，補肺益氣，固護正氣，大補元氣，血脫者服之以其益氣而有攝血之效，陰傷者服之以以其益氣而有生津之能；脈絕者服之以其益氣而有通脈之功。故有「補氣元帥」之稱。味甘微苦，性微溫。歸心、肺、脾經。主要功效為大補元氣，補脾益肺，生津止渴，安神益智。

【**主要成分**】人參根中主要成分為皂甙 Rx（x=0，a，b，b_2，c，d，e，f，g_1，g_2，g_3，h），是 12 種以上皂甙的混合物，此皂甙用混合酸液加熱水解產生皂甙元，按其結構的不同，可將人參皂甙分為三種類型。屬於 A 型的人參皂甙 Rb_1、Rb_2、Rc、Rd，經酸加熱水解後生成人參萜二醇，稱為次級甙元。屬於 B 型的有人參皂甙 Re、Rf、Rg、Rg_2，水解後產生的次級甙元為人參萜三醇。屬於 C 型的人參皂甙 R_0，是齊墩果酸的衍生物。尚含揮發油 0.05%，其中低沸點部分為 β- 欖香烯，係人參特有香氣的來源，高沸點部分為人參炔醇。另外還含多種維生素類物質，如維生素 A、B_1、B_2、C，煙酸，煙酸胺，泛酸，多種胺類如膽鹼、精胺、膽胺、醇類如麥芽糖酶、脂肪酶等，亦含 β- 固甾醇及其葡萄糖甙、糖類。

【**主治病證**】① 用於氣虛欲脫，脈微欲絕的重危證候。② 用於肺氣虛弱的短氣喘促，懶言聲微，脈虛自汗等證。③ 用於脾氣不足的倦怠乏力，食少便溏等證。④ 用於熱病氣津兩傷，身熱口渴等證，有益氣生津之效。⑤ 用於氣血虧虛的心悸，失眠，健忘等證。

【**配伍規律**】人參配附子，益氣固陽，治氣虛欲脫，兼見四肢逆冷，陽氣衰微；人參配麥冬、五味子，益氣斂陰，治氣陰兩傷，汗多口渴者；人參配蛤蚧，補肺益氣，治短氣喘促，脈虛自汗等；人參配白朮，補脾益氣，治脾氣虛弱的倦怠無力，食慾不振，大便溏瀉；人參配生地、天冬，益氣養陰止渴，治消渴，口乾多飲；人參配當歸，益氣生血，治血虛之證；人參配鹿茸，益氣壯陽，治療陽痿之證；人參配紫蘇、麻黃解表藥，能扶正解表，治外感

風寒未解，正氣已虛的病證；人參配大黃瀉下藥，能扶正瀉下，治裏實內結而兼正氣內虛證候；人參配生地、知母清熱藥，能扶正清熱，治熱盛津傷，正虛邪實者；人參配乾薑溫裏藥，能補中散寒，健脾溫胃，治中焦虛寒者；人參配山楂消食藥，能健脾和胃。消食化積，治脾胃虛弱，飲食積滯者；人參配丁香、竹茹、代赭石降逆藥，能扶正降逆，治中氣虛弱、痰濕內阻、胃失和降，胃虛有熱、氣逆不降者，胃氣虛寒、氣逆不降者，肺氣虛弱、氣逆不降者；人參配消積藥，能扶正散結，寓消於補，治腫瘤積聚日久，正氣漸衰者；人參配生肌藥，能扶正斂瘡生肌，治瘡瘍潰後，正虛不斂者；人參配柴胡、黃芩和解少陽藥，既能和解少陽，驅半表半裏之邪，又能和中養正，治邪在少陽者。

【用法用量】入湯劑，5～10 克；用於急重證，劑量可酌增為 15～30 克。宜文火另煎兌服。研末吞服，每次1.5～2 克。亦可切薄片含化，每次 3～4 片，最後細嚼咽下。亦可泡茶飲用，每次 3～7 片，放入茶杯，沖入沸水，加蓋，10 分鐘後飲用。亦可泡酒服用，取人參 1支，浸入 200 毫升白酒中，半月後即可飲用，每次 30 毫升，每日 1～2 次。亦可作菜餚進食，或切片，或研粉，合雞、鴨、鴿子等食物燉食。

【使用注意】山參以年代久遠者為佳，補力最強，然產量極少，價格昂貴，較少使用；園參補力不及山參，其中生曬參宜於氣陰兩虧的病人；紅參性偏溫，適用於氣虛陽弱者；白參、參鬚補力較弱。此外，產於朝鮮者名「別直參」，功同人參。

1. 反藜蘆。實證、熱證而正氣不虛者忌用。

2. 服用人參不宜喝茶，以免影響補力。

3. 人參畏五靈脂

人參畏五靈脂的說法源於北齊徐之才《藥對》。明代劉純《醫經小學》將其編入「十九畏」歌訣中，一直流傳至今，作為配伍禁忌。

然而，後世醫家將人參與五靈脂同用，治療疾病的論述不少，如《本草求真》謂：「參畏五靈脂，而亦人參同用以治月閉，是畏而不畏也。」《仁齋直指方》有人參芎歸湯治療血脹，其中，人參與炒五靈脂同用。近年來臨床報導，人參與五靈脂同用，治療肝脾腫大、冠心病、胃潰瘍、小兒疳積等證，療效較好。

現代藥理研究證明，人參與五靈脂配伍，五靈脂並不降低人參的抗疲勞作用，並能增強免疫低下小鼠的免疫功能，而不影響人參或五靈脂的免疫作用。人參與五靈脂配伍對正常小鼠和大鼠無明顯毒性作用。

4. 人參惡萊菔子

《本草集要》云：人參「畏蘿蔔」。《中藥學》教材常以「人參惡萊菔子」為例，解釋相惡的概念。然而，清·陳士鐸《本草新編》謂：「萊菔子，能治喘脹，然古人用於人參中，反奏功如神。」進一步闡述道：「或問萊菔子專解人參，一用萊菔子則人參無益矣，此不知萊菔子而並不知人參者也，人參得萊菔子，其功更神，蓋人參補氣，驟服氣必難受，非止喘脹之症為然，得萊菔子以行其補中利氣，則氣平而易受，是萊菔子平氣之有餘，非損氣之不足，實則人參以平其氣，非制人參以傷氣也。」這說明萊

菔子專解人參對機體的壅氣，而不解人參的補氣。

張錫純《醫學衷中參西錄》亦云：「萊菔子……若用以除滿期開鬱，而參、耆、朮諸藥佐之，雖多服久服，亦何至傷氣分乎」。張氏亦強調人參和萊菔子可以同用。由此可知，萊菔子是糾正人參脹悶之苦，而非削減人參補氣之力。現代實驗研究證明，萊菔子的成分脂肪油、葡萄糖、蔗糖、果糖及多種氨基酸和維生素等，均不會影響人參主要有效成分人參皂苷、人參多糖的吸收，且人參與萊菔子按 1：4 飼餵小鼠，抗疲勞、耐缺氧、抗應激的作用較單用人參為好。

5. 人參去蘆與否

參蘆係人參主根與莖之間的根狀莖。歷代一些本草記載，參蘆具有湧吐作用，使用人參時多去掉蘆頭，以防止嘔吐，並將參蘆列為催吐藥。

《中藥大辭典》、《中藥辭海》人參炮製項下，均要除去蘆頭。然《神農本草經》等本草著作，未言人參去蘆，亦未言參蘆催吐，均用全參。

現代植物、藥理、毒理、臨床研究，參蘆與人參所含人參皂苷的數量和種類基本相同，總皂苷元的含量，參蘆高於人參主根，參蘆的揮發油為人參根的 3 倍，參蘆所含糖類、氨基酸、多肽等與人參根相似，參蘆與人參一樣具有抗疲勞、耐缺氧、抗利尿、促進 DNA 合成等藥理作用；對鴿、貓、狗等實驗動物無致吐作用；參蘆總皂苷與參根總皂苷的毒性相似；參蘆合劑門診治療病人 1500 餘人，無 1 例病人嘔吐。故「人參蘆催吐」的觀點有待進一步探討。

【藥理作用】

1. 對中樞神經系統的作用

人參有益智作用。小劑量對中樞神經系統的作用主要為興奮,大劑量則為抑制〔沈映君主編·中藥藥理學·上海:上海科學技術出版社·1997:160〕。

2. 對免疫系統的作用

公認可全面增強機體的免疫功能〔吳瑞瓊·人參皂苷通過海馬增強免疫功能的研究·中國藥理學報,1992;8(3):214〕。

3. 對心血管系統的作用

人參皂苷有強心,抗心肌缺血,擴張冠狀動脈、腦血管作用;人參對血壓有雙向調節作用,對高血壓患者降壓,低血壓患者升壓〔沈映君主編·中藥藥理學·上海:上海科學技術出版社·1997:161〕。

4. 對血液和造血系統的作用

人參二醇皂苷有抑制血小板聚集的作用〔徐彥君,等·人參二醇皂苷對血液流變性的影響·藥學通報,1988;23(5):284〕。人參能增強造血功能〔黃干,等·人參對血液和骨髓的藥理作用·重慶醫科大學學報,1987;12(4):289〕。

5. 對內分泌系統的作用

人參可促進垂體體—腎上腺皮質系統功能〔王本祥·人參研究進展·天津科學技術出版社·1991:23〕。人參可促進性腺功能〔鄺安堃·用中西醫結合的方法研究性激素環境與疾病的關係·中西醫結合雜誌,1983;3(2):78〕。

6. 人參對物質代謝的作用

人參多糖具有明顯降低糖作用〔曹立亞・人參多糖化學的研究進展，中草藥 1989；20（6）：36〕。人參可促進蛋白質的合成及核酸代謝〔沈映君主編・中藥藥理學・上海：上海科學技術出版社・1997：162〕。

7. 抗衰老作用

人參可使人細胞內單胺氧化酶活性降低〔葛迎春・人參皂苷對人成纖維細胞內老化相關酶的影響・老年學雜誌，1992；12（3）：143〕。

8. 其他

人參有抗腫瘤，抗休克，增強機體的抗應激能力等作用〔沈映君主編・中藥藥理學・上海：上海科學技術出版社・1997：162〕。

一、單方應用

1.《十藥神書》獨參湯，用人參二兩，棗五枚。每服水二盞，煎一盞。細呷之，治卒然氣脫。

2.《本草綱目》人參為末，雞子清調服一錢，日三、四服，治消渴引飲。

3. 取人參 15～20 克，濃煎。每天 2～3 次，口服，每日 1 劑，治完全性房室傳導阻滯〔實用中西醫結合雜誌，1991；4（2）：88〕。

4. 每天取人參 5～15 克，水煎服，或將參片放入碗中隔水蒸燉服，每日 1 劑。治腫瘤病人在接受放療和化療過程中出現咽乾，噁心，消瘦，食慾不振，白細胞下降和

血小板下降等不良反應〔中醫雜誌，1985；（5）：10〕。

5.取人參 15 克，研為細末。分 3 次用溫水送服，每日 1 劑，治氣虛呃逆〔雲南中醫雜誌 1990；11（3）：16〕。

6.取優質單味人參 30～50 克，加水濃煎煮取濃汁口（灌）服，治危重病（如心力衰竭和休克等）〔上海第一醫學院科學研究技術革新資料彙編（第四輯）1959；29〕。

7.把人參 30 克製成人參酊，口服，每次 5 毫升，每日 3 次，連用 1 個月，治神經衰弱。〔吉林醫學，1983；（5）：54〕。

8.以紅參 2～4 克，放入口中舌下含化，每日 1 次，20 天為 1 療程。治老人病竇綜合徵〔實用中西醫結合雜誌，1993；（6）：393〕。

二、藥對方應用

1.參蛤散（人參配蛤蚧）

【來源】《普濟方》

【主治】腎不納氣，喘嗽面浮，並四肢浮腫者。

【用法】蛤蚧一雌一雄，頭尾全者，法酒和蜜屠之，炙熟，紫團人參似人形者，半兩為末，化蠟四兩，和作六餅。每煮糯米薄粥一盞，投入一餅攪化，細細熱呷之。

2.人參鹿角膏（人參配鹿角膠）

【來源】《墨寶齋集驗方》卷上

【主治】不孕不育（種子）。

【用法】人參四兩、鹿角膠四兩，人參咀片，入銅鍋或砂鍋亦可。用水八碗，約熬二碗，去滓，又熬一碗取起。又將鹿角膠入京酒三杯熬化，同人參膏和勻，以瓷瓶貯之。入好白蜜四兩，銅鍋隔水煮，候膏滴水成碎為度。每早淡酒調數匙，就以食壓之。

3. **參朮膏**（人參配白朮）

【來源】《集簡方》

【主治】一切脾胃虛損。

【用法】白朮一斤，人參四兩，切片，以流水十五碗浸一夜，桑柴文武火煎取濃汁熬膏，入煉蜜收之，每以白湯點服。

4. **黃耆丸**（人參配黃耆）

【來源】《本事方》

【主治】癱疽。

【用法】黃耆、人參各一兩，為末，入真龍腦一錢，用生藕汁和丸綠豆大。每服二十丸，溫水下，日三服。

5. **人參湯**（人參配甘草）

【來源】《聖濟總錄》卷五十八

【主治】消渴，初因酒得。

【用法】人參、甘草（半生半炙）各一兩，上為粗末。以潰豬水，去滓澄清，取五升，同煎至二升半，去滓，渴即飲之。

6. **棗參丸**（人參配大棗）

【來源】《綱目拾遺》卷七引《醒園錄》

【主治】脾胃氣虛證候（補氣）

【用法】大南棗十枚（蒸軟，去皮核）、人參一錢，

布包，藏飯鍋內，蒸爛搗勻為丸，如彈子大，收貯。服之。

7. **人參湯**（人參配烏梅）

【**來源**】《聖濟總錄》卷三十九

【**主治**】霍亂吐利不止，津液虛少，不至上焦而煩渴。

【**用法**】人參三分、烏梅（去核）兩枚，上為粗末。每服五錢匕，水一盞半，加竹茹彈子大，煎至一盞，去滓熱服，一日四次。

8. **參歸湯**（人參配當歸）

【**來源**】《景岳全書》

【**主治**】心虛盜汗。

【**用法**】人參、當歸等分，先用豬心一枚破作數片，煎湯澄取清汁，煎藥服。

9. **阿膠飲**（人參配阿膠）

【**來源**】《聖濟總錄》卷六十五

【**主治**】久嗽經年。

【**用法**】阿膠（炙燥）一兩、人參二兩，上為散。每服三錢匕。豉湯一盞，加蔥白少許，同煎三沸，放溫，遇嗽時呷三五呷，依前溫暖，備嗽時再呷之。

10. **兩儀膏**（人參配熟地）

【**來源**】《景岳全書》卷五十一

【**主治**】精氣大虧，諸藥不應，或以克伐太過，耗損真陰。

【**用法**】人參半斤或四兩，大熟地一斤，二味用好甜水或長流水十五碗，浸一宿。以桑柴文武火煎取濃汁。若

味有未盡，再用水數碗煎取汁並熬稍濃，乃入瓷罐重湯熬成膏，入真蜜四兩或半斤，收之。每以白湯點服。

11. **人參胡桃湯**（人參配胡桃肉）

【來源】《濟生續方》

【主治】腎不納氣，胸滿喘急，不能睡臥。

【用法】新羅人參寸許，切片；胡桃五個，取肉，切片。作一服，用水一盞，生薑五片，煎至七分，去滓，臨臥溫服。

12. **參蓮湯**（人參配蓮子）

【來源】《嵩崖尊生》卷九

【主治】噤口痢。

【用法】蓮子（去心皮）五錢、人參五分，水煎，溫服。二服癒。

13. **養腎丸**（人參配補骨脂）

【來源】《普濟方》卷二二四引《醫學切問》

【主治】腎火虛、腎氣衰（補腎）。

【用法】人參一兩、破固紙一兩，上為末，胡桃一百個，取肉為丸。每服五十丸，空心溫酒送下。

14. **參乳丸**（人參配人乳）

【來源】《醫方集解》

【主治】氣血不足。

【用法】人參末、人乳粉等分蜜丸。燉乳取粉法：取無病年少婦人乳，用銀瓢或錫瓢，傾乳少許，浮滾水上燉，再浮冷水上立乾，刮取粉用，如攤粉皮法。

15. **回春酒**（人參配荔枝肉）

【來源】《同壽錄》卷一

【主治】老年陽痿。

【用法】人參一兩（切片）、荔枝肉（去核）二斤，上二味，用上好燒酒五升，浸三日後服。每日早、晚服一至二匙。

16. 人參麥冬湯（人參配麥冬）

【來源】《辨證錄》卷六

【主治】中暑熱極，陰陽兩衰，妄見妄言，宛如見鬼，然人又安寧不生煩躁，口不甚渴。

【用法】人參二兩、麥冬三兩，水煎服。

17. 玉壺丸（人參配天花粉）

【來源】《集驗方》

【主治】消渴引飲。

【用法】用人參、栝樓根等分，生研為末，煉蜜丸梧子大。每服百丸，食前麥門冬湯下，日二服，以癒為度，忌酒麵炙煿。

18. 參地煎（人參配生地）

【來源】《醫宗金鑒》

【主治】衄吐血不止。

【用法】人參、生地黃。氣虛甚者，當倍人參為君；血熱者，宜倍生地為君。時時煎服自止也。

19. 露薑飲（人參配生薑）

【來源】《溫病條辨》卷二

【主治】太陰脾瘧，脈濡，寒熱，腹微滿，四肢不暖。

【用法】人參、生薑各一錢，水煎溫服。

20. 黃芽丸（人參配乾薑）

【來源】《景岳全書》

【主治】脾胃虛寒，或飲食不化，或時多脹滿泄瀉，吞酸嘔吐等證。

【用法】人參二兩，焦乾薑三錢，煉蜜為丸芡實大，常嚼服之。

21. 人參丸（人參配高良薑）

【來源】《聖濟總錄》卷三十八

【主治】飲食過多，當風履濕，薄衣露坐，或夜臥失複，霍亂吐利。

【用法】人參、高良薑（炮）各一兩，上為末，煉蜜為丸，如彈子大。每服一丸，溫水飲嚼下，不拘時候。

22. 人參湯（人參配吳茱萸）

【來源】《聖濟總錄》卷五十五

【主治】心痛。

【用法】人參一兩半、吳茱萸（湯浸支涎，焙乾，炒）一兩，上為粗末。每服三錢匕，水一盞，加生薑半分（拍碎），大棗一枚（擘破），同煎至七分，去滓溫服，空心，日晡各一。

23. 桂參湯（人參配桂心）

【來源】《聖濟總錄》卷一七七

【主治】小兒客忤，吐青白沫，及飲食皆出，腹中痛，氣欲絕。

【用法】桂（去粗皮）一兩、人參一分，上為粗末。一二百日兒每服半錢匕，水半盞，煎至三分，去滓，分三次溫服。

24. 半夏人參湯（人參配半夏）

【來源】《聖濟總錄》卷三十九

【主治】霍亂逆滿，心下痞塞。

【用法】半夏（為末，薑汁搜作餅，焙乾）、人參各三兩，上為粗末。每服三錢匕，水一盞，加白蜜一匙，煎至七分，去滓溫服，一日三次，不拘時候。

25.參橘丸（人參配橘皮）

【來源】《全生指迷方》

【主治】心下似硬，按之即無，常覺膨脹，多食則吐，氣引前後，噫氣不除。

【用法】橘皮四兩洗，人參一兩，為細末，煉蜜和丸如梧桐子大，米飲下三十丸，食前服。

26.人參茯苓粥（人參配茯苓）

【來源】《醫宗金鑒》卷六十五

【主治】走馬牙疳，脾胃虛弱。

【用法】人參一錢、白茯苓六錢，上為末，同粳米一茶盅，熬成粥。

先以鹽湯將口漱淨，後再食粥。

27.茯苓湯（人參配赤茯苓）

【來源】《聖濟總錄》卷六十七

【主治】胸脅逆滿脹渴，口瘡。

【用法】赤茯苓（去黑皮）一兩、人參三兩，上為粗末。以水三盞，煎取一盞半，去滓，分三次溫服。

28.人參荊芥湯（人參配荊芥）

【來源】《衛生總微》卷十六

【主治】小兒大便不通。

【用法】人參五分、荊芥一錢，上為末，和勻。水一盞，煎至七分，放冷，量兒大小，時時與服。

29.人參煎（人參配葛根）

【來源】《聖濟總錄》卷五十八

【主治】消渴引飲。

【用法】人參一兩、葛根（銼）二兩，上為末。每發時，須得豬腸一升已來，入藥末三錢匕，又入蜜二兩，都一處於鐺子內，慢火熬之，至三合已來，似稠黑餳，便取出，貯於新瓷器內。每夜飯後取一匙頭，含化咽津。重者不過三服。

30.參星湯（人參配南星）

【來源】《赤水玄珠》卷二十六

【主治】虛而癇，久不癒者。

【用法】人參五錢、南星（炮）一兩，上為末。每服一錢，生薑、大棗湯送下，一日二次。

31.人參蘇木湯（人參配蘇木）

【來源】《醫方簡義》卷六

【主治】產後敗血沖肺，面赤嘔逆，喘急欲死。

【用法】人參二錢、蘇木一錢五分，水煎，加陳酒二匙沖入。

32.勝金散（人參配三七）

【來源】《外科正治全生集》卷四

【主治】潰爛並刀斧傷。

【用法】人參、三七（磨粉），米醋調塗，患消痛息。潰者乾敷，立癒刀斧傷。

33.二參湯（人參配玄參）

【來源】《醫宗金鑒》

【主治】胃經虛火，牙齦腐爛，淡血滲流不已。

【用法】人參、玄參各等分，水煎服。

34.參牛散（人參配牛蒡子）

【來源】《醫統》卷九十一

【主治】痘瘡入目。

【用法】人參、牛蒡子，上為末。每服二錢，古米薄荷湯調服。

35.參花湯（人參配金銀花）

【來源】《洞天奧旨》卷十四

【主治】潰瘍，氣血俱虛，發熱惡寒，失血。

【用法】金銀花一二兩、人參一二兩，加生薑、大棗，水煎服。

36.化毒海上方（人參配苦參）

【來源】《點點經》卷三

【主治】婦人五勞七傷，血滯成瘕，滿腹行走，古怪異物。

【用法】鮮苦參四兩、人參三兩，用雞蛋七個，將二參煎汁煮蛋，以三柱香為度；先用黑芝麻一撮，炒熟先吃，隨食雞蛋，儘量原汁咽下。於是將病人扶睡於床，少刻腹內作痛，怪物自下；隨用好暈湯予病人服之，令物下盡，肚內有形，再服原汁一杯，自然逐盡。

37.未名方（人參配黃芩）

【來源】《普濟方》

【主治】小兒驚啼。

【用法】黃芩、人參等分為末，每服一字，米飲下。

38.黃連人參膏（人參配黃連）

【來源】《景岳全書》

【主治】目赤癢痛。

【用法】宣黃連、人參各五分或一錢，切碎，用水一小盅同浸，飯鍋蒸，少頃取出，冷定，頻點眼角自癒。或於臨用時，研入冰片少許更妙。

39.止痛妙絕飲（人參配大黃）

【來源】《赤水玄珠》卷三十

【主治】便毒腫硬，不消不潰，疼痛無已。

【用法】人參五錢、大黃五錢，酒、水各一盅，煎至一盅，入乳香、沒藥末各一錢，空心、食前飲服。

40.紫蘇湯（人參配紫蘇）

【來源】《聖濟總錄》卷六十六

【主治】咳逆短氣。

【用法】紫蘇莖葉（銼）一兩、人參半兩，上為粗末。每服三錢匕，水一盞，煎至七分，去滓溫服，每日二次。

41.人參升麻湯（人參配升麻）

【來源】《婦科玉尺》卷二

【主治】妊娠氣虛轉胞。

【用法】人參、升麻各二錢，二味水煎服。

42.愚魯湯（人參配柴胡）

【來源】《嶺南衛生方》卷中

【主治】傷寒瘴疾，頭疼發熱，其脈洪實。

【用法】北柴胡（去蘆）、南人參（去蘆）各等分，上㕮咀。每服三錢，加生薑三片、大棗一個，熱服，不拘時候。

43.**愚魯湯**（人參配銀柴胡）

【**來源**】《奇效良方》

【**主治**】虛勞發熱。

【**用法**】上黨人參、銀柴胡各三錢，大棗一枚、生薑三片，水一盅半，煎七分。

44.**人參車前湯**（人參配車前子）

【**來源**】《症因脈治》

【**主治**】正氣虧虛，膀胱氣弱，小便不利者。

【**用法**】人參、車前子，上藥二味，水煎服。

45.**人參葶藶丸**（人參配葶藶子）

【**來源**】《衛生寶鑒》卷十四

【**主治**】一切水腫，及喘滿不可當者。

【**用法**】人參一兩（去蘆）、苦葶藶四兩（炒），上為末，棗肉為丸，如梧桐子大。每服三十丸，食前桑白湯送下。

46.**人參樗皮散**（人參配樗根皮）

【**來源**】《醫方集解》

【**主治**】臟毒夾熱下血，久痢膿血不止。

【**用法**】人參、樗根白皮（東引者去粗皮醋炙），等分為末，米飲或酒調下。

47.**參柏飲**（人參配側柏葉）

【**來源**】《杏菀》卷五

【**主治**】血氣妄行，勢如湧泉，口鼻俱出，須臾不救。

【**用法**】人參、側柏葉各一兩，上為細末。每服二錢，用飛羅麵二錢和勻，用新汲水調如稀麵糊服之。

48. **參訶散**（人參配訶子）

【**來源**】《魏氏家藏方》卷七

【**主治**】體虛或產後大便不通者。

【**用法**】生訶子皮、人參（去蘆）各等分，上為細末。粳米泔水調下，不拘時候。

49. **參蓮散**（人參配蓮子心）

【**來源**】《聖濟總錄》卷七十

【**主治**】鼻衄不止。

【**用法**】人參一錢、蓮子心一分，上為散。每服一錢匕，新水調下。

50. **人參散**（人參配蜀葵花）

【**來源**】《聖濟總錄》卷九十

【**主治**】肺癆吐血。

【**用法**】人參半兩、黃蜀葵花一兩，上為散。每服一錢匕，食後糯米飲調下。

51. **人參枳殼散**（人參配枳殼）

【**來源**】《聖濟總錄》卷一六三

【**主治**】產後噁心不下食。

【**用法**】人參半兩、枳殼（去瓤，麩炒）一分，上藥再以陳米二合，紙上炒熟，搗羅為細散。每服二錢匕，溫水調下。

52. **參熊丸**（人參配熊膽）

【**來源**】《產科發蒙》卷三

【**主治**】產後血暈。

【**用法**】熊膽、人參各二錢，上為細末，打米糊為丸，如梧桐子大。每服六七丸，白湯送下。

53.人參牛黃散（人參配牛黃）

【來源】《衛生總微》卷三

【主治】小兒驚熱如火，亦治壯熱。

【用法】人參、牛黃各等分，上為末。以薄荷水調下。

54.珠參散（人參配珍珠）

【來源】《銀海指南》卷三

【主治】真陰不足，陰涸內熱，內障青盲。

【用法】珍珠、人參各等分，上為末。人參湯送下，或蓮肉湯亦可。

55.人參飲（人參配赤芍）

【來源】《聖濟總錄》卷一七七

【主治】小兒百日以來，痰實，乳食不下，吐涎沫而微壯熱者。

【用法】人參半兩、赤芍藥一分，上為粗末。每服一錢匕，水半盞，加生薑一片，同煎至三分，去滓，分三次溫服。

56.香參散（人參配沉香）

【來源】《風勞臌膈》

【主治】脾虛脹滿，小便癃閉。

【用法】人參一兩、沉香二錢五分，新瓦上焙，為細末。每服四錢，水煎服。

57.參香散（人參配丁香）

【來源】《聖濟總錄》卷四十五

【主治】脾胃氣虛弱，嘔吐不能食。

【用法】人參、丁香各等分，上為散。每服二錢，空

心熱米飲調下。

58.未名方（人參配防己）

【來源】《儒門事親》

【主治】傷寒喘急。

【用法】防己、人參等分，為末。桑白湯服二錢，不拘老小。

59.參蚓湯（人參配地龍）

【來源】《痘疹仁端錄》卷十四

【主治】痘瘡元虛毒重，黑陷無膿。

【用法】人參一兩、蚯蚓二十條，先煎人參，後入蚯蚓，再煎服。

60.未名方（人參配柳枝）

【來源】《本草綱目》

【主治】鼻血不止。

【用法】用人參、嫩柳枝，等分為末。每服一錢，日服三次。無柳枝可用蓮子心代。

61.截瘧飲（人參配常山）

【來源】《增補內經拾遺》卷三

【主治】虛瘧。

【用法】上同炒，去常山不用，只用人參，以酒二盅，煎至八分，露一宿，空腹溫服。

62.開心肥健方（人參配豬脂）

【來源】《千金翼方》卷十六

【主治】中風。

【用法】人參五兩、大豬脂八枚，搗人參為散，豬脂煎取凝。

每服以人參一分，脂肪十分，以酒半升和服之。

63. **琥珀散**（人參配琥珀）

【**來源**】《古今醫統》卷七十一

【**主治**】老人、虛人小便不通淋澀。

【**用法**】琥珀、人參，上將琥珀為末。每服一錢，空心以人參煎湯調服。

64. **一粒丹**（人參配明礬）

【**來源**】《醫部全錄》卷四三六引《幼科全書》

【**主治**】小兒吐瀉。

【**用法**】枯礬一兩，人參（用量缺），上為末，水為丸，如梧桐子大。車前草、燈蕊草湯下。

65. **人參辰砂丸**（人參配朱砂）

【**來源**】《聖濟總錄》卷一七六

【**主治**】小兒嘔吐不止。

【**用法**】人參一兩（為末）、丹參半兩（研），上為末。每服半錢匕，熱米飲調下。

66. **加參瓜蒂散**（人參配瓜蒂）

【**來源**】《石室秘錄》卷三

【**主治**】上焦痰氣甚盛，而下焦又虛者。

【**用法**】瓜蒂七個，人參二錢，水三大碗，煎數沸，先令飽食，然後以藥飲之。即大吐。

67. **人參散**（人參配天茄子苗）

【**來源**】《聖濟總錄》卷六十八

【**主治**】吐血不止。

【**用法**】人參一分、天茄子苗半兩，上為散。每服二錢匕，新水調下，不拘時候。

三、藥對配伍應用

1. 人參配桂枝

人參性稟中和，既能峻補腎中元氣，又可補益脾肺之氣而養血生津；桂枝味辛性溫，發汗解肌，溫經助陽。二藥配對，散中有補，寓補於散，人參既可益肺氣助桂枝透達肌腠發散風寒，以祛邪外出，又可益脾氣助桂枝溫通四肢而散寒濕，相輔相成，共奏助陽益氣，發汗解表之功。

適用於 ① 傷寒汗後氣血不足而表邪未解，脈沉遲者；② 素體陽虛外感風寒，以熱輕寒重，頭痛無汗，倦怠嗜臥，語言低微，脈搏浮大無力。

人參為 5～10 克，人參宜文火另煎兌服，且不宜同時喝茶和吃蘿蔔，以免影響藥力；桂枝為 3～9 克。人參、桂枝配用，出自《金匱要略》竹葉湯，與竹葉、葛根、防風、桔梗等藥同用，主治產後陽虛，復感風邪，惡寒發熱，頭痛，面赤氣喘，或汗出。

二藥與紫蘇、厚朴同用，可治外感風寒，內有陰邪，內外俱有實寒，惡寒無汗，心腹冷痛；與白芍、生薑、炙甘草同用，可治惡寒發熱，汗出，身疼痛，脈沉遲；與當歸、生附子、白朮、炙甘草同用，可治中風虛脫，卒然昏迷，四肢厥冷，脈細欲絕；與乾薑、白朮、炙甘草同用，可治中焦虛寒，兼有表證，下利不止，心下痞硬，惡寒發熱；與鹿茸、附子、當歸、蜀漆同用，可治脾陽虛之寒瘧日久，氣血不足，形寒肢冷，嗜臥倦怠，發時不渴。然藥對辛溫苦燥，凡骨蒸勞熱、血熱吐衄、肝陽上亢、目赤頭

眩等，一切實證、火鬱證應忌用。

2. 人參配麻黃

人參性稟中和，益氣助元。「能補肺中之氣」（《本草綱目》），「定喘咳」（《本草蒙筌》），「消胸中痰」（《藥性論》），為補肺要藥；麻黃辛溫性烈，發表散寒，開腠發汗，且宣肺平喘。

二藥配對，人參既可扶助人體正氣，助麻黃宣肺解表，以祛邪外出；又能防麻黃發汗太過以免誤傷正氣，補瀉並施，共奏益氣解表，止咳平喘之功。適用於 ① 素體氣虛，感受風寒濕邪之表證，症見惡寒發熱，頭身重痛，咳嗽，脈浮，重取無力；② 虛中夾實的喘咳證。

人參常用 1.5～9 克，大量時 15～30 克，宜文火另煎，將參汁兌入其他藥湯服用；麻黃（炙）為 3～9 克。人參、麻黃配對，見於《張伯臾醫案》麻參湯，主治肺氣不足，正虛邪實之咳嗽；《中國當代名醫驗方大全》的人參蛤麻杏湯，二藥與蛤蚧、黨參、杏仁同用，主治肺腎氣虛，咳痰不利。二藥與紫菀、杏仁、細辛、射干等藥同用，可治肺氣不足，咳逆上氣，咳嗽喘息不能臥；與半夏、桑白皮、生薑、罌粟殼等藥同用，可治新久咳嗽，上喘氣急，坐臥不安。然藥對味辛性溫，為虛咳而設，實證、熱證而氣不虛者忌用。

3. 人參配紫蘇

人參味甘微苦而性微溫，補益脾肺之氣；紫蘇味辛性溫，開宣肺氣，發表散寒，善行脾胃氣滯而行氣寬中。二藥配對，散補兼施，一宣肺氣，一益肺氣，開宣肺氣有力而散表邪；一行氣寬中，一緩中補虛，健運脾胃，化痰濕

而止嘔吐，共奏益氣解表，宣肺化痰之功。

適用於 ① 氣虛外感風寒，內有痰濕證；② 小兒咳喘、胸悶日久，短氣自汗者。

人參常用 10 克，紫蘇為 5 克。人參、紫蘇配用，見於《太平惠民和劑局方》參蘇飲，與陳皮、甘草、前胡、半夏等藥同用，主治虛人外感風寒，內傷痰飲證；《聖濟總錄》紫蘇湯，二藥為粗末，水煎，主治咳逆短氣；《醫方類聚》引《袖珍方》人參紫蘇丹，二藥與五味子、官桂同用，主治一切喘嗽；《醫學發明》的參蘇溫肺湯，二藥與半夏、茯苓、肉桂、陳皮等藥同用，可治形寒飲冷。王伯岳經驗：小兒咳喘，胸悶日久，短氣自汗者，用紫蘇二份，人參一份，煎湯呷服，療效獨特〔北京中醫，1988，（5）：12〕。

二藥與麻黃、杏仁、紫蘇、款冬花等藥同用，可治風寒咳嗽，咳痰不暢；與半夏、五味子、陳皮、白朮等藥同用，可治形寒飲冷傷肺，咳喘心煩胸悶；與柴胡、川芎、桔梗、陳皮等藥同用，可治風寒暴嗽，鼻塞聲重；與茯苓、神麴、山楂、麥芽等藥同用，可治傷食泄瀉。然藥對味辛性溫，實證、熱證、腹脹、陰虛內熱，氣弱表虛者忌用。

4. 人參配金銀花

人參甘溫微苦，大補元氣，養血生津；金銀花味苦性寒，瀉熱消腫，解毒散瘀。二藥配對，攻補兼施，相濟相佐，可使熱毒清，羸弱補，氣血充，而潰瘍癒。適用於潰瘍已成，不能消散或潰膿者。

人參常用 6～12 克，另煎兌服；金銀花為 10～15

克。人參、金銀花配對，見於《洞天奧旨》參花散，與生薑、大棗同用，主治潰瘍，氣血俱虛，發熱惡寒，失血；《外科正宗》的托裏消毒散，與當歸、桔梗同用，主治癰瘍已成，不能消散或潰膿者。然藥對攻補兼施，癰瘍疔瘡實證者忌用。

5. 人參配訶子

人參味甘微苦，性微溫，益補脾肺之氣；訶子味苦酸澀，性平，長於斂肺下氣，澀腸固脫。二藥配對，相使為用，人參補肺氣，佐訶子斂肺止咳，而使肺金氣旺，宣肅有司，共奏補益肺氣，斂肺止咳之功。又人參健脾氣，佐訶子澀腸固脫，可使脾土健旺，升降有度，益氣固脫澀腸功倍。適用於 ① 肺氣虛損，咳嗽無力，動則氣促或久嗽失音等；② 脾虛滑瀉，久瀉久痢；③ 氣虛下陷脫肛。

人參常用 10～15 克，文火另煎兌服；訶子為 6～10 克。人參、訶子的配用，見於《瘍醫大全》溫肺止流丹，與荊芥、細辛、桔梗等藥同用，主治肺氣虛弱，邪滯鼻竅的咳嗽、鼻癢、噴嚏、涕多；《太平惠民和劑局方》的真人養臟湯，與白芍、當歸、白朮、肉豆蔻等藥同用，主治脾腎虛寒，瀉痢日久；《證治準繩》固腸丸，二藥與烏梅、肉豆蔻、罌粟殼等藥同用，主治久痢滑泄；《外台秘要》訶藜勒散，二藥與牛乳煮三四沸頓服，主治胸脅悶痛，不能吃食等症。然藥對性酸澀，外有表邪，濕熱積滯、實證、熱證、陰虛內熱、腹脹者忌用。

6. 人參配葶藶子

人參味甘微苦微溫，大補元氣，補脾益肺；葶藶子苦辛大寒，瀉肺平喘。葶藶子得人參，不慮其瀉肺傷正；人

參得葶藶子，不致斂邪礙邪。二藥配對，攻補兼施，對痰涎壅肺而兼有氣虛者甚為合拍。其次，人參可補氣健脾，脾氣健則水濕得化；葶藶子瀉肺行水，水飲消則脾氣易復。標本兼顧，共奏益氣平喘，利水消腫之功。適用於① 氣虛咳嗽氣喘者；② 一切水腫，及喘滿不可當者。

人參常用 5～10 克，另煎兌服；葶藶子為 5～10 克。人參、葶藶子配對，見於《衛生寶鑑》卷十四的人參葶藶丸，二藥用量比例為 4：1，研末，棗肉為丸，桑白皮湯送下，主治一切水腫，及喘滿不可當者；《宣明論方》卷八的苦葶藶丸，二藥用量比例為 2：1，研細末，棗肉為丸，桑白皮湯送下，主治一切水濕氣，通身腫滿不可當者。然藥對中葶藶子大劑量可引起心律不整等強心甙中毒症狀，心律不整的病者忌用。

7. 人參配萊菔子

人參與萊菔子二者均味甘入肺經、脾經，然人參甘溫善於大補元氣而益脾肺之氣；萊菔子辛散，長於消食除脹、順氣開鬱而下氣消痰。二藥配對，一辛一溫，人參得萊菔子則補而不滯；萊菔子得人參可降氣消痰而不耗散。其奏補益脾肺、降氣化痰之功。

適用於 ① 中氣虛而兼氣道痰阻者；② 頑固性腹脹患者；③ 癌症晚期中氣不足，兼見腹脹者。

人參常用 3～9 克，萊菔子為 6～12 克。人參、萊菔配用，張澤生經驗，用二藥配伍，有益氣化痰開通噎膈之效，主治噎膈，中氣虛而兼氣道痰阻者（《張澤生醫案醫話集》）。

黃遠媛體會：二藥相伍治療腹脹如膨，時有痞塊，進

食後腹脹益甚，納差嘔惡，倦怠乏力，頭暈心慌汗出等症，用二藥隨證配伍他藥，療效滿意。人參與萊菔子雖屬相惡之品，只是在純虛或純即時，應避免同用。但臨證更多的是虛實夾雜，全在於辨證權衡利弊。若用之得當，非但見相惡，反而相得益彰〔中醫雜誌，1988；（9）：68〕。

　　張澤川認為：二藥臨床運用時無明顯毒副作用，但應注意常規用量，短期服用人參及其製劑安全性好，偶可見輕度不安、興奮。長期服用則會出現不適，表現為失眠、抑鬱、頭痛、心悸、血壓升高、性功能減退、體重減輕等，因此應注意服用的劑量及服用時間。

　　8. 人參配陳皮

　　人參味甘性溫，益氣健脾，培補中焦；陳皮辛苦而溫，理氣健脾，燥濕化痰，開胃行滯。二藥配對，陳皮得人參，不慮其耗氣；人參得陳皮，補氣而不壅。標本兼顧，散補結合，共奏補脾益肺，化痰行滯之功。

　　適用於 ① 肺氣虛短氣喘促，懶言聲微，脈虛自汗等症；② 脾氣虛弱，倦怠乏力，食少便溏。

　　人參常用 5～10 克，宜文火另煎兌服；陳皮為 6～12克。人參、陳皮配對，見於《聖濟總錄》卷四的橘皮湯，主治霍亂，煩躁，臥不安；《全生指迷方》卷二的參橘丸，主治氣病之心下似硬，按之即無，常覺臟脹，多食則吐，氣引前後，噫氣不除；《聖惠方》卷八十四的人參散，主治小兒噦。二藥與白朮、茯苓、半夏、甘草同用，可治痰濕氣滯，咳嗽痰多，色白清稀，嘔吐吞酸；與黃耆、白朮、升麻、柴胡等藥同用，可治氣虛下陷的脫肛，

陰挺，久瀉久痢等；與白朮、山藥、白扁豆、薏苡仁等藥同用，可治脾胃虛弱兼氣滯者；與黃耆、白芍、烏藥、山藥等組成養胃沖劑，可治慢性萎縮性胃炎〔中醫雜誌，1986；（11）：30〕；與代赭石、磁石、生龍骨、牡蠣、木香同用，可治頑固性呃逆〔陝西中醫，1992；（1）：11〕。然此藥對為治脾肺氣虛的常用藥對，脾陽虛水泛，寒水射肺者慎用。

9. 人參配琥珀

人參味甘微苦，性微溫，補心氣，安心神；琥珀味甘性平，鎮驚安神，散瘀止血止痛。二藥配對，益心氣助行血散瘀，祛瘀而不傷正，相輔相成，共奏益心氣通心脈，寧心活血定痛之功。適用於冠心病心絞痛。

人參常用6～10克，另煎兌服，琥珀為3克，研末沖服。人參、琥珀配用，出自岳美中用藥經驗，常與三七同用，冠心病患者用之有康復體力，增強運動耐量，緩解心絞痛和改善心電圖等作用；心絞痛屬氣虛有瘀血者用之可較好地緩解心絞痛，穩定病情（《百家配伍用藥經驗採菁》）。袁今奇認為，二藥與三七同用，對治療血清蛋白異常的慢性肝疾患者，對改善慢性肝病異常血清蛋白，降低麝濁和鋅濁等方面有比較明顯的療效〔中醫雜誌，1990，（12）：28〕。《中藥大辭典》下冊載：人參、琥珀與羚羊角、茯苓、遠志甘草各等份為細末製丸，治療神經衰弱，對健忘恍惚，神虛不寐有較好療效。然藥對微苦溫，實證、熱證、陰虛內熱、腹脹者忌用。

10. 人參配白朮

人參味甘性溫，大補元氣，尤益脾肺之氣，有助陽生

津之功；白朮味甘苦性溫，健脾燥濕，固表止汗，為補氣健脾之要藥。白朮重在補脾胃中氣，人參偏補益元氣，兩藥配對，相須為用，燥濕不傷津，補元氣而生中氣，益肺脾之氣而固衛表，共奏益氣健脾，補虛固表之功。

適用於 ① 脾胃氣虛之食少、便溏，乏力、消瘦；② 婦人陰脫，產後淋漓；③ 血虛萎黃；④ 久病虛弱。

人參常用 10～15 克，另煎兌服，白朮為 10～15 克。人參、白朮配用，見於《太平惠民和劑局方》四君子湯，與茯苓、甘草同用，主治脾氣虛弱所致的食少便溏，脘腹脹滿，倦怠無力。

《嵩崖尊生全書》卷九參朮湯，主治呃逆、胃傷陰虛，相火直沖之證；《外科樞要》參朮膏，主治脾胃虛弱，食少泄瀉，消瘦，或婦人陰脫、產後淋漓。此外，二藥與乾薑、甘草同用，可治脾胃虛寒，脘腹冷痛，嘔吐泄瀉；與當歸、黃耆、茯苓、熟黃地同用，可治脾胃氣虛，化源不足的血虛萎黃。然藥對味甘而苦溫，實證、邪盛、熱證慎用；氣滯濕阻、食積內停、陰虛內熱，胃陰不足，舌苔光剝，口乾唇燥，津液虧損者均不宜用。

11. 人參配黃耆

人參、黃耆同為補氣要藥。然人參味甘微苦性微溫，善補五臟之氣，補氣而兼養陰，守而不走；黃耆味甘性溫，善走肌表，補氣兼能扶陽，生津止渴，走而不守。二藥配對，相須為用，一走一守，動靜相隨，補元氣，生精血，陰陽兼顧，徹裏徹外，通補無瀉。共奏補氣助陽，生津止渴之功。

適用於 ① 久病虛弱諸證；② 中氣不足，下陷所致的

胃下垂、子宮脫垂等內臟下垂症；③腎虛脾弱，精不得攝、血不得統之尿血砂淋，痛不可忍等證；④消渴，口燥咽乾，尿頻量多；⑤肺脾不足，精神困倦，食納減少。

人參常用 6～10 克，黃耆為 6～10 克。人參、黃耆配用，出自《脾胃論》補中益氣湯，與甘草、當歸、升麻、柴胡等藥同用，主治飲食勞倦，氣虛發熱、氣虛下陷等症。《三因極一病證方論》卷九的玉屑膏，主治尿血並五淋砂石，疼痛不可忍；《永類鈐方》中以此二藥為末，蘿蔔、白蜜醃炙，用治腎虛脾弱，精不得攝，血不得統之尿血砂淋，痛不可忍。

二藥與肉桂、甘草同用，可治虛煩心怯，倦怠乏力，少氣畏寒；與當歸、白朮、炙甘草同用，可治瘡癰久不收口，膿液清稀，面黃體瘦；與當歸、陳皮、升麻、柴胡等藥同用，可治脾胃氣虛，發熱，自汗出，脫肛，子宮下垂；與炙甘草、升麻、白朮等藥同用，可治氣虛下陷，血崩血脫，亡陽垂危；與白朮、當歸、五倍子、肉桂等藥同用，可治脾肺氣虛，精神倦怠，少氣懶言；與羌活、獨活、防風、茯苓等藥同用，可治脾胃虛弱，肢體酸重疼痛；與葛根、蔓荊子、升麻、黃柏等藥同用，可治風熱上擾，頭痛目眩，視物不清；與當歸、白朮、豬尿脬等藥同用，可治產後小便不能約束而自遺，排尿淋漓；與肉桂、附子、白朮、茯苓等藥同用，可治脾腎虛寒，四肢厥冷，精神困倦；與蒼朮、柴胡、升麻、黃柏等藥同用，可治元氣不足，四肢倦怠，身體沉重，或大便溏泄；與茯苓、白朮、當歸、熟地黃等藥同用，可治氣血不足，虛勞咳嗽，食少遺精；與當歸、白朮、五味子、遠志等藥同用，可治

勞積虛損，心虛驚悸，行動喘息；與續斷、白朮、熟地黃、砂仁等藥同用，可治婦女妊娠，氣血兩虛，胎動不安。然藥對味苦性溫，實證、邪盛、熱證慎用，氣滯濕阻、食積內停、陰虛內熱、腹脹等均不宜用。

12. 人參配何首烏

人參味甘微苦，性微溫，為補氣藥，功善健脾益氣生津；何首烏味甘苦而澀，溫而不燥，補肝腎，益精血，為滋補佳品，且截瘧解毒。二藥配對，何首烏得人參，從陽引陰則益氣養血之力倍增，扶正截瘧之功更著；人參得何首烏，則補精化氣，從陰引陽源泉不竭。共奏益氣養血，扶正截瘧之功。適用於 ① 氣血兩虛，瘧疾久不癒者；② 氣血不足，鬚髮早白，遺精崩帶；③ 老年體弱，產後血虛，久病津枯所致的腸燥便秘。

人參常用 10 克，另煎兌服；何首烏為 30 克。人參、何首烏配用，出於《景岳全書》何人飲，與當歸、陳皮、生薑同用，主治瘧疾久發不癒，氣虛虛羸等症。

二藥與靈脂、鹿茸同用，可治腎精虧虛所致的性功能減退；與山藥、陳皮、等藥同用，可治血虛萎黃；與當歸、陳皮、煨薑同用，可治瘧疾反覆發作不止，精神疲乏，面色萎黃；與熟地黃、枸杞、當歸、杜仲等藥同用，可治陰陽兩虛，腰痛腳軟，溲清髮落；與黃精、生地黃、熟地黃、枸杞等藥同用，可治頭暈耳鳴，目眩髮落，鬚髮早白；與當歸、肉蓯蓉、麻仁、黑芝麻等藥同用，可治年老體弱，產後血虛的腸燥便秘。然藥對中何首烏用量較重，味澀性滑，大便溏瀉、實證、熱證、濕痰、陰虛內熱、腹脹者忌用。

13.人參配麥冬

人參味甘性溫，大補元氣，有益氣生津，寧神益智之效；麥冬味甘微寒質潤，清肺熱而養肺陰，潤肺燥而止咳嗽，且益胃生津，清心除煩。二藥配對，一補氣，一養陰，氣旺則津生，陽中求陰，泉源不竭，共奏益氣生津，潤肺養陰之功。

適用於 ① 燥熱傷肺，乾咳痰黏，心煩口渴，舌乾無苔等證；② 熱病傷陰，口渴心煩或熱病餘熱未盡者。

人參常用 5～10 克，另煎兌服；麥冬為 6～12 克。人參、麥冬配對用，見於《內外傷辨惑論》生脈散，與五味子同用，主治暑熱汗多，耗氣傷津，體倦氣短，咽乾口渴，脈虛細；久咳嗽肺虛，氣陰兩傷，嗆咳少痰，氣短自汗，口乾燥，苔薄少津，脈虛數或虛細。

二藥與知母、石膏、五味子、炙甘草同用，可治自汗煩渴，脈洪濇者；與竹葉、石膏、半夏、甘草同用，可治身熱多汗，口乾喜飲，疲乏無力；與五味子、熟地黃、當歸、鹿茸同用，可治房勞精脫，卒中昏憒；與冬桑葉、石膏、杏仁、甘草同用，可治溫燥傷肺，頭痛身熱，乾咳無痰，心煩口渴；與半夏、甘草、大棗等藥同用，可治肺陰不足，咳逆上氣，口乾咽燥；與竹茹、茅根、生薑、炙甘草同用，可治煩熱嘔逆不下食，食則吐者；與黃芩、生地黃、阿膠、大棗等藥同用，可治妊娠六月胎動不安，腹痛如欲產。然藥對味甘性潤，脾虛便溏者忌用。

14.人參配木香

人參味甘微苦，性微溫，既能緩中補虛，又能大補元氣，益氣生津，為峻補之品，主靜；木香味苦辛性溫，辛

散溫通苦泄，芳香醒脾，善行脾胃氣滯，有調中宣滯，行氣止痛之功，主動。二藥配對，補中有行，動中有靜，既可免除人參滋補呆滯的弊病，又防木香辛燥行氣而耗氣，共收健脾益氣，行氣止痛之功。適用於　① 年老氣虛，脾胃不健而見神疲乏力，納呆少食或便難解者；② 氣虛兼有氣滯腹脹者；③ 久病體虛，虛不能峻補者。

　　人參常用 6～10 克，另燉兌服；木香為 1.5～3 克。人參、木香配用，見於《證治準繩》健脾湯，與白朮、黃連、茯苓、砂仁等藥同用，主治脾胃虛弱，飲食不化，脘腹痞脹，大便溏薄。二藥與天麻、白朮、全蠍、僵蠶等藥同用，可治小兒慢驚，虛風內動，手足抽動，目睛上視，或脾虛挾痰者；與附子、白朮、炮薑、丁香等藥同用，可治脾胃虛冷，心腹疼痛，嘔吐噁心，腹脅脹滿，不思飲食，四肢倦怠，或泄瀉吐利；與白朮、茯苓、白豆蔻、大棗等藥同用，可治脾胃虛寒，脘腹疼痛，不思飲食，或氣虛痰食氣滯，咳嗽多痰，倦怠少食；與當歸、白朮、肉豆蔻等藥同用，可治厥陰病舌捲卵縮，時發厥逆。

　　陳維華等經驗：治療老年人氣虛，脾胃不健而見神怯乏力，納呆少食或便秘難解者，取人參 9 克，廣木香 1.5 克，療效滿意（《中藥藥對大全》）。然藥對味苦性溫，實證、熱證、血燥、陰虛火旺、肝陽上亢者忌用。

15.人參配當歸

　　人參味甘微苦而性微溫，為氣分藥，補氣之力最峻；當歸味甘而辛，性溫，為血分藥，功專養血活血。二藥配對，以人參益氣固脫為主，少佐當歸引入血分，可收益氣攝血之功，適用於驟然出血而致的自汗頻頻，氣短脈微之

危重症候。又「氣為血帥」、「氣能行血」，人參配當歸，補心氣而養心血，通心脈而化瘀滯，共奏補氣養血，活血化瘀之功。適用於 ① 驟然出血而致自汗頻頻，氣短脈微；② 心氣不足，心血瘀滯之心悸，胸悶胸痛，甚則面唇、指甲青紫；③ 氣血兩虛之頭暈心悸、失眠健忘、舌淡脈細。

益氣攝血：人參常用 30 克，當歸為 6 克；補氣養血活血，人參常用 15 克，當歸為 10 克。人參、當歸配用，見於《本草衍義》桑螵蛸丸，與桑螵蛸、龍骨、龜板、茯苓等藥同用，主治腎虛遺精、滑精、遺尿或小便頻數等症。二藥與白朮、熟地、茯神、酸棗仁等藥同用，可治氣血虧虛，心悸怔忡，失眠多夢；與茯神、遠志、麥冬、紫石英等藥同用，可治心氣不足，驚悸汗出；與熟地、山茱萸、炒棗仁、肉桂等藥同用，可治心腎不交，健忘失眠；與白朮、黃耆、茯神遠志等藥同用，可治心脾兩虛，心悸怔忡，盜汗虛熱；與熟地、白芍、川芎、黃耆同用，可治月經先期量多，體倦神衰，肢軟乏力；與黃耆、白朮、陳皮、五味子等藥同用，可治少氣懶言，自汗，面色少華，食慾不振；與黃耆、白朮、大棗、豬尿脬等藥同用，可治產後小便自遺或排尿淋漓挾有血絲。然藥對味甘性溫，濕盛中滿、大便溏瀉、實證、熱證、陰虛內熱者忌用。

16.人參配鹿茸

人參甘苦微溫，大補元氣；鹿茸味甘而鹹，性溫，峻補腎陽，益精血，強筋骨。「形不足者溫之以氣」，人參大補元氣，得鹿茸溫命門之火，以生少火之氣；「精不足者補之以味」，鹿茸味厚，益精血，強筋骨，得人參以生

津，其源不竭。二藥配對，陽得陰助，陰得陽化，共奏益氣壯陽，養血滋精之功。

適用於 ① 先天不足，或後天勞傷，或年高火衰而見形體羸弱，腰膝酸軟，四肢發涼，精神疲憊，耳聾耳鳴等；② 男子陽痿、遺精、早洩；女子宮寒不孕。

人參常用 10 克，鹿茸為 1～3 克，研末沖服。人參、鹿茸配對，見於《墨寶齋集驗方》人參鹿角膏，主治精血虛衰之不孕、不育。

二藥與麥冬、五味子、熟地、當歸用，可治房勞精脫，卒中昏聵；與白朮、茯苓、當歸、杜仲等藥同用，可治月經後期，量少色淡，性慾減退；與知母、萆薢、牡蠣、石蓮肉等藥同用，可治夢遺日久，精神倦怠，面色萎黃，久不育子。然藥對味甘性溫，實證、陰虛陽亢，血分有熱、胃火盛、肺有痰熱，外感熱病、腹脹者忌用。

17. 人參配三七

人參味甘微苦而性微溫，大補元氣，補肺益脾，益智寧神；三七味甘微苦性溫，行瘀止痛，袪瘀止血。二藥配對，一補一散，相互制約，相互為用，共奏益氣活血，散瘀定痛、止咳止血之功。適用於 ① 虛勞咳嗽，老年體弱之痰嗽，經久不癒者；② 冠心病心絞痛（氣虛血瘀型）諸症；③ 各種出血性疾患，如衄血、吐血、尿血、便血，以及婦女崩漏下血等。

人參常用 5～10 克，另煎兌服；三七為 6～10 克。人參、三七配對，見於《外科正治全生集》勝金散，二藥研極細末塗患處，主治瘡瘍潰爛，外傷出血及鼻衄。施今墨經驗：用人參 3 克，三七 6 克，研細末，黃酒調服或白

開水送服，可治虛勞咳嗽者，用藥分量不宜過重，否則無效。用於治療冠心病心絞痛以及各種出血性疾患，用藥分量可隨症加減，一般用量：人參 6～10 克，三七 3～10 克（《施今墨藥對臨床經驗集》）。然藥對味苦性溫，熱證、實證血虛，陰虛內熱、孕婦不宜用。

18.人參配五靈脂

人參味甘性溫，大補元氣；五靈脂甘緩不峻，能活血散瘀止痛。二藥配對，（古人列入相畏禁忌，但歷代不少醫家經過臨床實踐證明二藥並無配伍禁忌，合用未見不良反應。）人參得五靈脂，補氣而不滯邪，五靈脂得人參，祛瘀而不傷正，共奏補元氣，化瘀血、止疼痛之功。李中梓云：「兩者同用，功乃益增。」張石頑謂：「是畏而不畏，最能浚血，為血蠱之的方也。」適用於氣虛血瘀之月經不調、崩漏、痛經、閉經、產後惡露不盡等諸症。

人參常用 10～20 克，另煎兌服；五靈脂為 6～10 克（包煎）。人參、五靈脂配用，胥慶華認為：本藥對主要用於氣虛血瘀的各種疼痛、出血病證。用治氣虛血瘀、虛實互見之冠心病、心絞痛、胃潰瘍、慢性萎縮性胃炎之胃脘痛均有較好療效。俞栩善用二藥治療崩漏、月經過多、過早行房惡露復來；姜春華常用二藥配伍治療肝脾腫大屬氣虛血瘀者。（《中藥藥對大全》）。然藥對味甘，無氣虛之血證忌用。

19.人參配蘇木

人參味甘性溫，功善補氣生津；蘇木辛甘鹹平，功偏和血活血。二藥配對，一氣一血，一補一攻，氣血同治，攻補兼施，人參得蘇木，雖補而不令壅滯，蘇木得人參，

破瘀而不致傷氣，相輔相制，共奏補虛益氣，活血祛瘀之功。適用於氣虛血瘀之心腹疼痛、痛經；年老體弱跌打損傷瘀腫疼痛諸症。

人參常用 10 克，另煎兌服；蘇木為 5～10 克。人參、蘇木配對，見於《醫方簡義》卷六的人參蘇木湯，主治產後敗血沖肺，面赤嘔逆，喘急欲死等症。趙錫武經驗：用真武湯、生脈散、麻杏石甘湯配伍二藥，治療肺心病屬心腎虧虛、氣陰不足兼有肺熱壅盛、瘀血阻滯者，症見咳喘浮腫、口唇發紺等，療效滿意。二藥合用有較好益氣化瘀定喘之功（《趙錫武醫療經驗》）。朱良春經驗：風心病合併咯血者，用二藥加花蕊石有較好療效〔中醫雜誌，1992，（1）：17〕。然藥對味甘性溫，實證、熱證、陰虛內熱、孕婦等均不宜用。

20.人參配大棗

人參與大棗均具有補氣的作用。然人參味甘性溫，補脾益肺，大補元氣；大棗味甘性溫，補中益氣，養血安神。二藥配對，相須為用，既能補上焦心肺之氣，又能益中焦脾胃之氣，還能補下焦之氣，故其對五臟六腑之氣虛弱都有補益作用。又，人參與大棗同為補氣藥，但人參補氣作用比較峻猛，而大棗補氣作用則比較緩和。二藥配對，補氣作用持久。適用於 ① 脾氣虛衰，體倦乏力，食少納呆；② 心脾兩虛的心悸、怔忡、失眠、多夢，食少體倦，面色萎黃。

人參常用 10 克，宜文火另煎兌服；大棗為 10～30 克，劈破。人參、大棗配對，見於《醒園錄》棗參丸，主治氣虛乏力，食少納呆者。二藥與黃耆、黑豆同用，可治

氣虛自汗；與黃耆、浮小麥同用，可治妊娠脾氣虛，自汗不止；與黃耆、白朮、當歸、遠志等藥同用；可治心脾兩虛的心悸怔忡，健忘，多夢易驚，食少體倦。然藥對味甘性溫，實證熱證、痰濕之疾忌用。

21. 人參配五味子

人參與五味子均具有益氣養陰作用，然人參味甘性溫，益氣生津作用偏於補氣，而五味子酸甘性溫，益氣養陰作用則偏於益陰。二藥配對，相互為用，相互促進，氣能化陰，陰能化氣，益氣養陰功效倍增。

適用於　① 氣津兩虛的心悸、自汗、肢厥、脈微的危重證候；② 肺虛久咳，咳聲低微，自汗。

人參常用 15 克，宜文火另煎兌服；五味子為 3～9克。人參、五味子配用，見於《內外傷辨惑論》生脈散，主治短氣心悸、口渴自汗等症。二藥與黃耆、麥冬、黃柏同用，可治夏暑耗傷氣津，困乏無力，無氣以動者；與黃耆、紫菀同用，可治肺虛久咳；與熟地黃、當歸、遠志等藥同用，可治心脾兩虛，氣血不足，心神不寧者；與鹿角膠、肉桂、巴戟天、補骨脂等藥同用，可治腎陰不足，腎陽不固，夢遺滑精，腰酸腿軟者。然藥對甘溫且酸，表邪未解，內有實熱者忌用。

22. 人參配蓮子

人參、蓮子皆為補益之品。然人參味甘微苦而性微溫，大補元氣，為峻補之品，且有益氣安神之功；蓮子味苦而澀，性寒，有健脾澀腸、斂養心氣之能。二藥配對，既可益氣養心安神，又可健脾澀腸止瀉。適用於心脾氣虛之心悸怔忡，失眠健忘，食慾不振，便溏久瀉等症。

人參常用 10 克，蓮子為 10～15 克。人參、蓮子配對，出自《聖濟總錄》卷七十的參蓮散，取甘溫除熱之法，治療脾胃氣虛，陰火上升之鼻衄不止。二藥與麥冬、五味子同用，可治暑熱傷陰，汗出口渴。然二藥配對，性苦澀，實熱結滯、大便秘結、腹脹者不宜用。

23.人參配茯苓

人參味甘微溫，大補元氣，補脾益肺，既治脾氣不足的倦怠乏力，食少便溏，又治肺氣虛弱的短氣喘促，懶言聲微，脈虛自汗；茯苓甘淡，滲濕健脾，用治脾虛諸證。二藥配對，一補一利，共奏益肺健脾之功。適用於 ① 脾胃虛弱之便溏、泄瀉；② 肺脾氣虛諸證。

人參常用 5～10 克，宜文火另煎燉兌服；茯苓為 10～15 克。人參、茯苓配用，見於《太平惠民和劑局方》參苓白朮散，與白朮、甘草、山藥等藥同用，主治咳嗽日久，氣短、痰多稀白，倦怠無力，食少腹脹大便浪瀉等症；二藥與白朮、甘草同用，可治脾胃虛弱的便溏泄瀉；與沉香同用，可治心神不安，恍惚健忘及心悸；與白朮、枳實、橘皮、生薑同用，可治心胸中有停飲宿水；與當歸、酸棗仁等藥同用，可治心脾兩虛，氣血不足之心悸怔忡，健忘失眠。然藥對甘苦滲利，陰虛火旺者忌用。

24.人參配椿根皮

人參味甘性溫，健脾益氣；椿根皮苦澀性寒，燥濕清熱，澀腸止瀉。二藥配對，相使為用，人參益氣補虛以治本，椿根皮固澀止脫以治標，標本兼顧，補澀同用，益氣固澀中尚有祛邪之力，可收事半功倍之效。適用於脾胃氣虛之久瀉久痢。

人參常用 10 克，人參另煎兌服；椿根皮為 10 克。人參、椿根皮配對，名人參樗皮散，載於《醫方集解》，主治臟毒久痢；《本草衍義》人參散，主治飲食無度，脾胃受損，蓄毒在臟，挾熱下痢膿血，腹痛連肛，多日不瘥者。胥慶華認為：因椿根皮固澀之中有清熱燥濕之力，與人參同用，益氣固澀中尚有祛邪之功。因此，對虛中挾實之證，也可酌情選用（《中藥藥對大全》）。

然藥對味苦澀，脾胃虛寒、實證、熱證、陰虛內熱、腹脹等均不宜用。

25.人參配升麻

人參味甘性溫，功專益氣補虛，一切氣虛之證均可用之；升麻甘辛微寒，善入脾胃經，功長升陽舉陷，李時珍稱其為「脾胃引經最要藥」，李東垣謂其可「升胃中精氣，又引甘溫之藥上升。」二藥配對，一方面產生引經作用，使人參徑入脾胃中焦而療氣虛；另一方面可藉升麻升舉之性輔助人參發揮升舉脾陽的作用。共奏補脾益氣，升陽舉陷之功。適用於 ① 久病瀉痢，元氣虛弱，致脫肛不上者；② 中氣不足，清陽不升之頭痛眩暈；③ 氣虛下陷之子宮脫垂，胃下垂，脫肛等症。

人參常用 10～15 克，另煎，也可用黨參代之；升麻為 3～6 克。人參、升麻配用，見於《脾胃論》補中益氣湯，與黃耆、柴胡等藥同用，主治中氣下陷之短氣，倦怠，久泄脫肛，子宮脫垂等症；《辨證錄》升腸飲，與黃耆、當歸同用，主治婦女產後腸下；《杏菀》升陽舉陷湯，與黃耆、黃芩、訶子等藥同用，主治久病瀉痢，元氣虛弱，致脫肛不上者。二藥與葛根、羌活等藥同用，可治

胃虛過食冷物，抑遏陽氣於脾土，四肢發熱，倦怠，或骨蒸勞熱；與白朮、黃耆、神麴等藥同用，可治脾胃虛弱，食後昏悶，四肢倦怠沉重者；與黃耆、蔓荊子等藥同用，可治中氣不足，清陽不升之頭痛眩暈；與黃耆、川芎、細辛等藥同用，可治氣虛頭痛；與黃耆、白朮、甘草同用，可治氣虛下陷的月經量多或崩漏；與阿膠、生地炭、地榆炭同用，可治婦女崩漏。然藥對主升，咳逆上氣，胃氣上逆、肝陽上亢者忌用。

26. 人參配柴胡

人參味甘而溫，能緩中補虛，助陽益氣；柴胡苦辛，長於升舉脾胃清陽之氣，而有舉陷之功。二藥配對，相輔相用，補中寓疏，補而不滯，升中得助，升而能降，共奏補中益氣，升陽舉陷之功。

適用於 ① 氣虛下陷所致的脫肛、子宮下垂，血崩血脫；② 脾胃虛弱，肢體酸重，食少吐瀉，怠惰嗜臥。

人參常用 5～10 克，另煎兌服；柴胡為 3～9 克。人參、柴胡配用，見於《脾胃論》升陽益胃湯，與黃耆、白朮、羌活、獨活等藥同用，主治脾胃虛弱，肢體酸重疼痛，口苦舌乾，飲食無味，大便失常，小便頻數，怠惰嗜臥。二藥與黃耆、白朮、陳皮、升麻等藥同用，可治脾胃氣虛，中氣下陷的脫肛，陰挺，久瀉久痢以及氣虛發熱證；與黃耆、當歸、生地黃、丹皮同用，可治腸澼下血，血出如箭；與當歸、升麻等藥同用，可治氣機下陷，小便滴瀝不通。然藥對性升發，喘滿氣逆，陰虛陽亢者忌用。

27. 人參配乾薑

人參、乾薑均入中焦脾胃。然人參味甘微溫，善益氣

健脾而扶正；乾薑辛甘大熱，善溫脾胃而祛寒。胃中痼冷之證，僅用人參補益而嫌其溫力不足，並可致補而不受；獨用乾薑祛寒又慮其補力至弱，久用反致耗散。故用人參峻補脾胃，乾薑大溫中焦。二藥配對，相使為用，辛甘扶陽，且人參得乾薑使補而能行，大氣周流；乾薑得人參則行而不過，中氣暢達。共奏溫補脾胃陽氣之功。

適用於 ① 脾胃陽虛，日久不癒，脘腹冷痛，食不消化、嘔吐泄瀉等症；② 元氣不足，惡寒發熱，或作渴煩躁，痰喘氣促；或氣虛卒中。不語口噤；或痰涎上湧，手足逆冷；或難產，產後不省，喘息等。

人參常用 10 克，乾薑為 6～10 克。人參、乾薑配對，見於《金匱要略》大建中湯，二藥與蜀椒、飴糖同用，主治心中大寒，嘔不能食，腹中痛，上沖皮起，出現有頭角，下痛而不可觸近。《景岳全書》的黃芽丸，主治脾胃虛寒，或飲食不化，或時多脹滿泄瀉，吞酸嘔吐。二藥與白朮同用，主治胸痹心中痞氣；與白朮、甘草同用，主治脾胃虛寒，腹痛吐瀉等證；與附子、吳茱萸等藥同用，可治虛寒心痛；與附子、甘草同用，主治霍亂陽虛脫液證；與附子、肉桂等藥同用，可治陰寒內盛，陽氣衰微欲脫之證；與附子、白朮、甘草同用，可治脾胃虛寒之嘔吐、泄瀉證；與黃芩、黃連同用，可治陰寒格陽之吐瀉；與烏梅、附子、川椒等藥同用，可治胃腸虛寒所致的脈微肢厥、煩嘔吐蛔厥證。然藥對性熱，實證、熱證、陰虛有熱、孕婦等應慎用。

28. 人參配阿膠

人參味甘性溫，歸脾肺二經，大補元氣，不僅能益氣

生血，還能益氣生津，益氣助陽，功長補氣健脾益肺，為
脾肺氣虛常用之品；阿膠味甘性平，歸肺、肝、腎經，功
偏補血滋陰，潤肺柔肝益腎。二藥配對，人參益氣保肺，
阿膠滋水生金，共奏潤肺生津之功；人參益氣生血，血有
生化之源；阿膠滋潤補血，血有化氣之本。氣血相依，陰
陽互根，氣旺生血，陽得陰助，更好地發揮益氣補血作
用。適用於 ① 肺腎陰虛兼肺氣不足之咳喘無力，痰中帶
血，顴紅盜汗，腰膝酸軟，舌紅少苔；② 氣血不足之頭
暈、心悸、氣短、健忘等；③ 脾不統血之月經過多、崩
漏。

　　人參常用 10～15 克，另煎兌服；阿膠為 10 克，烊化
沖服。人參、阿膠配用，見於《證治準繩》紫菀湯，與紫
菀、知母、桔梗、五味等藥同用，主治咯血證；桑寄生
散，與桑寄生、當歸、白朮、香附等藥同用，主治胎漏、
月水妄行，淋瀝不止等症；《衛生寶鑒》的九仙散，與款
冬花、桔梗、五味子等藥同用，主治久咳不已、氣短，咳
則氣喘自汗。二藥與炙甘草、大棗、生地黃、桂枝等藥同
用，可治氣虛血少所致的脈結代，心動悸，虛勞肺勞等
症；與山藥、白朮、麥冬、杏仁等藥同用，可治肺臟氣
虛，胸中短氣，咳嗽聲微，四肢乏力；與地骨皮、桑白
皮、烏梅、知母等藥同用，可治肺胃虛熱，咳嗽喘急，胸
膈噎塞；與冬桑葉、石膏、麥冬、枇杷葉等藥同用，可治
溫燥傷肺的身熱頭痛，乾咳無痰，咽乾鼻燥。然藥對味甘
而膩，脾胃虛弱、嘔吐泄瀉、實證、熱證忌用。

29.人參配熟地黃

　　人參味甘微苦，能緩中補虛，助陽益氣；熟地黃味甘

微溫，滋潤純淨，其性緩和，功具滋陰養血，生精益髓。二藥配對，一陰一陽，一形一氣，互主生成，氣足則能生血、行血；血足則能助氣、化氣，陰陽兼顧，有相輔相助之妙，共奏補中益氣，滋陰養血之功。

適用於　① 氣血兩虛之頭暈、心慌、失眠、健忘、月經過多、閉經、不孕等；② 精氣虧損，身體羸瘦，神疲乏力，面色萎黃，耳鳴，短氣。

人參常用 10～15 克，另煎兌服；熟地黃為 10～15 克。人參、熟地黃配用，見於《景岳全書》大補元煎，與山藥、炙甘草、杜仲、當歸、枸杞、山茱萸同用，主治氣血兩虧，精神不振，腰酸耳鳴，汗出肢冷，心悸氣短，脈微細。二藥與天冬、黃耆、砂仁、肉蓯蓉等藥同用，可治陰虛火旺，夢遺失精；與黃耆、遠志、桂心、龍齒等藥同用，可治產後心虛驚悸，神思不安；與當歸、白朮、白芍、茯苓等藥同用，可治氣血兩虛，體倦食少，婦女崩漏，經血不調；與當歸、川芎、黃耆同用，可治月經先期而至，量多色淡，四肢乏力，體倦神衰。然藥對味甘性溫，氣滯多痰、脘腹脹痛、食少便溏、實證、熱證忌用。

30.人參配蛤蚧

人參與蛤蚧皆為補虛強壯之品。然人參甘苦微溫，大補元氣，健脾補肺力佳；蛤蚧味鹹性平，血肉有情之品，益腎填精，溫腎納氣力雄。二藥配對，人參補氣，蛤蚧納氣，取金水相生之意，有雙補肺腎，納氣定喘之功，且有補腎壯陽，益精血之力。

適用於　① 肺腎兩虛或腎不納氣之喘咳；② 陽痿、遺精、早洩；③ 支氣管哮喘，肺氣腫，心源性喘息。

人參常用 6～10 克，另煎兌服；蛤蚧為 1～2 克，研末沖服。人參、蛤蚧配對，見於《衛生寶鑒》人參蛤蚧散，與茯苓、貝母、桑白皮、知母等藥同用，主治久咳傷肺，腎不納氣，痰熱內蘊，症見咳喘不已，或咳吐膿血，胸中煩熱等；《聖濟總錄》獨聖餅子，主治喘嗽、面腫、四肢浮腫等肺腎虛喘之證。現代藥理研究：人參中所含單體貳有促進性腺激素樣作用，蛤蚧提取液有表現雄性激素樣作用，本藥對還有補腎壯陽，益精血之功，可用來治療腎虛陽痿，遺精、早洩等症。二藥與鹿茸、肉蓰蓉、桑螵蛸、巴戟天浸酒用，可治腎陽虧虛，無元氣虛損之形寒肢冷，夜尿頻多或小便失禁等。然藥對甘苦微溫，風熱咳嗽、實證、熱證、陰虛內熱、腹脹者不宜用。

31.人參配磁石

人參味甘性溫，大補元氣，為補氣第一要藥；磁石鹹寒質重，為鎮潛浮陽，攝納腎氣之品。咳喘之證，實則責於肺，虛則責之於腎，單純氣虛，補氣為要，氣虛上浮，補氣潛納為本。二藥配對，一補肺腎之氣虛，一潛納腎氣，使氣得以降而歸於丹田，共奏納氣平喘之功。此正「損其肺者益之以氣，虛其腎者鎮之以重」之謂。

適用於 ① 肺腎氣虛，潛納無權之咳喘氣促，呼多吸少，動則尤甚；② 心氣不足，心神不安，驚恐失眠，心慌耳鳴。

人參常用 6～10 克，另煎兌服；磁石為 10～30 克，打碎先煎。人參、磁石配用，《得配本草》云「治喘咳氣虛上浮。」《臨證用藥配伍指南》謂：人參配磁石，或加胡桃肉、蛤蚧等藥，治肺腎氣弱，潛納無能之咳喘氣促，

呼多吸少，動則尤甚之證；人參配磁石、朱砂、遠志、茯神等，治心氣不足，心神不安，驚恐失眠，心慌耳鳴等症。然藥對中磁石鹹寒質重，脾胃虛弱者慎用。

32. 人參配石斛

人參味甘微苦，善補脾胃之氣，且生津止渴；石斛味甘微寒，滋陰除熱，養胃生津。二藥配伍，輕清輕補，相得益彰，共奏生胃氣，養胃陰之功。適用於陰虛津虧、久病虛勞、脾胃虛弱等證。

人參常用 10 克，另煎兌服；石斛為 15 克。人參、石斛配用，見於《溫熱經緯》清暑益氣湯，與麥冬、黃連、竹葉、荷葉等藥同用，主治暑熱傷氣，汗多煩渴。程門雪經驗：對年邁體弱、病久病危等虛實夾雜之重證，治療時應注意輕補、輕清、輕化、輕泄、輕開、緩下，以保護胃氣，切忌大苦、滋膩、甘滯、香燥等。治本虛僅用吉林參鬚、金石斛之品，以生胃氣，養胃陰；而不用山藥、白朮、甘草等守中補脾之品〔上海中醫藥雜誌，1982，（3）：2〕。陳良甫經驗：用人參、石斛顧胃氣。「人之胃氣，依胃而養」，治病以先復胃氣養胃陰為要（《陳良甫專輯》）。二藥與川連、丹參同用，可治虛勞脾胃虛弱；與黃耆、生地黃、麥冬、天冬等藥同用，可治下消；與麥冬、竹葉、西瓜翠衣等藥同用，可治暑熱證，熱傷氣陰，症見發熱，口渴多汗，體倦氣少，脈虛數者。然藥對甘苦微寒，實證、熱證、濕溫尚未化燥者均不宜用。

33. 人參配遠志

人參味甘性溫，入心經，大補元氣，既益氣生津，寧神益志，又益氣助陽，補元陽蒸腎陰上濟於心；遠志味苦

辛性溫，能助心氣，益腎氣，善交通心腎，使水火相濟而安神益志。二藥配對，辛開苦降，共奏交通心腎，安神益志之功。適用於 ① 心氣不足，失眠多夢，心悸不寧；② 心膽氣虛，易驚，心悸失眠。

　　人參常用 10～30 克，另煎兌服；遠志為 3～10 克。人參、遠志配用，見於《醫學心悟》安神定志丸，與茯神、石菖蒲、龍齒同用，主治心膽氣虛，易驚，心悸失眠，多夢，舌質淡，脈細弱。

　　二藥與茯苓、龍齒、朱砂同用，可治心神不安；與黃耆、當歸、白朮、酸棗仁等藥同用，可治勞傷心脾，氣血不足的心悸怔忡，健忘不眠。然藥對味苦性溫，陰虛火旺者及濕熱者忌用，胃炎及潰瘍者慎用。

34. 人參配枳實

　　人參味甘性溫，大補元氣，補脾益肺；枳實苦泄辛散，氣銳力猛，為破氣行痞、消積導滯的要藥。二藥配對，一消一補，消不耗氣，補不壅滯，消補兼施，共收理氣健脾，消痞除滿之功。

　　適用於 ① 脾虛腹脹，飲食難消者；② 傷寒結胸欲絕，心膈高起，實滿作痛，手不得近。

　　人參常用 5～10 克，另煎兌服；枳實為 3～9 克。人參、枳實配用，見於《景岳全書》大健脾丸，與陳皮、山楂、半夏麴、白朮等藥同用，主治脾虛氣虧，飲食不化，胸膈痞滿，面黃肌瘦。二藥與白朮、陳皮、砂仁、茯苓等藥同用，可治脾虛腹脹，飲食難消；與白朮、乾薑、厚朴、黃連等藥同用，可治心下痞滿而不欲飲食，體弱倦怠；與炮薑、白朮、炙甘草、茯苓等藥同用，可治傷寒結

胸欲絕，實滿作痛。然藥對補中有破，孕婦忌用。

35. 人參配厚朴

人參味甘而溫，緩中補虛，益氣健脾；厚朴苦燥辛散，長於燥濕行氣，消積除滿，既可治無形濕阻之脹滿，又能治飲食停積之滯痛。二藥配對，一消一補，厚朴燥濕，有助於人參的益氣健脾，人參健脾運化水濕，有助於厚朴的消積除滿，消補兼施，共奏健脾燥濕，消積除滿之功。適用於 ① 脾虛氣滯，胸腹痞脹，食少不化，大便不暢；② 脾胃不和，中滿痞塞，心腹膨脹，腸鳴泄瀉，不思飲食。

人參常用 5～10 克，另煎兌服；厚朴為 3～10 克。人參、厚朴配用，見於《太平惠民和劑局方》六和湯，與白朮、藿香、白扁豆、赤茯苓等藥同用，主治外感暑濕，內傷生冷，寒熱頭痛，胸膈滿悶，脘腹脹痛，噁心嘔吐，腸鳴腹瀉，舌苔白膩。二藥與生薑、半夏、甘草同用，可治虛實夾雜的喘咳短氣；與枳實、白朮、麥芽、炙甘草等藥同用，可治脾虛氣滯，心下痞滿，不欲飲食；與白朮、青皮、神麴、砂仁等藥同用，可治脾胃不和，中滿痞塞；與茯苓、蒼朮、陳皮、甘草等藥同用，可治脾虛飲食不化，大便不實。然藥對味苦而燥，非脾虛濕滯者忌用。

36. 人參配山楂

人參味甘而溫，緩中補虛，益氣健脾，生津和胃；山楂味酸而甘，微溫不熱，具健脾開胃，消食化積，活血散瘀之功。二藥配對，一消一補，一開一和，健脾促消食，食積消則脾自健，共奏補脾益氣，消食和胃之功。

適用於 ① 脾虛積滯，飽食不化，脘腹痞脹；② 小兒

因病致虛，食少形羸，形成疳積。

　　人參常用 5～10 克，另煎兌服；山楂為 10～15 克。人參、山楂配用，見於《證治準繩》健脾丸，與白朮、茯苓、砂仁、麥芽等藥同用，主治脾虛積滯，飲食不化，食少難消，脘腹痞悶，大便溏瀉，苔膩微黃，脈虛弱。二藥與白朮、茯苓、陳皮、澤瀉等藥同用，可治脾積，五更瀉；與白朮、蓮子肉、砂仁等藥同用，可治小兒食少形羸，面黃肌瘦，或積食內停；與半夏、青皮、白豆蔻、穀芽等藥同用，可治脾虛氣虧，飲食不化；與黃連、砂仁、白朮、扁豆等藥同用，可治脾胃虛弱，腹痛脹滿，嘔吐久瀉；與黃耆、白朮、升麻、柴胡等藥同用，可治脾氣虛陷，胃下垂；與萊菔子、雞內金、炒麥芽等藥同用，可治小兒厭食，積食內停。然藥對味甘性溫，火鬱內熱及濕阻熱盛者忌用。

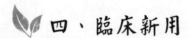

四、臨床新用

1. 治病毒性心肌炎

　　獨參針（每支 2 毫升，含小紅參 300 毫克）10 毫升加入 5%葡萄糖 40 毫升靜注，每日 1 次，10 日為 1 療程，療程間隔 4～5 日，可酌情配合抗炎、抗病毒治療。共治療 31 例，結果：顯效 11 例，有效 9 例，無效 1 例，總有效率 96.8%〔王本祥·人參的臨床應用·吉林醫學，1983；（5）：54〕。

2. 治冠心病

　　人參蘆苷糖衣片治療心絞痛 92 例，顯效 15 例，有效

26 例，無效 51 例；治療心律失學 114 例，顯效 34 例，有效 36 例，無效 44 例〔趙熙灼，等·人參蘆苷治療冠心病的臨床研究·浙江中醫學院學報，1992；（2）：34〕。

3. 治高凝血症

人參口服液（每 10 毫升含人參 250 毫克），每日 2 次，1 次 10 毫升，治療 20 例，血液高凝指標均有下降，其中全血黏度下降 83.3%。紅細胞壓積下降 100%〔夏羚，等·人參口服液對改善老年人高凝血症及腦血流圖的臨床觀察·上海中醫藥雜誌，1988；（11）：20〕。

4. 治慢性肝炎

人參多糖對谷丙轉氨酶的近期下降率 87.1%，復常率為 66.7%，有恢復 T 淋巴細胞功能的作用〔胡明繼·人參多糖對慢性肝炎的臨床近期療效觀察及免疫調節機能的研究·中草藥，1985；16（4）：27〕。

5. 治過敏性鼻炎

紅參注射液注入兩側鼻甲黏膜下，1 次每側各 1 毫升（含生藥 10 毫克），4 日 1 次，16 日為 1 療程，總有效率 97.1%〔高仕俊·人參液下鼻甲注射治療變態反應性鼻炎 70 例·中西醫結合雜誌，1988；8（11）：675〕。

6. 治風濕性關節炎

口服人參浸膏（每次 25 毫克），1 次 2 粒，每日 2 次，1 個月為 1 個療程。治療 44 例，治癒 23 例，總有效率 82.7%〔田桂榮·刺人參治療慢性風濕性關節炎 123 例·吉林中醫藥，1985；（3）：11〕。

7. 治老化症

人參蘆苷糖衣片，1 片 50 毫克，2 月為 1 療程，治療

老化症 358 例，結果：老化症狀減輕，垂體—性腺軸功能及腎上腺皮質均有提高〔趙熙灼，等‧人參蘆苷抗衰老的作用的臨床研究‧中西醫結合雜誌，1990；10（10）：586〕。

8. 腫瘤的輔助治療

用人參片，每日 3 次，1 次 3 片，連服 30 日，同時給予常規化療和放療，1 個月有效率達 82.2%〔王靜懿‧人參對惡性腫瘤病人作用的臨床觀察‧吉林醫學，1981；2（4）：15〕。

9. 治高原反應

進西藏前 24 小時每人服 100 毫升人參茯苓合劑（相當紅參鬚 100 克，茯苓 20 克），分 3 次服完，預防 70 例，顯效 18 例，有效 40 例，總有效率 82.8%〔陳建沖，等‧人參茯苓合劑預防高原反應 120 例觀察‧青海醫藥雜誌，1986；（3）：41〕。

第四章

培土大師──白朮

　　白朮，為菊科多年生草本植物白朮的根莖，主產於浙江、湖北、湖南、江西等地。冬季下部葉枯黃、上部葉變脆時採收，除去泥沙，烘乾或曬乾，再除去鬚根，切厚片。生用或土炒、麩炒用。炒至黑褐色，稱為焦白朮。

　　白朮，始載於《神農本草經》，列為上品。原名朮，「按六書本義，朮字篆文，像其根幹枝葉之形。」又因前人張元素謂白朮「除濕益燥、和中補氣，其用有九。溫中，一也；去脾胃中濕，二也；除胃中熱，三也；強脾胃，進飲食，四也；和胃生津，五也；止肌熱，六也；四肢困重，嗜臥，目不能開，不思飲食，七也；止渴，八也；安胎，九也。」堪有培土大師之稱。味苦、甘，性溫。歸脾、胃二經。主要功效為補氣健脾，燥濕利水，固表止汗，安胎。

　　【主要成分】白朮含揮發油 1.5%及白朮三醇、維生素 A 等。揮發油中主要成分為蒼朮醇和蒼朮酮、芹子烯、倍半萜內脂化合物等。
　　【主治病證】① 用於脾胃氣虛，運化無力，食少便

溏，脘腹脹滿，肢軟神疲等證。② 用於脾虛水腫，而為痰飲，水腫，小便不利。③ 用於脾胃氣弱，肌表不固而汗多。④ 用於脾虛氣弱，胎動不安。

【配伍規律】白朮配人參，補氣健脾，治脾虛氣弱之證；白朮配枳實，補脾行滯消積，治脾虛而有積滯，脘腹痞滿；白朮配車前子，補脾利濕止瀉，治濕暑瀉；白朮配茯苓，補氣利水消腫，治脾虛水停的痰飲、水腫、小便不利；白朮配砂仁，補氣健脾安胎，治脾虛氣弱，胎動不安。

【用法用量】煎服，10～15 克。燥濕利水宜生用，補氣健脾宜炒用，健脾止瀉宜炒焦用。

【使用注意】陰虛燥渴者慎用，氣滯脹悶者忌用。

1. 白朮安胎

白朮的安胎作用，近人頗有異議。張山雷《本草正義》謂「無論何種醫書，皆止言白朮安胎，而不詳其理，頗似安胎一事，查用白朮一味，可竟全功，而體質之虛實，病情之寒熱，不妨一概不問，有是理乎？」認為妊娠養胎，依賴於脾土，白朮健脾，而具養胎之效，並非白朮有安胎之功。

今人有言白朮、黃芩，只因其除濕熱之效，只適用於濕熱胎動不安，無直接安胎作用〔中國中藥雜誌，1989；（3）：53〕或言白朮無安胎之效〔吉林中醫藥，1990；（2）：44〕。白朮安胎作用，古人早有論述，仲景就用白朮安胎，李東垣謂白朮「主安胎」，朱丹溪謂「黃芩白朮為安胎聖藥」，《醫宗金鑒》謂「安胎芩朮為要藥」。妊娠實熱、傷寒及內熱實證而致胎動不安、胎漏者，白朮常與

黃芩配伍，如《濟陰綱目》白朮散，《婦科秘方與胎產護生篇》草果湯、安胎飲，《婦人良方集》旋覆花湯，《婦科玉尺》安胎丸，《胎產心法》固胎飲等。妊娠元氣不足，脾氣虛弱，血不養胎，而致胎動不安者，常用白朮配伍其他補益之品。扶正固胎，如《婦科秘方與胎產護生篇》千金保胎丸、丹溪安胎飲，《胎產心法》胡蓮丸等。不論是寒是熱，是虛是實，只要見妊娠胎動不安者，均可用白朮配伍其他藥物治之。

現代藥理實驗研究證明，白朮對家兔、豚鼠、大鼠和小鼠的子宮平滑肌確有明顯的抑制作用〔中國中藥雜誌，1991；(6)：374〕。細考典籍，驗之臨床，證之藥理，可見白朮確有直接安胎作用。

2. 白朮通便

近年來臨床觀察發現，重用白朮（30～60 克）有通便之效，單用水煎服即可。能使乾燥堅硬的大便變軟，容易排出，而不引起腹瀉。若與涼潤之生地或溫燥之薑附配伍，治療熱秘或寒秘的效果更佳〔福建中醫藥，1981；(1)：36〕。「白朮多脂，性雖燥而能潤」(《本草正義》)，且具運脾之力，脾運健旺，則胃腸蠕動有力，甘潤腸燥，則能通便。故生白朮具有運脾潤燥通便之能。

【藥理研究】

1. 對免疫系統的作用

白朮能增強免疫功能〔宋芳吉・黨參、白朮、茯苓的免疫刺激作用研究・新醫藥學雜誌，1979；10 (6)：60〕。

2. 抗衰老、抗氧化作用

白朮煎劑能提高老齡小鼠紅細胞 SOD 活性，直接清

除自由基〔呂圭源，等·白朮抗衰老作用的研究·現代應用藥學，1996；13（5）：26〕。

3. 對物質代謝的影響

白朮煎劑有利尿、降脂、降血糖的作用〔蔡永敏·最新中藥藥理臨床應用·北京：華夏出版社·1999：433〕。

4. 對心血管系統的影響

白朮有血管擴張作用〔陳敏珠·白朮的藥理作用·生理學報，1961；24（3）：227〕。對心臟有抑制作用，劑量過大可致停搏〔經利彬·國立北平研究院生理研究所中文報告彙刊，1936；3（4）：289〕。

5. 對平滑肌的作用

白朮煎劑對腸道平滑肌表現雙向調節作用〔馬曉松·白朮促進小鼠胃腸運動機制的探討·中國醫院藥學雜誌，1995；15（4）：167〕。對子宮平滑肌有明顯抑制作用〔陳向明·也談黃芩、白朮安胎說·中國中藥雜誌，1991；16（6）374〕。

6. 對消化系統的作用

白朮中蒼朮酮有保肝作用〔野宏·212 種生藥的抑制肝損害作用·國外醫學·中醫中藥分冊 1986；8（5）：25〕。顯著抑制應激性胃潰瘍〔李育浩·白朮對胃腸功能的影響·中藥材，1991；14（9）：38〕。

7. 其他

白朮有抗凝血、抗腫瘤、抑菌、利膽作用〔蔡永敏·最新中藥藥理與臨床應用·北京：華夏出版社.1999：433〕。

一、單方應用

1.《千金要方》單用本品為末，治自汗不止。

2.《千金良方》白朮膏，用白朮熬膏服用，治氣短倦怠，食少便溏或泄瀉。

3.《三因方》白朮酒，用白朮半兩，酒三盞。煎一盞，頓服；不能飲酒者，以水代之。日三，夜一。治中濕，口噤，不知人。

4.取白朮 30 克，水煎。口服，早晚各 1 次，每日 1 劑，治白細胞減少症〔軍事醫學簡訊，1977；（2）：5〕。

5.取生白朮 60 克，水煎取汁，分早晚 2 次服。或用生白朮 300 克，粉碎成極細末，每次服 10 克，每日 3 次，開水調服。治便秘。〔浙江中醫雜誌，1990；（8）：378〕。

6.取焦白朮 30 克，研末，加水 300 毫升，煎取 100 毫升，紗布過濾。取 40 毫升做保留灌腸，每日 1 次，治嬰幼兒腹瀉〔河北中醫，1991；13（5）：25〕。

7.取生白朮 9 克，搗碎，放入小碗中，加適量水和白糖少許，放鍋內蒸燉取汁。分次口（灌）服，每日 1 劑，治嬰幼兒腹瀉〔遼寧中醫雜誌，1986；（8）：42〕。

二、藥對方應用

1.歸朮散（白朮配當歸）

【來源】《醫學入門》卷七

【主治】心脾疼痛。

【用法】當歸八兩、白朮一兩，上為沫。每服二錢，沸湯點服。

2. 未名丸（白朮配山藥）

【來源】《瀕湖集簡方》

【主治】老小滑瀉。

【用法】白朮半斤（黃土炒過），山藥四兩（炒），為末，飯丸。量人大小，米湯服，或加人參三錢。

3. 大棗湯（白朮配大棗）

【來源】《普濟本事方》

【主治】四肢腫滿。

【用法】白朮三兩，為末，每服半兩，水一盞半，大棗三枚，煎九分，溫服，日三四服，不拘時候。

4. 白朮六一散（白朮配甘草）

【來源】《太平惠民和劑局方》卷三

【主治】脾胃不和，心腹痞悶，脅肋痛脹，口苦無味，嘔吐噁心，不思飲食，面色萎黃，腸虛自利，肌體瘦弱，膈氣翻胃。

【用法】白朮（去蘆）六兩、甘草（炙）一兩，為細末。每服二錢，煎至八分，空心，食前服，或沸湯點服亦得。常服育神溫胃，逐濕消痰，不以四時，並宜服之。

5. 山薊膏（白朮配蜂蜜）

【來源】《攝生秘剖》卷四

【主治】脾胃氣虛，納食減少（原文補胃健脾，和中進食。）

【用法】白朮十斤、白蜜二斤，將白朮先煮粥湯待

冷，浸一宿，用陳壁土拌蒸透，再以米粉又拌蒸，刮去浮皮，切片，曬乾聽用。

將水百碗，桑柴火煎取三十碗，加白蜜熬成膏。每服一酒杯，淡薑湯點服。

6. 黑白安胎散（白朮配熟地黃）

【來源】《萬氏女科》卷一

【主治】胎動。

【用法】白朮一兩，熟地一兩，水煎服。

7. 白朮丸（白朮配生地黃）

【來源】《雜病源流犀燭》卷十七

【主治】痔漏，脫肛下血，面色萎黃，積年不癒者。

【用法】白朮一斤（土炒，研末）、節生地半斤（飯上蒸熟），搗和，乾則少入酒為丸。每服十五丸，米飲送下，一日三次。

8. 利腰丹（白朮配杜仲）

【來源】《石室秘錄》卷三

【主治】風寒腰疼不能直者。

【用法】白朮九錢、杜仲五錢，酒煎服。十劑可癒，可為長治之法。

9. 白朮湯（白朮配薏苡仁）

【來源】《不知醫必要》卷二

【主治】腰濕痛，如繫重物。

【用法】白朮八錢、生薏米七錢。水煎服。

10.和胃白朮湯（白朮配茯苓）

【來源】《素問病機氣宜保命集》卷中

【主治】傷寒食少發渴。

【用法】白朮一兩、茯苓（去皮）七錢半，上碎咀，水煎一兩，食前服。食人而瀉，謂胃中有宿穀也，加枳實五錢；酒入而瀉，濕熱瀉也，加黃芩五錢。

11. **白朮丸**（白朮配白芍）

【來源】《丹溪心法》卷五

【主治】脾虛泄瀉。

【用法】白朮一兩，芍藥半兩，上為末，粥為丸，如梧桐子大。每米飲下五十丸，日二。冬月不用芍藥加肉豆蔻（煨）。

12. **車朮散**（白朮配車前子）

【來源】《仙拈集》卷一

【主治】暑熱暴瀉。

【用法】白朮、車前子各等分，上為末。每服三錢，米飲送下。小兒減半。

13. **麴朮散**（白朮配神麴）

【來源】《三因方》卷七

【主治】冒濕頭眩暈，經久不癒，嘔吐涎沫，飲食無味。

【用法】神麴二兩（炒）、白朮三兩，上為末。每服二錢，生薑煎湯調下。或以酒糊為丸，如梧桐子大。每服三五十丸，湯飲任下。

14. **健脾化痰丸**（白朮配雞內金）

【來源】《醫學衷中參西錄》

【主治】脾胃虛弱，不能運化飲食，以至生痰。

【用法】生白朮二兩、生雞內金二兩（去淨瓦石糟粕），二味各自軋細過羅，各自用慢火焙熟（不可焙過），

煉蜜為丸梧桐子大。每服三錢，開水送下。

15.截瘧波恩脾飲（白朮配生薑）

【來源】《赤水玄珠》卷八

【主治】脾虛痰涎上湧，瘧發作則吐。

【用法】白朮五錢、生薑五錢，水煎，空腹服。

16.澤瀉方（白朮配澤瀉）

【來源】《金匱要略》

【主治】心下有支飲，其人苦冒眩。

【用法】澤瀉五兩、白朮二兩，以水二升，煮取一升，分溫再服。

17.二奇方（白朮配滑石）

【來源】《赤水玄珠》卷五

【主治】水腫。

【用法】白朮五錢、滑石三錢，水煎服。

18.二朮丸（白朮配蒼朮）

【來源】《素庵醫要》

【主治】脾虛經閉，飲食欠差，肌肉不充者。

【用法】白朮八兩（土炒）、蒼朮四兩（泔浸），上二味，研細篩淨。另以生薑四兩（切片）、大棗百枚（去皮核）同煎，煮後去生薑渣，棗泥和為丸，如綠豆大，於每天早、晚空腹時各服二錢，米湯送下。

19.治立黃方（白朮配茅根）

【來源】《太平聖惠方》

【主治】立黃者，兩腳疼痛，眼目黃澀，小便色赤，淋瀝不利，心下有氣塊，難治。

【用法】白茅根五兩（銼）、白朮半兩，搗篩為散。

每服五錢，以水一大盞，煎至五分，去渣，不計時候溫服。

20.深師薷朮丸（白朮配香薷）

【**來源**】《外台秘要》卷二十引《深師方》

【**主治**】暴水風水氣水，通身皆腫。

【**用法**】乾香薷一斤、白朮七兩，上白朮為末，濃煎香薷取汁，和朮為丸，如梧桐子大。飲服十丸，日夜四五服，夏取花、葉合用亦佳。

21.槐朮散（白朮配槐花）

【**來源**】《幼科金針》卷下

【**主治**】休息痢。

【**用法**】白于朮一兩（米泔水浸一宿，陳壁土炒焦）、槐角米四兩（炒），上為末，白痢，淡薑湯調服；赤痢，紅砂糖調服。

22.厚朴湯（白朮配厚朴）

【**來源**】《醫心方》卷二十三引《博濟安眾方》

【**主治**】產後嘔逆，不能食。

【**用法**】厚朴二兩（炙）、白朮一兩（炒），以水二升，煎取一升，分四五次服。

23.枳朮湯（白朮配枳實）

【**來源**】《金匱要略》第十四

【**主治**】心下堅，大如盤，邊如旋盤，水飲所作。

【**用法**】枳實七枚、白朮二兩，以水五升，煮取三升，分溫三服，腹中軟即當散也。

24.寬中丸（白朮配橘皮）

【**來源**】《是齋指迷方》

【**主治**】脾氣不和，冷氣客中，腹滿食少，嘔吐噦逆。

【**用法**】橘皮四兩、白朮二兩，為末，酒糊丸梧子大。每食前木香湯下三十丸，日三服，

25.黃芩湯（白朮配黃芩）

【**來源**】《宣明論方》卷十一

【**主治**】婦人孕，胎不安。

【**用法**】白朮、黃芩各等分，為末。每服三錢，水二盞，當歸一根，同煎至一盞，稍溫服。

26.朮連丸（白朮配黃連）

【**來源**】《景岳全書》

【**主治**】嘈雜。

【**用法**】白朮四兩土炒，黃連一兩薑汁炒，為末，神麴為丸黍米大。每服百餘丸，薑湯下。

27.束帶湯（白朮配雞冠花）

【**來源**】《辨證錄》卷十一

【**主治**】白帶，婦人終年累月下流白物，如涕如唾，不能禁止，甚則臭穢。

【**用法**】雞冠花一兩（鮮雞冠花三兩）、白朮一兩，水煎服，二劑即癒。

28.菖蒲酒（白朮配菖蒲）

【**來源**】《聖惠方》卷九十五

【**主治**】風痺，骨立萎黃。

【**用法**】菖蒲一斗（細銼，蒸熟）、生朮一斗（去皮，細銼）。上藥，都入細膩袋盛，用清酒五斗，入不津甕中盛，密封。春、冬二七日，秋、夏一七日，取開。每溫飲

一盞，一日三合。

29. 白尤湯（白尤配半夏）

【**來源**】《聖濟總錄》卷一五六

【**主治**】妊娠咳嗽，痰盛嘔逆。

【**用法**】白尤二兩、半夏一兩（生薑汁浸一宿，焙），上為粗末。每服三錢匕，水一盞，加生薑三片，同煎至半盞，去滓，食後溫服，一日三次。

30. 芎尤湯（白尤配川芎）

【**來源**】《御藥院方》卷一

【**主治**】頭目昏痛，鼻塞聲重。

【**用法**】川芎二兩半、白尤二兩七錢半，上為粗末。每服三錢，水一盞，加生薑五片，煎至七分，去滓稍熱服。

31. 尤桂湯（白尤配肉桂）

【**來源**】《辨證錄》卷二

【**主治**】房勞力役，又感風濕，兩腰重如帶三千文，不能俯仰，兼腰痛者。

【**用法**】白尤三兩、肉桂三分，水煎服。二劑痊癒，不再發。

32. 白尤湯（白尤配防風）

【**來源**】《此事難知》

【**主治**】傷風寒。

【**用法**】白尤二兩（如汗之改蒼尤）、防風二兩（去蘆），上咬咀，水煎服。

33. 木瓜飲（白尤配木瓜）

【**來源**】《聖濟總錄》卷八十四

【主治】腳氣。

【用法】生木瓜（去皮瓤，切碎，以水五升，煮至二升半，去滓收貯）二枚，白朮（搗羅為末）二兩，上二味。每服用白朮末三錢匕，以木瓜汁一盞，加生薑一棗大（拍碎），煎至七分，去滓，空腹溫服，一日三次。

34. 蒼耳羹（白朮配蒼耳草）

【來源】《聖濟總錄》卷一九○

【主治】五痔下血。

【用法】蒼耳苗葉一斤（絞取汁），白朮五合，先用清豉汁二升煎令沸，次下米、蒼耳汁、蔥、椒、鹽等，煮熟作羹，空心食之。

35. 代茶飲（白朮配麥門冬）

【來源】《攝生眾妙方》卷四

【主治】夏月服之，健脾止渴。

【用法】白朮一錢五分、麥門冬一錢，煎藥作湯，代茶服。

36. 大豆散（白朮配大豆）

【來源】《雞峰普濟方》卷十九

【主治】水氣。

【用法】大豆一升（炒黑，去皮）、白朮二兩，上為細末。米飲調下二錢，不拘時候。

37. 白朮酒（白朮配酒）

【來源】《景岳全書》

【主治】中濕骨節疼痛。

【用法】白朮一兩，用酒三盞，煎一盞，不拘時頓服。

三、藥對配伍應用

1. 白朮配蒼朮

白朮健脾益氣，燥濕固表；蒼朮健脾燥濕，祛風明目。二者同為脾胃經要藥，均能燥濕健脾。然白朮偏於補，守而不走，最善補脾；蒼朮偏於燥，走而不守，除穢濁以悅脾氣，解濕鬱以快氣機，最善運脾。補脾則有益氣之功，運脾則有燥濕之力。二藥配對，一散一補，一胃一脾，白朮得蒼朮，補脾之不足而瀉濕濁之有餘；蒼朮得白朮，運脾濕、瀉濕之有餘而益脾之不足，共奏健脾燥濕，和胃納運之功。

適用於 ① 脾胃不健，運化失常，納差，納後腹脹，脘悶嘔惡等；② 外濕困脾，氣機不利，胸脘滿悶，呼吸不暢等；③ 濕氣下注腸間，症見腹脹、腸脹、泄瀉。

白朮常用 10～15 克，蒼朮為 6～10 克。白朮、蒼朮配用，出自《張氏醫通》，主治脾虛痰濕不運之證；《成方切用》蒼朮丸，主治脾土本虛，濕土司政，不能分別水穀之泄瀉；《祝諶予臨證驗案精選》用治慢性肝炎，表現為脾胃虛弱，納運失職，脘腹脹滿，每获良效。

《朱良春用藥經驗》：治急性感染性多發性神經根炎，四肢癱瘓、麻木，常用蒼朮、白朮、土茯苓等，加炮製馬錢子 0.1 克，每日 2 次，有較好療效；二藥與茯苓、澤瀉、豬苓、厚朴等藥同用，可治脾虛濕聚，溢於肌膚的水腫。然藥對苦溫燥烈，陰虛內熱、氣虛多汗者忌用。

2. 白朮配厚朴

白朮苦甘性溫，健脾益氣，燥濕固表，為治脾胃氣虛，水濕不化之要藥；厚朴苦辛性溫，行氣滯，散實滿，為燥濕除脹之首選。二藥配對，一補一散，脾健則化濕之功顯，濕去則脾運之力著。共奏健脾化濕，行氣消脹之功。

適用於 ① 脾虛濕聚或寒濕困脾，症見胃脘痞滿，嘔惡納呆，納後腹脹，或便溏泄瀉，舌淡胖，苔白滑，脈沉緩者；② 中暑傷濕，停飲挾食，腹痛泄瀉。

白朮常用 6～12 克，厚朴為 6～10 克。白朮、厚朴配用，見於《蘭室秘藏》的枳實消痞丸，與枳實、茯苓、半夏等藥同用，主治脾失健運，食積不化，致心下痞滿，食慾不振者。《丹溪心法》胃苓湯，與蒼朮、陳皮、甘草、茯苓等藥同用，主治中暑傷濕，停飲挾食，腹痛泄瀉等症。二藥與木瓜、大腹皮、附子、炮薑等藥同用，可治肢體浮腫，腰以下更甚，胸腹脹滿；與草果仁、柴胡、黃芩、半夏等藥同用，可治瘧疾熱多寒少，但熱不寒；與橘紅、當歸、香附、砂仁等藥同用，可治妊娠惡阻；與大腹皮、茯苓、藿香、陳皮等藥同用，可治惡寒發熱，胸腹脹悶，上吐下瀉；與蒼朮、陳皮、茯苓、豬苓等藥同用，可治夏秋之間，脾胃傷冷之脘腹脹痛，泄瀉，小便短少；《中藥臨床用藥大全》載：治療淺表性胃炎，以白朮、厚朴、陳皮各 30 克，白及 20 克，炙甘草 60 克，共為細末，每服 3～5 克，每日 2 次，療效滿意。

然藥對味苦性溫，陰虛內熱，胃陰不足、舌苔光剝、口乾唇燥，津液虧損者均不宜用。

3. 白朮配山楂

白朮味苦甘性溫，補氣健脾，燥濕利水；山楂酸甘微溫，健脾開胃而消食，活血化瘀而消腫，善於消腥膻油膩肉食積滯。二藥配對，一消一補，相得益彰，白朮益氣健脾促山楂消食化滯，山楂消食化積有利於白朮補脾健運，共收益氣健脾，消食化積之功。

適用於 ① 脾虛食滯，食慾不振，全腹痞滿；② 小兒傷食成積，不思乳食，日漸羸瘦。

白朮常用 6～12 克，山楂為 10～15 克。白朮、山楂配用，見於《醫方集解》小保和丸，與神麴、茯苓、陳皮、白芍同用，主治食積停滯，脘腹痞滿，惡食噯腐等症。二藥與蒼朮、神麴、青皮、麥芽等藥同用，可治小兒不思乳食，日漸羸瘦；與陳皮、砂仁、麥芽木香等藥同用，可治小兒停食積滯，脘腹脹滿；與人參、厚朴、砂仁、麥芽同用，可治老人多食，積滯脹滿；與木香、黃連、肉豆蔻、茯苓等藥同用，可治脾虛積滯，大便難消。

然藥對味甘性溫，實邪內壅，陰虛內熱，津液不足者忌用。

4. 白朮配雞內金

白朮味苦而甘，甘溫補中，苦可燥濕，為健補脾胃之主藥，既能燥濕健脾，又能和中消滯；雞內金味甘性平，可生發胃氣，養胃陰、生胃津、消食積、助消化。二藥配對，一補一消，消補兼施，共奏健脾開胃，消食化積之功。適用於 ① 脾胃虛弱，食積不消，嘔吐瀉痢；② 勞瘵咳嗽，飲食減少，身熱，脈虛數及血虛經閉。

白朮常用 6～12 克；雞內金為 3～10 克，入煎劑微

炒。白朮、雞內金配用，見於《醫學衷中參西錄》資生丸，與山藥、玄參、炒牛蒡子同用，主治勞瘵咳嗽，飲食減少，身熱，脈虛數及血虛經閉。

現代臨床將此藥對，與乾薑、熟棗肉同用，可治食積不消，嘔吐瀉痢；與鱉甲、山甲珠、山藥、茯苓等藥同用，可治小兒疳積；與人參、當歸、熟地、黃耆、肉桂等藥同用，可治婦女血虛經閉；與山藥、蓮子肉、麥芽、白扁豆等藥同用，可治老人食難運化。然藥對味甘性燥，實邪內壅、陰虛內熱、津液不足者忌用。

5. 白朮配防風

白朮苦甘性溫，苦能燥化脾胃之寒濕，甘溫能益氣健脾，固表止汗；防風辛甘微溫，長於祛風散邪，為風藥中之潤劑，且味辛能散鬱舒肝，味甘又能和中理脾。二藥配對，一散一補，共奏健脾舒肝，益氣固表之功。

適用於 ① 表虛衛陽不固，腠理不密的自汗、多汗者；② 肝木乘脾，運化失常所致的腹痛即瀉，瀉後痛仍不減，苔白脈弦緩。

白朮常用 10～15 克，防風為 6～10 克。白朮、防風配用，在痛瀉要方中，二藥用量比例為 2：1；在玉屏風散中，二藥用量比例為 2：1；在升陽除濕防風湯中，二藥用量比例為 1：1。白朮、防風配對，與白芍、陳皮同用，可治肝旺脾虛，腸鳴腹痛，大便泄瀉；與黃耆、當歸、丹皮、白芍等藥同用，可治腸風下血，血出如箭；與黃耆、茯苓、獨活、甘草等藥同用，可治疲乏無力，怠惰嗜臥，四肢酸楚；與黃耆同用，可治表虛衛陽不固，自汗多汗；與牡蠣同用，可治盜汗，風虛頭痛。然藥對苦辛性

燥,陰虛發熱之盜汗者忌用。

6. 白朮配甘草

白朮苦甘溫燥,長於健脾燥濕,又有止瀉之力;甘草味甘性平,得中和之性,入脾胃而有調補、緩急之功。二藥配對,甘草補中,促進白朮健脾作用的發揮,並和緩其剛燥之性,白朮健脾,能助甘草補中益氣之力,有較平和的健脾和中作用。共奏補中益氣,燥濕止瀉,緩脾止痛之功。適用於 ① 脾胃氣虛之食少,體倦乏力,便溏等;② 肝脾不和,腹中拘急作痛;③ 脾胃不和之吐瀉。

白朮常用 10 克,甘草為 10 克。白朮、甘草配用,見於《太平惠民和劑局方》四君子湯,與人參、茯苓同用,主治榮衛氣虛,臟腑怯弱之心腹脹滿,全不思食,腸鳴泄瀉等症。《小兒藥證直訣》異功散,二藥與人參、茯苓、陳皮、薑棗同用,主治吐瀉,不思飲食;《校注婦人良方》卷二十四的六君子湯,二藥與人參、茯苓、陳皮、半夏同用,主治脾胃氣虛兼痰濕,不思飲食,噁心嘔吐,胸脘痞悶,大便不實等症;《古今名醫方論》卷一的香砂六君子湯,二藥與人參、茯苓、陳皮、半夏、木香、砂仁同用,主治脘腹脹滿或疼痛,納呆噯氣,嘔吐泄瀉等症。

二藥與人參、乾薑同用,可治中焦虛寒、自利不渴、嘔吐腹痛;與附子、生薑、大棗同用,可治梅尼埃病。然藥對味甘溫燥,濕盛中滿腹脹、水腫、陰虛內熱,胃陰不足、津液虧損者不宜用。

7. 白朮配山藥

白朮甘苦性溫,益氣健脾,燥濕利水,偏於補脾之陽;山藥甘平質潤,益氣健脾,養胃生津,偏於補胃之

陰。二藥配對，一柔一剛，一陰一陽，補脾陽不傷胃陰，養胃陰不礙脾陽，陰陽平補，共奏益氣健脾，養胃生津之功。適用於　① 脾胃虛弱，食少便溏，四肢乏力；② 孕婦脾虛嘔吐，或滑胎不固；③ 脾胃氣虛，發熱食少，神倦乏力。

白朮常用 6～12 克，山藥為 15～30 克。白朮、山藥配用，見於《太平惠民和劑局方》的參苓白朮散，與蓮子肉、薏苡仁、白扁豆、茯苓等藥同用，主治脾胃虛弱，食少，便溏，或吐，或瀉，四肢乏力，形體消瘦，胸脘悶脹，面色萎黃等症。

二藥與人參、茯苓、甘草、炒扁豆同用，可治小兒脾胃氣虛，面色蒼白，食少便溏；與附子、肉桂、人參、黃耆同用，可治脾腎虛寒，脘腹冷痛，肢厥不溫；與砂仁、陳皮、芡實、麥芽等藥同用，可治孕婦嗜食或厭食，便溏，消瘦乏力。然藥對性甘潤，脾虛水腫者忌用。

8. 白朮配白芍

白朮甘苦而溫燥，入脾經，健脾燥濕，助脾胃健運，以促生化之源，使氣血充盛而諸疾無從以生；白芍味甘苦而酸，性微寒而柔潤，入肝經，養血柔肝，能斂肝氣，護肝陰、肝血，而令氣不妄行。白朮益脾氣助脾陽以運之，白芍養肝血斂肝陰以藏之。二藥配對，一肝一脾，一陽一陰，剛柔相濟。共奏健脾柔肝，收斂止瀉之功。適用於 ① 脾虛肝旺之腸鳴腹痛，大便泄瀉，或脘腹脹悶，食慾不振等；② 肝鬱脾虛之經行乳房脹痛，月經不調等。

白朮常用 10 克，白芍為 10 克。白朮、白芍配用，出自《金匱要略》當歸芍藥散，與當歸、川芎、茯苓、澤瀉

同用，主治妊娠肝脾不和之腹痛證。《丹溪心法》卷五的
白尤丸，主治脾虛泄瀉；二藥與甘草同用，可治脾虛水
瀉，身重困弱，腹痛甚者；與薑黃、羌活、當歸、海桐皮
等藥同用，可治風寒所致的肩臂疼痛及腰部作痛；與熟附
子、茯苓、生薑同用，可治脾腎陽虛，水氣內停；與黨
參、肉豆蔻、肉桂、訶子等藥同用，可治久瀉、久痢、脫
肛；與茜草、海螵蛸、牡蠣、黃耆同用，可治衝任損傷，
崩漏及月經過多；與烏賊骨、生地黃、續斷、龍骨等藥同
用，可治月經不止。然藥對甘燥，陽衰虛寒，陰虛內熱，
胃陰不足、津液虧損者均不宜用。

9. 白尤配香薷

白尤味苦甘性溫，功專健脾運濕，安定中州；香薷味
辛微溫，上能宣肺氣，開腠理，達皮毛，下則通三焦，利
水道，有上通下達之功。二藥配對，肺脾同調，香薷宣上
導下通利水道為主，配白尤健脾化濕安中為輔，共奏宣肺
健脾，利水消腫之功。

適用於 ① 脾虛兼風邪犯肺所致的通身悉腫，小便不
利之症；② 急性腎炎水腫；③ 夏令感寒，頭痛發熱，嘔
惡不食等。

白尤常用 10～15 克，香薷為 4～10 克。白尤、香薷
配對，見於《外台秘要》卷二十的香薷尤丸，主治暴水風
水氣，水腫，或瘡中水，通身皆腫之證。《是齋百一選方》
的十味香薷飲，二藥與人參、陳皮、白茯苓、木瓜、白扁
豆等藥同用，可治暑濕感冒。二藥與藿香、吳茱萸等藥
（《李聰甫醫案》的二香湯）同用，可治寒濕外侵，惡寒
發熱，吐瀉交作，腹脹疼痛；與人參、黃耆等藥（《增補

萬病回春》的十味香薷飲）同用，可治脾胃素虛而感受暑濕，惡寒發熱，腹脹，吐瀉，納差，身倦，體困者。然藥對味苦性燥且利，有傷陰之弊，陰虛內熱，胃陰不足，舌苔光剝，津液虧損者不宜用。

10. 白朮配紅棗

白朮苦甘性溫，健脾氣以生化氣血，藥理研究也證實白朮有強壯、護肝、增加血漿蛋白等作用；紅棗味甘性溫，補脾和胃，益氣養血，藥理研究表明紅棗有護肝、強壯體質、增加體重、增加血漿蛋白等作用。二藥配對，相得益彰，共奏健脾利濕，益氣養血之功。適用於脾虛四肢浮腫、慢性肝炎等。

白朮常用 10 克，紅棗為 5～10 枚。白朮、紅棗配用，見於《金匱要略》防己黃耆湯，與防己、黃耆、生薑、甘草同用，主治風水證及濕痹而見肢體重著麻木者。《普濟本事方》卷四的大棗湯，二藥煎水溫服，主治四肢腫滿。蔣士英體會：二藥相伍有較好的健脾養血護肝，改善血漿蛋白，增加白蛋白，改善血球蛋白倒置等方面的療效〔上海中醫藥雜誌，1985；（2）：10〕。然藥對味甘性溫，濕阻中焦，脘腹脹滿者忌用。

11. 白朮配陳皮

白朮苦甘性溫，補氣健脾，燥濕利水，偏治本；陳皮辛苦性溫，理氣健脾，燥濕化痰，偏治標。二藥配對，相須相使，標本兼治，共奏健脾燥濕之功。適用於脾胃氣虛，運化無力，脘腹脹滿，食少便溏，水濕內停，泛為痰飲，水腫，小便不利等症。

白朮常用 10～15 克，陳皮為 6～12 克。白朮、陳皮

配對，見於《醫學入門》卷七的白朮膏，主治一切脾胃不和，飲食無味，泄瀉。

二藥與黨參、茯苓同用，可治脾虛氣滯之腹痛喜按，納呆，便溏；與白芍、防風同用，可治脾虛肝旺，腸鳴腹痛，大便溏瀉，瀉後腹痛。二藥與黨參、茯苓、甘草同用，可治脾虛氣滯之腹痛喜按，納呆、便溏；與黃耆、甘草、人參、升麻等藥同用，可治脾胃氣虛之飲食無味，少氣懶言，四肢倦怠，不耐勞作，動則氣喘，脈虛軟無力。然藥對味苦性溫，陰虛內熱者慎用。

12. 白朮配升麻

白朮甘溫且苦，補氣健脾，燥濕利水；升麻甘辛微寒，升脾胃清陽之氣而舉陷。二藥配對，一散一補，升麻引胃氣以上騰，復其本位，便能升浮以行長生之令，白朮得升麻發表之品而中自安，賴清氣之品而氣益倍，此用藥相須之妙也，共奏補氣健脾，升舉陽氣之功。

適用於 ① 脾胃虛弱，食後昏悶，四肢倦怠沉重者；② 氣虛所致的頭暈頭痛，女子崩漏，癃閉等症。

白朮為 10～15 克，宜炒；升麻為 3～9 克，炙用。白朮、升麻配用，見於《景岳全書》舉元煎，與黃耆、甘草同用，主治氣虛下陷的月經量多或崩漏；《易聘海醫案》升槐升降湯，與黃耆、槐米同用，主治氣虛下陷的腹痛，大便下血，腹脹難堪，不能進食，精神萎頓等；《中醫婦科治療學》的益氣導尿湯，與泡參、桂枝、桔梗等藥同用，主治氣虛轉胞；《醫學入門》的升陽補胃湯，與黃耆、人參、當歸、柴胡等藥同用，主治腸澼下血，血出如箭；與柴胡、當歸、甘草同用，可治脾胃氣虛，少氣懶言

體倦肢軟。然藥對性溫偏燥，陰虛兼風熱或胃陰不足，舌苔光剝，津液虧損者均忌用。

13. 白朮配茯苓

白朮、茯苓均為健脾除濕藥。脾喜燥而惡濕，白朮甘以健脾，苦溫燥濕，功偏健脾燥濕；茯苓甘以健脾，淡以利濕，功偏滲濕而益脾。二藥配對，一燥一滲，運利結合。共奏除濕健脾之功。

適用於 ① 脾虛濕盛之四肢困倦，脘腹脹悶，食慾不振，泄瀉、水腫，小便不利；② 脾虛帶下。

白朮常用 10～15 克，茯苓為 10～15 克。白朮、茯苓配對，見於《醫方集解》茯苓白朮湯，主治心下肢飲，常苦眩冒；《保命集》和胃白朮湯，主治脾虛泄瀉；或食積，濕熱作瀉。《雞峰普濟方》白朮茯苓散，主治妊娠大小腿腫，及有黃水，小便或溲；《古今醫統》卷五十一的朮苓湯，主治脾虛盜汗。二藥與生薑、大棗同用，可治脾虛盜汗；與人參、甘草同用，可治脾胃氣虛的面色㿠白，語聲低微，食少便溏；與人參、陳皮、半夏、砂仁等藥同用，可治脾胃氣虛，痰濕阻滯中焦的脘腹脹痛，噯氣嘔吐；與人參、山藥、白扁豆、薏苡仁等藥同用，可治脾虛濕停的飲食不進，嘔吐泄瀉，四肢乏力，胸脘悶脹；與人參、藿香、木香、葛根等藥同用，可治脾胃虛弱的嘔吐，腹瀉，頻作不止，煩渴，肢倦羸瘦。然藥對味甘性燥，內有實熱或舌赤少津者慎用。

14. 白朮配澤瀉

白朮苦甘性溫，健脾燥濕，化痰飲治水氣；澤瀉甘淡滲利，通利小便，又甘寒泄熱，瀉膀胱之火。若胃中停

飲，氣機阻遏，而至清陽不升，濁陰不降。用白朮健脾以升清陽，用澤瀉利水以降濁陰。二藥配對，健運與滲利並用，攻中寓補，補中寓攻，升清降濁，利水除濕，共奏健脾、利水、除飲之功。適用於 ① 水逆下焦，濕邪鬱結，上吐下瀉，腹脹氣滿，水腫身重，小便不利；② 胃有停飲，中陽不運出現嘔渴並見，心下悸等；③ 水停心下，清陽不升，濁陰上冒，出現支飲眩冒，頭目昏眩，胸中痞滿，咳逆水腫等證。

　　白朮常用 9～18 克，澤瀉為 6～15 克。白朮、澤瀉配對，出自《金匱要略》澤瀉湯，主治水停心下，清陽不升，濁陰上冒，頭目昏眩；《素問病機氣宜保命集》卷下的白朮散，主治水腫足脹者。二藥與懷牛膝同用，可治水飲停於心下的頭目昏眩；與茯苓、豬苓、桂枝同用，可治水逆下焦，濕邪鬱結，出現的上吐下瀉，腹脹氣滿，水腫身重，小便不利的水飲證；與茯苓、甘草、桂枝、生薑同用，可治胃有停飲，中陽不運，嘔渴並見、心下悸等症；與鉤藤、天麻同用，可治中耳積液的眩暈；與竹茹、薑半夏同用，可治噁心嘔吐；與茯苓、煆牡蠣、生薑同用，可治虛煩多汗；與黃耆、桂心、煆牡蠣同用，可治虛勞盜汗。然藥對甘淡苦泄，遺精滑泄、虛寒泄瀉、陰虛內熱、津液虧損者均忌用。

15.白朮配大腹皮

　　白朮苦甘性溫，甘溫補中，苦以燥濕，芳香健脾，為培補脾胃之要藥，長於補脾益氣而燥濕利水，固表止汗；大腹皮辛溫，性善下行，長於行氣，消脹，利水消腫。二藥配對，一補一消，消補兼施，共奏健脾助運，疏滯開

壅，利水消腫之功。

適用於 ① 脾胃氣虛，納運無力，濕阻氣滯所致的胃脘脹痛，食少倦怠，腹滿水腫等證；② 婦女妊娠期脾虛浮腫；③ 水腫，喘滿倚息，飲食不下，小便短少，不能平臥。

白朮常用 6～12 克，大腹皮為 6～9 克。白朮、大腹皮配用，見於《太平惠民和劑局方》藿香正氣散，與白芷、紫蘇、茯苓、半夏等藥同用，主治外感風寒，內傷濕滯的霍亂吐瀉，發熱惡寒，頭痛，胸膈滿悶，脘腹疼痛；二藥與橘皮、茯苓、生薑同用，可治妊娠下肢腫脹，食少體乏；與茯苓、澤瀉、木瓜、檳榔等藥同用，可治浮腫、小便短少，胸腹脹悶，飲食不下；與赤茯苓、澤瀉、桑白皮、木瓜等藥同用，可治水腫，喘滿倚息不得平臥，小便閉塞。陳維華經驗：對於脾虛濕停，水氣溢於皮膚之虛腫者，以白朮為主，少入大腹皮，每收良效。（《中藥藥對大全》）然藥對辛散苦燥性溫，虛脹、陰虛內熱、胃陰不足，舌苔光剝，口乾唇燥，津液虧損者均不宜用。

16.白朮配麻黃

白朮苦甘性緩，補脾益氣運裏濕而止汗；麻黃味辛性溫，既發汗解表，又宣肺利水。二藥配對，一外一內，一散一補，一肺一脾，麻黃引白朮走表行濕，取「濕亦非暴汗可散，使其微汗」之意，不致形成雖汗出寒去而濕滯不解；白朮制麻黃發汗大峻而無大汗傷正之弊。肺脾同治，補散得宜，使肺氣宣通，脾氣健運，水濕下行則風去腫消，共收發汗解表，散寒除濕之功。

適用於 ① 風濕蘊於肌膚、肺氣不宣，脾不健運所致

的頭面眼瞼浮腫之風水表證；② 咳嗽，喘急伴白痰屬風寒脾虛之證；③ 寒濕在表，濕留肌肉所致的身體疼痛。

白朮常用 10～15 克，麻黃為 3～9 克。白朮、麻黃配用，出自《金匱要略》麻黃加朮湯，主治寒濕在表，濕留肌肉所致的身體疼痛。二藥與石膏、生薑、甘草同用，可治皮水，面目浮腫較重，發熱惡寒，小便不利；與防風、川芎、羌活、桂枝等藥同用，可治偏風；與薏苡仁、當歸、川烏、防風等藥同用，可治濕痹痙痛，痛有定處，重著麻木。然藥對性溫偏燥，陰虛燥渴者慎用，氣滯脹悶者忌用。

17.白朮配黃耆

白朮與黃耆均具有補益肺氣的作用。然黃耆味甘性溫，善補脾肺之氣而固表、利水；白朮苦甘性溫，善健脾補中而止汗、燥濕。肺主通調水道，脾主運化水濕。二藥配對，相須為用，脾肺兼顧，既增加其健脾燥濕利水之功，又有補肺益衛固表之力。

適用於 ① 氣虛衛弱自汗證；② 脾肺氣虛之食少體倦，短氣，動則喘息；③ 脾虛濕盛之水腫、痰飲；④ 中氣下陷的久瀉脫肛、子宮下垂。

白朮常用 10～15 克，黃耆為 10～15 克。白朮、黃耆配用，見於《丹溪心法》玉屏風散，用之以益氣固表，治療氣虛衛弱之自汗證；補中益氣湯中用之以健脾扶中，治療脾虛氣陷證；防己黃耆湯中用之以益氣健脾利水，治療衛表不固，風水或水濕。二藥與附子同用，可治肺心病併發心源性腹瀉；與巴戟、仙靈脾、當歸、熟地等藥同用，可治白細胞減少症。然藥對性溫燥，陰虛內熱、胃陰不足

忌用，表實邪盛、氣滯濕阻、食積內停者慎用。

18. 白朮配黃芩

白朮味甘性溫，能補脾益氣安胎，且燥濕安定中焦；黃芩苦寒而降，能清熱安胎，且燥濕善清上中焦之濕熱。二藥配對，一補一瀉，一溫一寒，相互制約，共奏健脾運濕，清熱安胎之功。

適用於 ① 濕熱內蘊，熱升胎動，噁心嘔吐，胎動不安等；② 妊娠傷寒內熱等症；③ 習慣性流產諸症。

白朮常用 10～15 克，黃芩（炒）為 6～10 克。白朮、黃芩配對，見於《丹溪心法》卷五的芩朮散，主治妊娠四、五月，常墮不安，為熱甚故。二藥與熟地、白芍等藥同用，可治熱毒熾盛，迫血妄行所致的吐血、衄血、崩漏下血等證；與杜仲、川斷、菟絲子等藥同用，可治妊娠惡阻，胎動不安；與當歸、白芍、川芎同用，可治妊娠血虛有熱，胎動不安；與當歸、川芎、山茱萸等藥同用，可治月經不調，或三、四月不行，或一月再至，腰腹疼痛。然藥對性苦，陰虛內熱、胃陰不足者忌用。

19. 白朮配續斷

白朮味甘而苦，性溫，健脾運濕；續斷味苦辛而甘，性微溫，補肝腎，通利血脈，強筋骨。二藥配對，脾腎同治，相輔相成，共奏健脾運濕，壯腎理腰之功。適用於腰痛、習慣性流產、先兆流產、月經過多等。

白朮常用 10～15 克，續斷為 10～20 克。白朮、續斷配用，見於《醫學衷中參西錄》安沖湯，與烏賊骨、生地、黃耆、牡蠣等藥同用，主治月經過期不止。二藥與固沖束加減，可治功能失調性子宮出血〔新中醫，1993；25

（9）：27〕；與菟絲子、桑寄生、白芍、阿膠等藥同用，可治先兆流產〔中醫雜誌，1983；（12）：24〕。熊來蘇體會，二藥合用治療寒濕性腰痛有較好療效，治腰痛，不僅要祛風濕，補肝腎活血，還要注意健脾運濕。脾氣健運，濕邪也易祛〔新中醫，1983；（9）：12〕。二藥與杜仲、菟絲子、當歸、熟地黃等藥同用，可治胎動漏血，妊娠腰痛；與人參、黃耆、當歸、熟地黃等藥同用，可治婦女妊娠，氣血兩虛，胎動不安，或屢有小產。

然藥對苦溫，陰虛內熱、胃陰不足、舌苔光剝、口乾唇燥、津液虧損者忌用。

20. 白朮配桂枝

白朮甘溫苦燥，善於補脾氣，燥化水濕，與脾喜燥惡濕之性相合，為補脾要藥，除風痹之品；桂枝辛甘性溫，走表則溫經散寒，以驅表邪，入裏則溫扶脾陽，以助運水，即張壽頤所謂「立中州之陽氣，療脾胃虛餒」。

二藥配對，相得益彰，既可溫經通絡，除痹止痛，又可溫陽化水，蠲除痰飲。

適用於 ① 風寒濕邪客於肌表經絡之四肢關節沉重疼痛，屈伸不利；② 脾陽不振，寒濕內生，痰飲內停之胃脘冷痛，納呆，嘔惡下痢、便溏等。

白朮常用 6～15 克，桂枝為 6～10 克。白朮、桂枝配用，見於《傷寒論》苓桂朮甘湯，與茯苓、甘草同用，意在溫陽利水，主治痰飲病之胸脅支滿，短氣而咳，目眩心悸；《金匱要略》桂枝芍藥知母湯，與芍藥、知母、防風、附子、麻黃同用，意在祛風除痹，主治諸肢節疼痛，身體尪羸，腳腫如脫，頭眩，短氣，溫溫欲吐。二藥與薑

香、木香等藥同用，可治脾虛濕盛之吐瀉、腹脹；與茯苓、澤瀉等藥同用，可治陽虛水泛，心悸、怔忡。然藥對苦燥性溫，實邪內壅，陰虛內熱，津液不足者忌用。

21.白朮配枳實

白朮甘苦性溫芳香，甘溫補中，苦以燥濕，芳香健脾，為培補脾胃之要藥；枳實苦泄沉降，為行氣化痰之要藥。二藥配對，枳實降泄，逐痰散結；白朮升補，健脾燥濕，降中有升，泄中有補，補不留滯，泄不消正。共奏健脾消痞之功。

適用於 ① 脾虛不運，痰食停滯所致的胃脘痞滿；② 宿食不消或痰飲停積胃脘所致之心腹滿悶不快；③ 小兒疳積證。

白朮常用 10～15 克，枳實為 3～10 克。白朮、枳實配對，見於《金匱要略》枳朮丸，主治心下堅如盤，邊如旋杯，水飲所作。《內外傷辨惑論》枳朮丸，二藥用量比例為 2：1，主治脾虛胃滯，飲食停積，胸膈痞悶；《保命集》卷中的枳實丸，二藥用量比例為 3：1，主治氣不下降，食難消化；《古今醫鑒》卷六的枳朮散，二藥用量比例為 1：1，主治心下窄狹不快。

二藥與木香同用，可治氣滯食積；與半夏同用，可治胸痞；與木香、乾薑同用，可治胃寒氣滯，食後脹滿而痛；與陳皮、半夏同用，可治飲食傷脾，停積痰飲，心胸痞悶；與砂仁、木香同用，可治脾虛食積氣滯證之宿食不消，胸脘痞悶；與黃芩、黃連、大黃、神麴、陳皮同用，可治傷於肉食、麵食辛辣味厚之物，脘腹填塞悶亂，心膈不化；與赤芍、陳皮同用，可治食積痞滿及小兒腹大脹

滿，時常疼痛，脾胃不和等證。

現代臨床重用枳實，配白朮，治療胃下垂、胃擴張所致的脾胃不和者。然藥對苦泄辛香，芳香走竄，胃火熾盛、孕婦慎用。

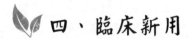

四、臨床新用

1. 治肝硬化腹水、遷延性肝炎、原發性肝癌

以白朮為主（肝硬化腹水，用白朮 30～60 克；遷延性肝炎，用白朮 15～30 克；原發性肝癌，用白朮 60～100 克。），隨症加減，有較好療效〔曹克允·顧丕榮老中醫治療肝病重用白朮經驗·安徽中醫學院學報，1984；19（2）：25〕。

2. 治急性腸炎

白朮 20 克，雞內金 12 克，炒黃，研末過篩，蘋果 1 個，取 50 克搗爛，並與上藥混合成糊狀。每次 15 克，每日 4 次。治療嬰兒腹瀉 45 例。結果：痊癒 25 例，有效 14 例，無效 6 例，總有效率 80%〔江蘇中醫，1988；（2）：15〕。

3. 治便秘

白朮 60 克，生地 30 克，升麻 3 克。水煎服，日服 1 劑。治療便秘者 13 例，結果：11 例有效。單用白朮 60 克煎服，治療便秘 21 例，結果：16 例有效〔福建中醫藥，1981；（1）：36〕。

4. 治美尼爾氏綜合徵

麩炒白朮、澤瀉、薏苡各 30 克。水煎服，每日 1

劑，1日暮途窮次。防治美尼爾氏綜合徵，每獲良效〔湖北中醫雜誌，1983；(4)：20〕。

5. 治慢性腰痛

白朮 30 克，炙山甲 6 克。加入 20～30 度的白酒 100 毫升，煮沸 30 分鐘，將藥液濾出，同法提取 2 次，合併藥液。日服 1 劑，1 日 2 次，連服 2～3 劑。治療慢性腰痛 24 例，療效滿意〔中級醫刊，1982；(6)：57〕。

第五章

滋水首領——地黃

　　地黃，為玄參科多年生草本植物地黃的根，主產中國河南、河北、內蒙古及東北，大部分地區有栽培。秋季採挖。鮮用或乾燥切片生用；或經加酒拌蒸至內外色黑、油潤，或直接蒸至黑潤切厚片用。

　　地黃，始載於《神農本草經》，列為上品，因其色黃，質重下沉，故名。《神農本經》論地黃不言鮮、乾、生、熟，後世漸經臨症體察，始有生涼熟溫之說。又因其「滋腎水，封填骨髓，利血脈，補益真陰，……為壯水之主藥。」(《本草維新》)又有滋水首領之稱。生地黃味甘、苦性寒。歸心、肝、肺經。主要功效為清熱涼血，養陰生津；熟地黃味甘微溫。歸肝、腎經。主要功效為補血滋陰，益精填髓。

　　【主要成分】生地黃的主要成分是環烯醚萜、單萜及萜類；梓醇、二氫梓醇、單密力特甙、益母草甙、地黃甙、胡蘿蔔素、1-乙基-β-D-半乳糖甙……生地黃還含有水蘇糖、棉子糖、葡萄糖等多種糖類和 20 多種氨基酸及鐵、鋅、鉻等 20 多種微量元素。此外，生地中還有多

種有機酸及 β- 谷甾醇、豆甾醇、菜甾醇等。

　　熟地黃含梓醇、地黃素、甘露醇、維生素 A 類物質、多種糖類、（如水蘇糖、D- 葡萄糖、D- 半乳糖、D- 果糖、D- 葡萄糖胺、蔗糖、棉子糖、毛蕊草糖等），多種氨基酸（賴氨酸、組氨酸、精氨酸、絲氨酸、谷氨酸、纈氨酸、亮氨酸等）以及磷酸酸等。實驗證明，熟地黃煎液的單糖含量比生地黃煎液多 2 倍以上。

　　【主治病證】① 用於熱入營血，口乾舌絳。② 用於血熱妄行，斑疹吐衄。③ 用於津傷口渴，內熱消渴。④ 用於血虛萎黃，眩暈，心悸失眠，月經不調，崩漏等證。⑤ 用於腎陰不足的潮熱骨蒸、盜汗、遺精。⑥ 用於肝腎精血虧虛的腰膝酸軟，眩暈耳鳴，鬚髮早白。

　　【配伍規律】生地黃配柏葉、黃芩，涼血止血，治血熱妄行，便血、尿血；生地黃配知母、牡丹皮，治火之甚者，煩躁便秘，小便熱澀者加梔子，火浮於上者加澤瀉；生地黃配熟地黃、百合，治肺腎陰虛，咳嗽痰帶血，手足心熱，骨蒸盜汗，舌紅少苔，脈細數者；生地黃配淡附片，治邪伏少陰，陰陽兩虛，不能驅邪外出，腰酸耳聾，發熱夜甚，神情不爽等；生地黃配桂枝，治陰血虧虛，兼有陽氣不足者；生地黃配牛膝治腎虛陰虧，虛火上炎，口渴飲冷而渴不解，小便頗多，消渴，以及陰虛內熱，灼傷血絡所致的吐血、衄血、牙齦出血等上部出血證；生地黃配大黃，治心胃火熾，氣火升騰，夾血上逆之吐血、衄血、便秘等；生地黃配玄參，治狂亂譫語，斑疹顯露，或吐衄，亦可用治熱病後傷津口渴，心煩，便秘，口乾等；生地黃配木通，治心火下移小腸，口舌生瘡，小便短赤；

生地黃配天門冬、麥門冬，治糖尿病有一定療效；生地黃
配青蒿、鱉甲，治熱病傷津，夜熱早涼，熱退無汗；生地
黃配石斛，治熱病傷陰化火，身熱不退，斑疹隱隱，口乾
舌燥，煩渴欲飲，舌紅少苔之證。

　　熟地黃配當歸、白芍、川芎等，補養陰血，調經止
痛，治肝血虧虛，面色萎黃，心悸失眠及月經不調，痛
經，崩漏等；熟地黃配山茱萸、山藥等，滋補肝腎，養陰
生津，治肝腎虧虛，腰膝酸軟，骨蒸潮熱，盜汗遺精，消
渴等；熟地黃配何首烏、枸杞子、菟絲子等，滋補精血，
填精補髓，治鬚髮早白，耳鳴耳聾，頭暈目眩等；熟地黃
配五味子，補腎納氣，平喘止咳，治腎虛喘咳；熟地黃配
黨參，補氣養血，治氣血兩虧，形神不足；熟地黃配龜
板、知母等，滋陰降火，治陰虛火旺，骨蒸勞熱等證。

　　【用法用量】生地黃煎服，10～30 克，鮮品用量加
倍，或以鮮品搗汁入藥；熟地黃煎服，10～30 克。

　　【使用注意】

　　1.鮮地黃、乾地黃均可清熱、養陰涼血。但鮮地黃苦
重於甘，其性大寒，清熱涼血作用突出；乾地黃甘重於
苦，滋陰養血顯著。故凡急性熱病，以鮮地黃為好，陰虛
血少者，以乾地黃為佳。乾地黃炒炭，止血力強，專用於
出血證；熟地黃炒炭，也可用於止血。

　　2.生地黃性寒而滯，脾虛濕滯腹滿便溏者，不宜使
用；熟地黃性質黏膩，有礙消化，常與健脾藥如陳皮、砂
仁等藥同用，氣滯痰多，脾虛食少，腹滿便溏者不宜應
用。

　　【藥理研究】對糖皮質激素的影響：家兔用生地黃水

煎劑灌胃，可使因灌服地塞米松而下降的血漿皮質濃度升高，對垂體－腎皮質系統的保護率達 46.2%。生地黃灌胃，可使因灌服地塞米松而引起的腦垂體前葉發生病理性改變消失，即可使腦垂體前葉各細胞成分與正常相仿，嗜鹼性細胞排列整齊，大小和形態正常。對地寒米松所致的腎上腺皮質束狀帶細胞體積變小，細胞質內脂滴含量減少等病變也有一定的保護作用〔查良倫，等·生地對家兔糖皮質激素受抑制模型的實驗研究·中西醫結合雜誌，1988；8（2）：95〕。

1. 抗衰老作用

生地黃水煎液 15.6 毫克/毫升於體外能抑制大鼠肝勻漿過氧化脂質的生成，當濃度為 2.08 毫克/毫升時，能清除超氧自由基（O_2^-）。濃度為 12.5 毫克/毫升時，能清除羥自由基（OH^-），因此可減輕自由基對機體組織的破壞，達到延緩組織衰老的目的〔陳文君，等·清宮壽桃粉劑對大鼠肝勻漿（體外）生成脂質過氧化物的影響·中西醫結合雜誌，1984；4（11）：686〕。

2. 對機體環甘酸系統反應性的調節作用

生地和龜板水提液，能使「甲亢」及「氫考 I 型」動物 cAMP 系統反應性降低，與不給藥的「氫考 I 型」組相比，給藥組血漿峰值明顯下降，由 1246pmol/毫升。生地和龜板複方水提液還能使「氫考 I 型」動物腎和腦 β 腎上腺素受體（βAR）最大結合容量（Rr）明顯低於不給藥組，提示生地、龜板等滋陰藥可能透過某些環節調節 βAR-cAMP 系統的異常作用〔趙勝利，等·一些滋陰的助陽藥對氫考模型 βAR-cAMP 系統的影響·中藥藥理與

臨床，1990；6（1）：12〕。

3. 對心血管系統作用

早期研究表明，地黃醇浸膏小劑量（0.1%、0.5%）對離體蛙心收縮力無明顯影響，以中等劑量（1%）灌流心臟時顯示強心作用，對衰竭心臟作用尤為顯著，大劑量（2%～5%）可致心臟中毒。地黃對冠脈流量的影響，先後有不同報導，生地 0.2～1%灌流離體兔心，發現有減少冠脈流量的作用，而以 0.33%的地黃醇提取液灌流兔心，增加冠脈流量。

地黃水煎液浸膏 20g/kg 腹腔注射，能明顯增加小鼠心肌營養性血流量。地黃對動物血壓的影響也有升壓及降壓的不同報導〔王浴生主編‧中藥藥理與臨床‧第 1 版‧北京：人民衛生出版社‧1983：401〕。

4. 抗菌作用

利用體外試管試驗發現，地黃水浸液對須瘡癬菌、石膏樣小芽孢菌、羊毛孢小芽孢菌均有抑制作用，管內抑菌濃度分別 1：10、1：160 及 1：40〔鄭武飛‧普通中國草藥在試管內對致病性真菌的抗真菌力‧中華醫學雜誌，1952；38（4）：315〕。

5. 止血作用

給小鼠空腹注射地黃水煎劑或酣浸劑 10 克/公斤，或灌胃地黃炭，均能縮短小鼠斷尾出血時間〔王浴生主編‧中藥藥理與臨床‧第 1 版‧北京：人民衛生出版社‧1983：401〕。

6. 免疫作用

本品有一定增強紅細胞免疫功能的作用〔馬世平，

等・六味地黃湯的免疫藥理研究・現代應用藥學，1990；
7（3）：14〕。

7. 抗甲狀腺功能亢進

本品能使血漿中 T_3、T_4 濃度水準明顯改善，使血漿
中醛固酮水準明顯升高，飲水量及尿量明顯減少，使得體
重減輕得以緩解〔侯士良，等・懷慶熟地黃滋陰作用的初
步研究・中國中藥雜誌，1992；（5）：28〕。

🌿 一、單方應用

1.《臨床藥物新用聯用大全》生地 30～60 克，隨證
加味，水煎服，每日 1 劑，治原發性血小板減少性紫癜。

2. 生地 90 克，水煎服，每日 1 劑，治皮膚病（濕
疹、蕁麻疹、神經性皮炎等）〔天津醫藥雜誌，1966；8
（3）：200〕。

3. 取生地 60 克，加黃酒 500 毫升，水煎服。每日 1
劑。治功能性子宮出血〔中西醫結合雜誌，1991；11
（3）：176〕。

4. 生地 90 克，水煎服，每日 1 劑。治風濕性及類風
濕性關節炎〔中華醫學雜誌，1965；5（5）：290〕。

5. 乾地黃 90 克，切碎水煎 1 小時，取藥濾液 200 毫
升，頓服，每日 1 劑，服藥 3 日，以後於第 7、16、33 日
連服 3 日，共 35 天服藥 12 日，以後每隔 1～3 個月視情
況重複上述治療，治席漢綜合徵〔中西醫結合雜誌，
1985；5（8）：476〕。

6. 取鮮地黃去雜質，洗淨切片，按浸漬法加 60% 乙

醇至藥平面，浸漬 4 週後，濾過，濾渣用力壓榨，所得餘液與濾液合併，濾過裝入棕色容器中，置陰涼處貯存，用乙醇或雙氧水消毒棉籤清除患處膿液後，滴本品 2～3 滴，每日 3 次，治急性卡他性中耳炎、化膿性中耳炎、外耳道炎〔遼寧中醫雜誌，1988；11（11）：25〕。

7. 取熟地 30～50 克，水煎。口服，每日 1 劑連服 2 周。治高血壓病〔中醫雜誌，1980；（5）：31〕。

8. 取熟地適量，切成片貼在眼上，2 分鐘左右輪換 1 次，可重複使用。治電光性眼炎〔新中醫，1979；（5）：41〕。

9. 取熟地 60 克，煎取藥汁。再用粳米 100 克，加水如常法煮粥，煮沸後加入地黃汁和生薑 2 片，煮成稀粥食用，每日 1 劑。治老年性肝腎陰虧、陰血不足、頭暈目眩、腰膝酸軟、兩耳聽力減退、過早衰老等症〔常用中藥配伍與名方精要 2006，897〕。

二、藥對方應用

1. 二黃丸（生地黃配熟地黃）

【來源】《保命集》

【主治】妊娠胎漏，下血不止。

【用法】生、熟地等分為末，每服半兩。白朮、枳殼煎湯空心調下，日二服。

2. 天冬膏（生地黃配天門冬）

【來源】《良朋彙集》卷二

【主治】風癲。

【**用法**】天門冬一斤（用水泡透）、生地黃二斤（用水泡透），上藥安木臼內搗一二千杵，取其汁再入溫湯，更搗，又取其汁，不論幾次，直待二藥無味為止，以文武火熬成膏子，盛瓷器內。每服一匙，溫酒化下，不拘時候，一日三次。

3. 生地麥冬飲（生地黃配麥門冬）

【**來源**】《醫宗金鑒》

【**主治**】上焦血熱，耳竅時流鮮血，尺脈虛數者。

【**用法**】生地黃、麥門冬各五錢，水煎服。

4. 二宜丸（生地黃配當歸）

【**來源**】《醫學入門》卷七

【**主治**】虛損屬於陰虧血虛者。

【**用法**】當歸身、生地黃各等分，上藥酒蒸七次，和煉蜜搗丸，如梧桐子大，每服七十丸，空腹時用酒送下。

5. 百合地黃湯（生地黃配百合）

【**來源**】《金匱要略》

【**主治**】意欲食復不能食，常默然，欲臥不能臥，欲行不能行，飲食或有美時，或有不用聞食臭時，如寒無寒，如熱無熱，口苦、小便赤，諸藥不能治，得藥則劇吐利，如有神靈者，身形如和，其脈微數。

【**用法**】百合七枚（擘）、生地黃汁一升，以水洗百合，漬一宿，當白沫出，去其水，更以泉水二升，煎取一升，去滓，內地黃汁，煎取一升五合，分溫再服。中病，勿更服。大便當如漆。

6. 未名方（生地黃配枸杞子）

【**來源**】《聖惠方》

【主治】面黯皯疱。

【用法】枸杞子十斤，生地黃三斤，為末。每服方寸
匕，溫酒下，日三服。久則童顏。

7. 地黃煎（生地黃配鹿角膠）

【來源】《赤水玄珠》

【主治】肺損吐血、嗽血。

【用法】生地黃四兩、鹿角膠（炒）一兩，上為末。
每服三錢，童便一盞，暖熱，入薑汁少許，調下。無鹿角
膠，阿膠亦可。

8. 生地黃飲（生地黃配阿膠）

【來源】《聖濟總錄》卷一五四

【主治】妊娠卒胎動，下血不止。

【用法】阿膠（炙燥）、熟乾地黃（焙）各二兩，上
為粗末。每服三錢匕，水、酒共一盞，煎至七分，去滓溫
服，以效為度。

9. 杜仲湯（生地黃配杜仲）

【來源】《聖濟總錄》卷八十一

【主治】腳氣緩弱腫痛。

【用法】杜仲（去粗皮，微炙，為細末）三兩、生地
黃汁三合，先將杜仲末以水二盞，煎至一盞，去滓，入地
黃汁三合，酒二合，再煎三五沸，溫服，空服、近晚各一
服。

10. 生地黃湯（生地黃配桂心）

【來源】《備急千金要方》卷五

【主治】治小兒寒熱進退，啼呼腹痛。

【用法】生地黃、桂心各二兩。右二味㕮咀，以水三

升，煮取一升，期歲已下服二合，已上三合。

11.**止漏散**（生地黃配乾薑）

【**來源**】《女科指掌》

【**主治**】妊娠胎漏下血。

【**用法**】乾生地四兩、炮薑炭二兩，為末空心米湯調二錢服。

12.**交加散**（生地黃配生薑）

【**來源**】《普濟本事方》

【**主治**】婦人榮衛不通，經脈不調，腹中撮痛，氣多血少，結聚為瘕，產後中風。

【**用法**】生地黃、生薑各三兩，上藥相拌和勻，同炒乾，研為末。每服二錢，研木香、酒一盞，同煎二三沸，通口服之，壓下血，立癒。木香不須多用。

13.**千金地黃丸**（生地黃配黃連）

【**來源**】《本事方》

【**主治**】心經血熱。

【**用法**】川黃連（去鬚）四兩（粗末），生地黃半斤（研取汁，連滓，二味勻，日乾），為細末，煉蜜丸如梧子大。食後熟水下二三十丸。

14.**胡黃連散**（生地黃配胡黃連）

【**來源**】《普濟方》卷一八九

【**主治**】吐血，衄血。

【**用法**】生地黃、胡黃連各等分，上為末，用豬膽汁為丸，如梧桐子大。每服五十丸，臨臥煎茅花湯下。

15.**苦參地黃丸**（生地黃配苦參）

【**來源**】《醫宗金鑒》

【主治】腸風便後下血。

【用法】苦參（酒浸曬九次，再炒黃為末）一斤，生地黃（酒浸一宿，蒸熟搗爛和苦參末內）四兩。煉蜜為丸，梧桐子大。每服三錢，白開水或酒送下，每日二次。

16. 牙仙丹（生地黃配玄參）

【來源】《辨證錄》卷三

【主治】諸火牙齒痛。

【用法】玄參一兩、生地一兩，水煎服。心包之火，加黃連五分；肝經之火，加炒梔子二錢；胃經之火，加石膏五錢；脾經之火，加知母一錢；肺經之火，加黃芩一錢；腎經之火，加熟地一兩，川柏、知母亦可。

17. 柏黃丸（生地黃配黃柏）

【來源】《赤水玄珠》卷九

【主治】腸風臟毒，下血鮮紅。

【用法】生地黃、黃柏（炒）各一斤，上為末，煉蜜為丸，如梧桐子大。每服八九十丸，空心，食前米飲送下。

18. 地骨皮散（生地黃配地骨皮）

【來源】《楊氏家藏方》卷三

【主治】風熱客於皮膚，血脈凝滯，身體頭面隱疹生瘡。

【用法】地骨皮三兩半、生乾地黃二兩，上為細末。每服二錢，食後溫酒調下。

19. 地黃散（生地黃配薄荷）

【來源】《普濟方》卷一八九

【主治】熱瘴昏迷煩悶、飲水不止、至危者。

【用法】乾地黃、龍腦薄荷等分為末，冷水調下。

20.黑膏方（生地黃配豆豉）

【來源】《千金要方》

【主治】溫毒發斑嘔逆。

【用法】生地黃二兩六錢二字半，好豆豉一兩六錢二字半，以豬膏十兩合之，露一夜，煎減三分之一，絞去滓，入雄黃、麝香如豆大，攪勻，分作三服。毒從皮中出則癒。忌蕪荑。

21.令內消方（生地黃配木香）

【來源】《普濟本事方》卷六

【主治】打撲傷損，及一切癰腫未破。

【用法】生地黃（研如泥成膏）、木香（細末），上以地黃膏隨腫大小攤於紙上。摻木香末一層。又再攤地黃。貼腫上。不過三五次即癒。

22.安胎將墮欲死方（生地黃配砂仁）

【來源】《先醒齋醫學廣筆記》

【主治】胎將墮欲死。

【用法】懷生地二兩（酒炒）、砂仁末一兩，水、酒各二碗，煎一碗，分作二次服，立癒。

23.未名方（生地黃配枳殼）

【來源】《中藏經》

【主治】婦人血崩。

【用法】枳殼一錢（面炒）、生地二錢（燒醋淬十四次），上為末。醋湯調下一錢匕，連三服效。

24.滲出紅丸（生地黃配茯苓）

【來源】《醫方類聚》卷八十五引《吳氏集驗方》

【主治】便血。

【用法】肥生地黃（取自然汁）、白茯苓末，上入銀器內，重湯燉成膏子，入白茯苓末，不以多少，攪和成劑為丸，如梧桐子大。每服七八十丸，空心用米飲送下。

25.未名丸（生地黃配車前草）

【來源】《聖惠方》

【主治】小便血淋。

【用法】生地黃汁、車前葉汁各三合，和煎服。

26.補肝散（生地黃配地膚子）

【來源】《千金要方》卷六

【主治】男子五勞七傷之眼疾。

【用法】地膚子一斗（陰乾，為末）、生地黃十斤（搗取汁）。右以地黃汁和散，曬乾，更為末。每服方寸匕，酒送下，日二。

27.化蟲定痛丹（生地黃配白薇）

【來源】《辨證奇聞錄》卷二

【主治】蟲傷胃脘，久患心痛，時重時輕，大饑則重，飽則痛輕。

【用法】生地二兩，水煎汁二碗入白薇二錢，煎汁一碗，淘飯食之，非吐物如蝦蟆，必瀉蟲如守宮也。

28.椒紅丸（生地黃配川椒）

【來源】《聖濟總錄》卷一八七

【主治】元臟傷憊，耳聾目暗。

【用法】蜀椒一斤（去目及閉口者，暴乾，搗羅取紅，再搗為末）、生地黃七斤（肥嫩者），上先將地黃搗碎絞自然汁，銅器中煎至一升許，住火。候稀稠得所，即

和前椒目為丸，如梧桐子大。每服三十丸，空心暖酒送下。

29. **生地黃湯**（生地黃配細辛）

【**來源**】《備急千金要方》卷四

【**主治**】崩中漏下，日去數升。

【**用法**】生地黃一斤，細辛三兩，右二味咬咀，以水一斗，煮取六升，服七合，久服佳。

30. **二黃湯**（生地黃配蒲黃）

【**來源**】《聖濟總錄》卷六十八

【**主治**】吐血不止。

【**用法**】生乾地黃（焙）、蒲黃各一兩，上為粗末。每服二錢匕，水一盞，加竹葉七片，煎七分，去滓放冷，食後細呷。

31. **兩地丹**（生地黃配地榆）

【**來源**】《石室秘錄》卷一

【**主治**】便血與溺血。

【**用法**】生地一兩，地榆三錢。

32. **大薊汁飲**（生地黃配大薊）

【**來源**】《濟生方》

【**主治**】吐血，嘔血。

【**用法**】大薊汁、生地黃汁各三兩，和勻，入薑汁少許、生蜜少許攪勻冷服，不拘時候。

33. **補髓丸**（生地黃配乾漆）

【**來源**】《全生指迷方》

【**主治**】若熱起骨間煩疼，手足時冷，早起體涼，日晚即熱，背脊牽急，或骨節起凸，足脛酸弱。由陰不足而

陽陷陰中，熱留骨髓，骨得熱則稀，髓稀則骨中空虛，陰虛水少脂枯，故蒸起，其脈沉細而疾，治屬骨蒸。

【用法】生乾地黃日乾三兩，乾漆半兩，碎、炒、令煙盡，二味共為末，煉蜜為丸如梧桐子大，飲下三十丸，空心臨臥服。

34.地黃膏（生地黃配茜草）

【來源】《醫燈續焰》卷十八

【主治】髭髮早白。

【用法】生地黃三斤（搗取汁）、茜草一斤（水煎絞取汁，滓再煎二三次取汁），合二汁，緩火煎如膏，以瓶盛之。每日空腹溫服半匙。一月髭髮如漆。

35.芎藭湯（生地黃配川芎）

【來源】《醫略六書》卷二十六

【主治】血崩氣陷，不時舉發，脈弦數者。

【用法】生地十兩（取汁）、芎藭一兩。芎藭煎汁，沖地黃汁，分三次溫服。

36.百部丸（生地黃配百部）

【來源】《全生指迷方》

【主治】肺熱咳嗽，畏熱，脈疾，目赤，頭眩。

【用法】百部八兩，為細末，生地黃五斤，取汁熬成膏，將地黃膏和百部為丸如梧桐子大，飲下三十粒，食後服。

37.竹茹湯（生地黃配竹茹）

【來源】《聖濟總錄》卷二十九

【主治】傷寒鼻衄不止。

【用法】青竹茹雞子大一塊，生地黃半兩（拍碎），

以水一盞半，煎至八分，去滓，食後溫服。

38. **地金湯**（生地黃配藕節）

【來源】《聖濟總錄》卷七十

【主治】鼻衄。

【用法】生乾地黃（焙）、生乾藕節各二兩，上細銼，如麻豆大。每服三錢匕，水一盞，煎至六分，去滓，食後、臨臥溫服。

39. **生藕汁飲**（生地黃配生藕汁）

【來源】《聖濟總錄》卷一九○

【主治】婦人蓐中好食熱麵酒肉，變成渴躁。

【用法】生藕汁半盞，生地黃汁半盞，上二味相和，溫暖，分為三服。

40. **黃荊湯**（生地黃配荊芥）

【來源】《辨證錄》

【主治】吐血。

【用法】生地四兩、炒黑荊芥三錢，水煎服。

41. **無憂散**（生地黃配琥珀）

【來源】《中藏經·附錄》卷七

【主治】產後發熱。

【用法】琥珀一兩（研）、生地黃半斤（切），上將地黃於銀器中，炒煙盡，令地上出火毒，為末，每一兩，琥珀末二錢勻合，用童便與酒各半，調下一錢，一日三次。

42. **未名方**（生地黃配代赭石）

【來源】《聖濟總錄》

【主治】墮胎下血。

【用法】代赭石末一錢，生地黃汁半盞調。日三、五

服，以瘥為度。

43.一綠散（生地黃配芙蓉葉）

【來源】《證治準繩》

【主治】眼胞打傷，赤腫疼痛。

【用法】芙蓉葉、生地各等分，上藥搗爛，敷眼胞上；或研細末，以雞蛋清調敷。

44.未名方（生地黃配海螵蛸）

【來源】《經驗方》

【主治】小便血淋。

【用法】烏賊骨末一錢，生地黃汁調服。

45.未名方（生地黃配醋）

【來源】《備急千金要方》第二婦人方上

【主治】胞死腹中。

【用法】生地黃汁一升，苦酒三合，令暖服之，不能頓服，分再服亦得。

46.地黃酒（生地黃配酒）

【來源】《備急千金要方》卷第二

【主治】產後百病、月水不止。

【用法】生地黃汁一升，以清酒四合，煮三四沸，頓服之不止頻服。

47.咀華清喉丹（生地黃配硼砂）

【來源】《醫學衷中參西錄》上冊

【主治】咽喉腫疼。

【用法】大生地黃一兩切片，蓬砂錢半細研。將生地黃一片，裹蓬砂少許，徐徐嚼細咽之。半日許宜將藥服完。

48. **未名方**（生地黃配白膠香）

【**來源**】《梅師方》

【**主治**】吐血不止。

【**用法**】生地黃汁一升二合、白膠香二兩，以瓷器盛，入甑蒸，令膠消，服之。

49. **定心湯**（生地黃配童便）

【**來源**】《古今醫鑒》卷三

【**主治**】傷寒瘥後，心下怔忡。

【**用法**】生地汁、童便各半盞，上和合，重湯煮數沸服。

50. **未名方**（生地黃配南星）

【**來源**】《醫學綱目》

【**主治**】針眼。

【**用法**】南星生為末三錢，生地黃不拘多少，共研成膏，貼兩邊太陽穴，腫可消。

51. **皂角散**（生地黃配皂莢）

【**來源**】《奇效良方》卷六十二

【**主治**】多食蟹及動風之物，齒間肉壅出。

【**用法**】生地黃汁一碗，豬牙皂角數錠。將豬牙皂角於火上炙令極熱，蘸地黃汁，再炙再蘸，令汁盡，為細末。敷壅肉上，即消縮。又用朴硝為末，敷壅肉上，消之尤快。

52. **天地煎**（熟地黃配天門冬）

【**來源**】《濟生續方》

【**主治**】心血燥少，口乾咽燥，心煩喜冷，怔忡恍惚，小便黃赤，或生瘡瘍。

【用法】天門冬去心二兩、熟地黃九蒸曝一兩，為細末，煉蜜為丸，如梧桐子大，每服百丸，用熟水、人參湯任下，不拘時候。

53. 麥冬熟地湯（熟地黃配麥門冬）

【來源】《辨證錄》

【主治】久咳嗽不癒，口吐白沫，氣帶血腥。乃肺經之燥所致。

【用法】熟地二兩，麥門冬二兩，水煎服。連服四劑，而肺金之燥除，腎火之干亦解。

54. 內補丸（熟地黃配當歸）

【來源】《普濟本事方》

【主治】胎寒腹痛。妊娠衝任脈虛，唯宜抑陽助陰。

【用法】熟地黃二兩，當歸一兩，微炒為末，蜜丸梧子大，每溫酒下三十丸。

55. 合德丸（熟地黃配蒼朮）

【來源】《普濟方》

【主治】目昏目燥，坐起生花。

【用法】蒼朮米泔浸製四兩，熟地黃二兩，為細末，酒糊為丸，如梧桐子大。每服三五十丸，溫酒或米湯下，食前，日三服。

56. 雙補丸（熟地配菟絲子）

【來源】《百一選方》卷四引史載之方

【主治】下部弱，腎水冷。

【用法】熟地黃、菟絲子各半斤，上為細末，酒糊為丸，如梧桐子大。每服五十丸，人參湯送下。如氣不順，沉香湯送下；如氣虛，茯苓湯送下；如心氣煩躁不得眠，

酸棗仁湯送下；腎氣動，茴香湯送下；小便少，車前子湯送下；小便多，益智湯送下。

57. **未名方**（熟地黃配枸杞子）

【**來源**】《續名醫類案》卷十七目門

【**主治**】類中風，眼花，不良於步，暈厥復作，目閉不語，汗出如珠，脈亂散。

【**用法**】熟地黃二兩、枸杞子一兩煎服。

58. **熟地黃湯**（熟地黃配阿膠）

【**來源**】《婦人良方》

【**主治**】妊娠尿血。

【**用法**】阿膠、熟地黃，上各等分為細末。空，粥飲調二錢。

59. **化腎湯**（熟地黃配肉桂）

【**來源**】《辨證錄》卷五

【**主治**】水火兩虛，上下關格（關格：上吐下結，氣逆不順，飲食不得入，溲溺不得出，腹中作痛，手按之少可。）。

【**用法**】熟地二兩、肉桂二錢，水煎服。

60. **止漏散**（熟地黃配乾薑）

【**來源**】《女科百問》卷下

【**主治**】妊娠漏胞。

【**用法**】熟地四兩、乾薑二兩，上為細末。每服二錢，空心米飲調下。

61. **黑神散**（熟地黃配生薑）

【**來源**】《婦人良方》

【**主治**】產後血痛有塊，並經脈行後，腹痛不調。

【用法】熟地黃一斤，陳生薑半斤，同炒乾為末。每服二錢，溫酒調下。

62.縮地湯（熟地黃配砂仁）

【來源】《簡明醫彀》卷七

【主治】胎動必欲下者。

【用法】砂仁一兩（研細）、懷地黃二兩（酒炒），水、酒各二碗，煎取一碗，分兩次服。

63.椒黃丸（熟地黃配川椒）

【來源】《聖濟總錄》卷一○九

【主治】一切內外翳膜遮障，磣澀疼痛，羞明怕日，肉攀睛，及冷熱淚。

【用法】蜀椒（去目及閉口者，炒出汗）一兩、熟乾地黃（切、焙）三兩，上為細末，煉蜜為丸，如梧桐子大。每服二十丸，米飲送下，食後臨臥服。

64.荊芥穗散（熟地黃配荊芥）

【來源】《普濟方》卷三五○

【主治】產後中風，或口噤，或角弓，或狂言如見鬼，或搐搦如癇。

【用法】荊芥穗、熟乾地黃各二兩，上為細末。每服六錢，溫服。不拘時候。

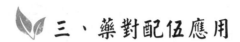

三、藥對配伍應用

1. 生地黃配金銀花

生地黃味苦性寒，既清熱涼血，又養陰生津；金銀花味甘性寒，輕清芳透，清熱解毒，疏散風熱。二藥配對，

清補兼施，清多補少，祛邪而不傷正，養陰而不留邪，氣營雙清，共奏清熱解毒，養陰透熱之功。

適用於 ① 熱病津傷口渴、舌紅唇燥等證；② 熱入營分證，症見身熱夜甚，時有譫語，舌絳而乾者。

生地黃常用 15 克，金銀花為 9 克。生地黃、金銀花配用，見於《溫病條辨》卷一的清營湯，與黃連、連翹、竹葉等藥同用，主治熱邪深入營分，神昏譫語者。

肖森茂在《百家配伍用藥經驗採菁》中謂「二藥配對，養陰護心，減輕熱毒對心陰的耗傷和心肌的損害，因生地黃含有營養心肌、保護心肌、強心的多種因數。病毒性心肌炎屬血熱者用之甚宜。」

二藥與麥冬、丹參、玄參、黃連等藥同用，可治身熱夜甚，煩躁不寐，時有譫語，斑疹隱隱；與羚羊角、焦山梔、連翹、生蒲黃同用，可治外感溫熱暑邪，熱擾營血，迫血妄行而失血，身熱，心煩不臥；與赤芍、牛蒡子、荊芥、防風等藥同用，可治赤遊風、頭面、四肢皮膚赤熱而腫，色如丹塗，游走不定；與水牛角、玄參、黃芩、連翹等藥同用，可治高熱昏譫，斑疹色紫。然藥對性寒而質膩，脾虛濕滯、便溏者忌用。

2. 生地黃配羌活

生地黃味甘性寒，清熱滋陰，涼血止血；羌活味辛性溫，入足太陽經，能祛風條達四肢，通暢血脈，疏散寒邪，發汗解表，透利關節。二藥配對，剛柔同用，燥潤相制，疏散但不燥烈傷正，清熱而不凝滯戀邪，共奏解表散寒，兼清內熱之功。

適用於 ① 風濕襲表，兼有裏熱，頭痛身痛，發熱，

口苦而乾，煩渴，舌苔黃膩者；② 陽毒火熾，壯熱無汗，骨節煩痛者；③ 熱毒壅盛，瘡瘍腫痛之證。

生地黃常用 9～30 克，羌活為 6～9 克。生地黃、羌活配用，見於《此事難知》九味羌活湯，與防風、細辛、白芷、川芎、黃芩等藥同用，主治外感風寒濕邪，內有蘊熱證；二藥與黃連、知母、防己、白朮等藥同用，可治風寒濕邪表證兼有裏熱、頭痛發熱，口乾煩滿；與石膏、知母、黃芩同用，可治陽毒火熾，壯熱便秘，骨節煩痛。然藥對生地黃用量偏重，性寒質膩，風熱表證、脾虛濕滯者，腹滿便溏者忌用。

3. 生地黃配獨活

生地黃味甘性寒，滋陰清熱而益腎精，可治齒動之本；獨活辛溫苦燥，氣香溫通，性走竄，祛風除濕而止痛，可治齒動之標。二藥配對，獨活之燥能制生地之膩，使之無膩滯之弊，標本兼治，補散兼施，共奏祛風止痛，益腎固齒之功。適用於陰虛有熱之齒根動痛。

生地黃常用 5～10 克，獨活為 5～10 克。生地黃、獨活配用，出於《千金要方》，二藥浸酒含之，主治齒根動痛。高學敏認為獨活有發散鬱火之效，若陰虛有熱者應同生地、牛膝、地骨皮等配伍；楊濟經驗：獨活配生地黃汁、竹瀝，可治風襲人面，引口偏側耳，牙關急，舌不得轉（《臨證用藥配伍指南》）。

二藥與生石膏牛膝、白芷、細辛等藥同用，可治風火牙痛；與黃耆、防風、桂枝、羌活等藥同用，可治曆節風，四肢頭面腫。然藥對雖能清熱，但陽明熱盛及風毒壅滯，齒齦虛腫出血疼痛者忌用。

4. 生地黃配防己

生地黃甘苦性寒，清熱養陰生津；防己辛苦性寒，寒以清熱，苦以泄邪，辛以通竅，長於除濕、通竅、利道、瀉下焦血分濕熱。二藥配對，生地黃之寒與防己相合，以清心中之熱；苦與防己相合，以泄邪定狂而和心；甘與防己相配，養陰生津而涼血清虛熱。共奏養心清熱，和心涼血定狂之功。

適用於心虛熱發狂證。症見發狂而精神萎沉，善動妄行而困乏，視物模糊而似鬼狀，無人則獨語不休，而見人則止，無寒熱，舌淡紅，脈虛。

生地黃常用 30～50 克，防己為 6～10 克。生地黃、防己配用，見於《金匱要略》防己地黃湯，與桂枝、防風、甘草同用，主治病如狂狀，妄行，獨語不休，無寒熱，其脈浮。二藥與黃耆、桂枝、防風、甘草同用（《金匱要略》防己黃耆東加減），可治風濕性關節炎，症見發熱，關節疼痛而腫，或有汗，或口渴，脈數。然藥對性寒，脾胃虛弱，食少便溏者不宜用。

5. 生地黃配桂枝

生地黃味甘苦，性寒質膩，為清熱涼血，養陰生津之要藥；桂枝辛甘性溫，長於宣陽氣於氣分，暢營陰於肌表，又能橫行肢臂，溫通經絡而止痛，功具溫陽化氣，溫經止痛。

二藥配對，一剛一柔，生地得桂枝，宣達陽氣，可防膩滯；桂枝得生地滋陰復液，陽得陰則化氣，共奏養陰生津，通絡止痛之功。

適用於 ① 月經不通，腹痛有冷感；② 手臂筋骨損

傷，發熱紅腫；③ 心悸氣短，舌淡少苔脈結代者。

生地黃常用 10～30 克，桂枝為 3～10 克。生地黃、桂枝配用，見於《婦人良方大全》桂枝桃仁湯，與芍藥、炙甘草、大棗、桃仁同用，主治月經不通，腹痛有冷感。二藥與枳殼、陳皮、紅花、當歸等藥同用，可治手臂筋骨損傷；與人參、阿膠、大棗、麥冬等藥同用，可治氣血虛弱，心動悸，脈結代。然藥對味甘苦，外感熱病忌用，孕婦慎用。

6. 生地黃配淡豆豉

生地黃味甘性寒，清熱涼血，養陰生津；淡豆豉味辛性溫，輕透微汗解表。二藥配對，輕透疏解和養陰涼血合用，疏透不傷陰助熱，養陰不滯邪閉表，相輔相成，共奏清熱涼血，養陰透表之功。

適用於 ① 熱入營分，表證未罷，仍出現發熱重，惡寒輕者；② 熱入營分，熱灼營陰，身熱夜甚心煩，脈細數等症。

生地黃常用 10～15 克，淡豆豉為 3～6 克。生地黃、淡豆豉配用，出自《肘後備急方》黑膏，與雄黃、麝香、豬膏製膏服，主治小兒溫毒發斑。

周平安教授經驗：生地黃甘苦寒，清熱涼血，養陰生津，潤腸通便，使熱有去路；淡豆豉苦溫，解表發汗，透陰分之熱外達，兩藥相伍，一寒一溫，發汗而不傷陰，滋陰而不留邪，治療陰虛外感恒用常藥對〔王麗華，李華．周平安教授運用藥對治療外感高熱的經驗．中國中醫基礎醫學雜誌，2001；7 卷（12）：59〕。然藥對性寒滋潤，陽虛發熱，陰虛潮熱復感外邪者忌用。

7. 生地黃配烏梅

生地黃甘苦性寒，能清熱養陰；烏梅酸澀性平，能斂虛火、生津液。二藥配對，一清一斂，清其內熱，斂其虛火，斂而不留邪，標本兼顧；甘寒與甘酸藥同用，酸甘化陰，共奏清熱養陰生津之功。

適用於　① 陰虛內熱之口渴多飲、煩熱；② 溫病後期陰傷津耗或暑熱傷陰之口渴、煩熱。

生地黃常用 10～15 克，烏梅為 10 克。生地黃、烏梅配用，見於《溫病條辨》連梅湯，與黃連、阿膠等藥同用，主治暑熱傷陰，腎水不能上濟而口渴引飲者。二藥與澤瀉、山藥、山茱萸等藥同用，降糖療效較好〔中藥現代研究與臨床應用·中醫古籍出版社·1995，79〕。

現代臨床多用於糖尿病、尿崩症及胃酸缺乏症的輔助治療。但因烏梅畢竟為收斂之品，溫熱初起、邪熱亢盛兼見陰傷，或暑熱挾濕、中土失運，津不上承所致的口渴，一般不宜選用，恐有戀邪留濕之虞。

8. 生地黃配石膏

生地黃甘寒微苦，質潤性寒而不傷胃氣，既能清熱涼血又能養陰生津；石膏味辛性寒，外解肌熱，內瀉胃火，長於洩氣分壯熱。二藥配對，其性皆寒，均有清熱作用，石膏偏於清氣分之熱，生地偏於涼血分之熱，從而達到氣血雙清之效，共奏清熱涼血，生津止渴之功。

適用於　① 溫病氣血兩燔，高熱口渴引飲，發斑；② 熱在氣分而津傷，症見身熱，煩渴，脈浮滑大數。

生地黃常用 10～20 克；石膏為 6～30 克，打碎先煎。生地黃、石膏配用，見於《疫疹一得》清瘟敗毒飲，

與連翹、犀角、黃連、梔子等藥同用，主治溫病氣血兩燔，高熱昏譫，頭痛如劈，發斑吐血；《外科證治全書》牙疼飲，二藥與防風、薄荷等藥同用，主治風火牙痛；《朱仁康臨床經驗集》涼血消風散，二藥與當歸、蟬蛻、白蒺藜、荊芥同用，主治脂溶性皮炎、蕁麻疹、玫瑰糠疹。

二藥與丹皮、赤芍、馬勃、紫花地丁等藥同用，可治頭面腫大；與犀角、梔子、丹皮、玄參、連翹等藥同用，可治痧疹滿佈，壯熱煩躁，渴欲飲冷，咽喉腫痛腐爛。然藥對性寒且潤，脾虛濕滯、脹滿便溏忌用。

9. 生地黃配黃連

生地黃甘寒質潤，入腎經滋腎陰，益精血；黃連苦寒性燥，入心經瀉心火，解熱毒。二藥配對，不燥不膩，瀉火而不傷陰，滋陰而不留邪；黃連清瀉膈上之熱，生地黃滋培下焦之陰，清上滋下，復水火既濟之用。共奏滋陰瀉火，除煩止渴之功。適用於 ① 肺熱津傷，煩渴多飲之消渴；② 心中有熱，擾神津傷，心煩口渴等；③ 溫病，壯熱煩渴，咽喉腫痛。

生地黃常用 10～15 克，黃連為 3～6 克。生地黃、黃連配對，見於《外台》卷十一引《肘後方》的黃連丸，主治消渴；《本事方》卷四的千金地黃丸，麥門冬湯送下，主治心熱；《丹溪心法》消渴方，二藥與天花粉、藕汁同用，主治肺熱津傷，煩渴多飲。與棗仁、遠志、當歸、朱砂等藥同用，可治驚悸怔忡，失眠多夢；與琥珀、龍齒、遠志、茯神等藥同用，可治心悸失眠，善驚易怒；與當歸、黃耆、黃柏、熟地等藥同用，可治低熱盜汗，面

赤心煩；與黃芩、丹皮、升麻、石膏等藥同用，可治胃經
有熱，牙齦腫痛；與僵蠶、石膏、金銀花、山梔等藥同
用，可治溫病，壯熱煩渴，咽喉不利；與青黛、山梔、柴
胡、人參等藥同用，可治裏實表虛，陽毒發斑；與犀角、
丹皮、元參、石膏等藥同用，可治痧麻密佈，壯熱煩燥，
咽喉腫痛腐爛；與犀角、丹皮、黃芩、赤芍等藥同用，可
治上焦有熱，口舌生瘡，或血熱妄行的吐血、下血。然藥
對性寒涼，脾胃虛寒者慎用，消渴病中、下消忌用。

10.生地黃配黃芩

　　生地黃甘寒質潤，清熱涼血而止血，且有養陰生津之
功；黃芩味苦性寒，苦能燥濕，寒能清熱，功具清熱止
血，涼血解毒之能。二藥配對，潤燥相濟，滋陰不礙邪，
涼血不留瘀，共奏滋陰清熱，涼血止血之功。適用於 ①
內熱亢盛，迫血妄行所致的吐血、衄血、咳血、便血、血
崩等證；② 肺熱咳嗽，乾咳無痰；③ 胎熱不安。

　　生地黃常用 10～30 克，黃芩為 3～10 克。生地黃、
黃芩配用，見於《景岳全書》保陰煎，與熟地黃、黃柏、
白芍、續斷等藥同用，主治陰虛內熱，帶下淋濁，色赤帶
血，血崩便血，月經先期，脈滑。二藥與黃連、丹皮、石
膏、升麻同用，可治胃經有熱，牙齦腫痛，出血不止；與
柴胡、當歸、丹皮、山梔等藥同用，可治肝膽鬱火，血熱
妄行，目赤易怒，婦人崩漏；與知母、葛根、石膏、人參
等藥同用，可治骨蒸勞熱；與丹皮、焦山梔、地榆、牡蠣
等藥同用，可治婦女血崩，口燥唇焦；與桑寄生、杜仲、
菟絲子等藥同用，可治胎動不安；與白茅根、三七、仙鶴
草、側柏葉等藥同用，可治肺熱咯血。然藥對性寒，脾胃

虛寒，食少便溏者忌用。

11.生地黃配石斛

生地黃甘寒質潤，為益陰血之上品，補腎家之要藥；石斛甘寒清潤，入胃能生津液止煩渴，入腎可滋真陰退虛熱。二藥配對，清中有補，補中有清，共奏養陰清熱，益胃生津之功。

適用於 ① 胃陰不足，陰虛津虧，咽乾而痛，舌紅少津，虛熱不退之證；② 熱病傷陰，口乾煩熱，筋骨酸痛；③ 胃火熾盛，消穀善饑的中消證。

生地黃常用 10～15 克，石斛為 10～15 克，鮮品 15～30 克。生地黃、石斛配用，見於《證治準繩》石斛湯，與麥冬、玄參、黃耆同用，主治氣陰不足，低熱不退、心煩口渴、倦怠乏力等症。《百家配伍用藥經驗採菁》載顏德馨用生地黃、石斛、北沙參三藥伍用治肝硬化陰虛足腫有較好療效，並有提高血漿蛋白的效果；《益壽中草藥選解》介紹陸飲堯治急性熱病恢復期，取鮮石斛、連翹（去心）各 9 克，天花粉 6 克，鮮生地黃、麥冬各 12 克，參葉 2.4 克，每日 1 劑，對熱病傷陰，口乾煩熱，筋骨酸痛等證，療效較好。

二藥與沙參、麥冬、冰糖等藥同用，可治熱病傷陰，煩熱口渴；與石膏、知母、黃連、丹皮同用，可治胃有積熱，牙齦腫痛，牙宣出血；與百部、川貝、三七等藥同用，可治肺腎陰虛，久咳或痰中帶血；與枸杞、菊花、白蒺藜、青葙子等藥同用，可治肝腎不足，視物昏花，羞明流淚。然藥對性寒潤，有斂邪助濕之弊，溫熱病不宜早用，濕溫病未化燥者忌用。

12.生地黃配白朮

生地黃苦寒質潤，養陰清熱涼血，潤腸通便；白朮味甘性溫，益脾胃之氣運濕止瀉，且通便。《本草正義》謂白朮「能振動脾陽，而又疏通經絡，且以氣勝者，疏行迅利，本能致津液通便也」。二藥配對，一燥一潤，陰陽並調，健脾與養陰共施，相制相濟，並行不悖，陽運陰布，調暢腑氣。共奏健脾益氣，養陰通便之功。適用於 ① 頑固性習慣性便秘；② 痔瘡、脫肛、面色萎黃，積年不癒者；③ 脾氣虛弱，衝脈不固，婦女月經過多。

生地黃常用 10～30 克，白朮為 30～60 克。生地黃、白朮配對，見於《雜病源流》卷十七的白朮丸，主治痔漏、脫肛、瀉血、面色萎黃、積年不癒者。

《醫學衷中參西錄》的安沖湯，二藥與黃耆、龍骨、牡蠣、白芍、海螵蛸、茜草、續斷同用，主治脾氣虛弱，衝脈不固，婦女月經過多，經行時久，過期不止等症；現代臨床常將此藥對與黃耆、當歸、桃仁、升麻等藥同用，可治陰血虧虛，大便秘結，食不得下；與黃耆、人參、柴胡、羌活等藥同用，可治腸澼下血，血出如箭；與地骨皮、黃柏、枸杞、知母等藥同用，可治產後骨蒸發熱；與當歸、白芍、烏梅、大棗等藥同用，可治心悸怔忡，失眠健忘，神疲乏力；與熟地黃、當歸、白芍、天冬等藥同用，可治男子衄血、便血，女子產後崩漏，失血過多；與升麻同用，可治習慣性便秘。然藥對中白朮用量獨重，熱病引起的實熱便秘忌用。

13.生地黃配蒼朮

生地黃味甘苦，性寒質潤，清熱涼血，養陰生津滋腎

陰；蒼朮芳香辛散，苦溫燥烈，燥濕運脾助健運，斂脾精。二藥配對，一燥一潤，一剛一柔，燥潤相合，剛柔相濟，一斂脾精，一養腎陰，脾腎兼顧，相反相成，共奏燥濕散寒，清熱養陰之功。適用於　① 風寒表證挾濕，惡寒發熱無汗證；② 脾腎陰虛而濕滯不化的水腫；③ 慢性腎炎已久，蛋白尿不消者。

生地黃常用 10～20 克，蒼朮為 6～10 克。生地黃、蒼朮配用，出於《此事難知》卷上的九味羌活湯，與羌活、防風、細辛、黃芩等藥同用，主治外感風寒濕邪之肌表無汗，頭痛項強，肢體酸楚疼痛等症。

《百家配伍用藥經驗採菁》謂：「二藥合用，相制相濟，各展其長。對消水腫，斂精消蛋白，改善腎功能，平衡陰陽等方面有較好療效。」二藥與何首烏、黃精、人參、黑豆同用，可治烏鬚早白、脫髮；與枸杞、山藥、丹皮龜板、澤瀉同用，可治慢性腎炎腎病已久，腎陰虛而濕滯不化，水腫，腰膝酸痛；與羌活、防風、細辛、川芎等藥同用，可治外感風寒濕，兼有裏熱證。然藥對燥潤相合，無濕邪或無陰虛之象不宜使用。

14.生地黃配藕節

生地黃甘苦性寒，為清熱涼血、止藥之要藥；藕節味微甘澀，能收斂止血，又兼化瘀作用。二藥配對，斂而不滯，清補結合，有相輔相成之妙，共奏清熱涼血，化瘀止血之功。適用於鼻衄。

生地黃為常用 10～30 克，藕節為 10～15 克。生地黃、藕節配用，見於《濟生方》的小薊飲子，與小薊、滑石、木通、淡竹葉等藥同用，主治下焦瘀熱而致的血淋，

尿中帶血，小便頻數，赤澀熱痛，或尿血，而見舌紅脈數
者。《丹溪心法》藕汁膏，二藥取汁，與黃連末、天花粉
末、牛乳同用，主治胃熱消渴。二藥與側柏葉、地榆等藥
同用，可治血熱妄行；與人參、白蜜同用，可治大便下
血；然藥對生地用量獨重，性寒味甘，脾胃虛寒者忌用。

15.生地黃配側柏葉

生地黃苦寒且甘，善入血分，清熱養陰，涼血止血；
側柏葉苦澀微寒，入血分，長於涼血、收斂而止血。二藥
配對，既涼血止血，又清熱養陰，標本同治，陰血自充。
適用於血熱迫血上行之衄血、咯血、尿血等。

生地黃常用 10～15 克，側柏葉為 10 克。生地黃、側
柏葉配用，見於《婦人良方大全》四生丸，與生荷葉、生
艾葉同用，主治血熱所致的吐血、衄血、便血、崩漏下
血、血色鮮紅者。

二藥與白芍、阿膠等藥同用，可治崩漏，月經過多；
與小薊、白茅根、蒲黃等藥同用，可治尿血、血淋之證；
與黑芝麻、當歸、首烏製成生髮飲內服，可治血熱脫髮
〔遼寧中醫雜誌，1984；（2）：26〕。顏德馨經驗：用二藥
治療再生障礙性貧血的出血，每獲良效〔中醫雜誌，
1990，（7）：18〕。胥慶華在《中藥藥對大全》謂：臨床
應用中也常以側柏炭和生地炭合用，涼血作用減弱而收斂
止血力增強，適用於熱勢不著或脾胃虛弱之人。

值得注意的是生地味厚滋膩，側柏葉味苦性寒，有傷
中礙運之弊，只能暫用，不可久服。

16.生地黃配丁香

生地黃甘寒質潤，養陰潤燥，涼血清熱；丁香辛溫芳

香，溫中行氣，治呃逆，除胃寒瀉痢，暢七情五鬱。二藥配對，寒溫並施，潤燥共用，相制相濟，共奏養陰清熱，降逆止呃之功。

適用於　① 頑固性呃逆屬胃熱傷陰者；② 寒熱錯雜，胃氣上逆，呃聲低怯，下肢欠溫。

生地黃常用 15 克，丁香為 3 克。生地黃、丁香配用，見於《中醫治法與方劑》加味降逆止嘔湯，與代赭石、旋覆花、橘皮、竹茹等藥同用，主治寒熱錯雜，胃氣上逆，呃逆，其聲低怯，下肢欠溫，口乾舌紅，苔薄脈細。二藥與竹茹、大棗、人參、石膏等藥同用，可治胃熱傷陰的呃逆乾嘔，苔薄黃者；與白芍、橘皮、旋覆花、柿蒂等藥同用，可治呃逆聲低，下肢欠溫。然藥對生地黃用量偏重，性偏寒，中虛寒滯，痰濁中阻的呃逆忌用。

17.生地黃配玄參

生地黃、玄參均甘寒味苦，均能清熱涼血，養陰生津。然生地黃功偏涼血止血，玄參功長涼血解毒。二藥配對，同入血分，相須為用，其清熱涼血，養陰生津之功倍增。適用於　① 溫熱病熱入營分之身熱夜甚，時有譫語，心煩口渴，舌絳脈數者；② 溫病傷陰，津少口渴，腸燥便秘者；③ 腎陰虧損，虛火上炎之咽喉燉腫，口乾舌燥等症。

生地黃常用 10～15 克，玄參為 10～15 克。生地黃、玄參配對，見於《辨證錄》牙仙丹，主治諸火牙齒痛。《溫病條辨》增液湯，與麥冬同用，主治溫病傷津，大便燥結、咽乾口渴；《醫方集解》清營湯，與犀角、竹葉、麥冬、丹參等藥同用，主治邪熱傳營，身熱夜甚，神煩少

寐，時有譫語，目常喜開或喜閉，口渴或不渴，或斑疹隱
隱，舌降而乾，脈數。

二藥與麥冬、大黃、芒硝同用，可治溫病傷陰，舌絳
煩渴，便秘尿赤；與麥冬、大黃、丹皮、知母同用，可治
溫病下後，邪氣復聚，口燥咽乾，舌苔乾黑；與石膏、知
母、麥冬同用，可治氣血兩燔，心熱口渴，煩擾不寐；與
犀角、黃連、金銀花、連翹等藥同用，可治熱入營血，壯
熱神昏，口乾舌絳；與犀角、桑葉、丹皮、石菖蒲等藥同
用，可治溫邪入營，神煩少寐，舌紅脈數；與梔子、丹
皮、黃連、薄荷、白茅根等藥同用，可治痧麻密佈，壯熱
煩躁，咽喉腫痛；與白芍、浙貝母、麥冬、甘草等藥同
用，可治急性扁桃體炎；與阿膠、黃柏、車前草、乳香、
蒲公英等藥同用，可治慢性前列腺炎。然藥對性寒而滯，
脾胃虛寒，食少便溏者忌用。

18.生地黃配赤芍

生地黃苦寒質潤，清熱滋陰，涼血解毒；赤芍苦寒清
熱，性散而泄，既能瀉肝降火，清血分實熱，又能散瘀血
留滯而通脈止痛。二藥配對，有走有守，生地黃滋腎水以
濟肝木，赤芍瀉肝火以強腎精，肝腎同治，邪熱清而瘀無
所成，瘀血去而熱無所附，共奏涼血解毒，養陰散瘀之
功。適用於 ① 溫熱病熱入營血，發熱舌絳、身熱發斑，
吐衄尿血；② 婦人血熱崩沖者。

生地黃常用 10～15 克，赤芍為 6～15 克。生地黃、
赤芍配用，見於《景岳全書》犀角地黃湯，與犀角、丹
皮、黃芩、升麻同用，主治胃火血熱妄行吐衄，或大便下
血。二藥與黃芩、黃連等藥同用，可治上焦有熱，口舌生

瘡；與當歸、荊芥、防風、黃芩等藥同用，可治痘疹餘毒，一切瘡毒；與牛蒡子、荊芥、連翹、金銀花等藥同用，可治赤游風，頭面、四肢皮膚赤熱而腫，色若丹塗，游走不定；與連翹、桃仁、石菖蒲、鮮茅根等藥同用，可治溫熱病，熱陷包絡，神昏譫語；與丹皮、丹參、葛根等藥同用，可治瘀膽型肝炎。然藥對性苦寒，血寒經閉者忌用，氣虛、陽虛之出血者及脾胃虛弱者不宜用。

19. 生地黃配丹皮

生地黃苦寒以泄熱，甘寒滋潤以養陰潤燥，入心肝血分能清營涼血，以泄邪熱；丹皮苦寒以清血熱，辛散以行瘀血，功善涼血祛瘀，具有涼血不留瘀，活血而不動血之特點。二藥配對，生地黃重在滋陰，陰生則易於退熱；丹皮清芳透散，熱退則有利陰復，相須為用，清補共施，涼血兼散瘀，清熱又寧絡，共奏清熱養陰，活血補血之功。

適用於　① 陰虛血熱，吐血衄血；② 溫病後期，邪伏陰分，夜熱早涼，骨蒸無汗；③ 肝腎陰虧、骨蒸勞熱。

生地黃常用 15～20 克，丹皮為 9～12 克。生地黃、丹皮配用，見於《醫學心悟》生地黃湯，與焦山梔、三七等藥同用，主治血分熱盛，吐血脈數。《景岳全書》清化飲，與麥冬、黃芩等藥同用，主治婦人產後，陰虛血熱，吐血衄血；《溫病條辨》青蒿鱉甲湯，與鱉甲、知母等藥同用，主治溫病後期，邪伏陰分，夜熱早涼、骨蒸無汗。二藥與犀角、赤芍等藥同用，可治溫病熱擾心營，昏狂譫語；與石膏、連翹、大青葉、黃芩等藥同用，可治氣血兩燔的高熱、頭痛劇烈，頸項強直。然藥對性寒，血虛有寒，月經過多及孕婦忌用。

20.生地黃配升麻

升麻甘辛微寒，輕清升散，既能疏散風熱，又能清瀉肺胃之火；生地黃味甘性寒，功擅清熱涼血，又能養陰生津。二藥配對，相輔相成，升麻引生地黃入肺胃以清肺胃之積熱，生地黃養陰生津協升麻以清熱。共奏清熱涼血，散火解毒之功。

適用於 ① 肺胃熱盛，迫血妄行而致的吐血、衄血、牙宣出血；② 胃熱循足陽明胃經上攻所致的牙痛牽引頭腦、面頰發熱諸症。

生地黃常用 15～30 克，升麻為 3～6 克，生地黃、升麻配用，見於《蘭室秘藏》清胃散，與當歸、丹皮、黃連同用，主治胃有積熱，牙痛牽引頭痛，面頰發熱，其齒惡熱喜冷，或牙齦潰爛，或牙宣出血，或唇舌頰腮腫痛，或口氣熱臭。二藥與石膏、黃芩、丹皮等藥同用，可治胃經實熱之牙衄，血出如湧，口臭牙不痛；與黃連、山梔、犀角、石膏等藥同用，可治脾胃積熱，鼻中出血；與犀角、連翹、甘草、丹皮等藥同用，可治婦人胃火傷血，唇裂內熱；與連翹、丹皮、黃連同用，可治走馬牙疳，牙間紅腫，漸變紫黑臭穢；與金銀花、燈芯、石膏同用，可治胃火上炎的小兒重顎、重齦。然藥對性寒質潤，脾虛濕滯，腹滿便溏者忌用。

21.生地黃配白茅根

生地黃色黑，味厚氣薄，善走血分，功專滋陰涼血，生血益精；白茅根味甘性寒，具透發之性，亦走血分，以清血分之熱，而托毒退熱。二藥配對，相須為用，共奏清熱涼血，托毒退熱之功。適用於熱邪入營，身熱不退，舌

絳，或發斑疹，血熱妄行之吐衄。

生地黃常用 15～30 克，白茅根為 15～30 克，生地黃、白茅根配用，見於《萬病回春》七生飲，與生荷葉、生藕節、生韭菜、生薑汁、京墨同用，主治肺胃出血。二藥與藕節同用，可治鼻衄、咯血；與犀角、丹皮同用，可治熱入營血，身熱不退，發斑等症；與墨旱蓮、知母、黃柏等藥同用，可治肺腎陰虛火旺者；與夏枯草、車前子、澤瀉等藥同用，可治腎炎水腫。然藥對性性寒，脾虛不統血者忌用。

22.生地黃配川芎

生地黃甘寒滋潤，清熱涼血，養陰生津；川芎辛散溫通，既能活血，又能行氣，為血中之氣藥。二藥配對，滋陰有活血之源，行氣有解寒潤之弊，相輔相成，共奏行氣活血，滋陰涼血之功。適用於 ① 氣滯血瘀的各種病症；② 產後餘血不盡，結塊上沖，心煩腹痛；③ 中風初起，風中經絡之手足不遂。

生地黃常用 10～30 克，鮮品用量加倍；川芎為 6～10 克。生地黃、川芎配對，見於《聖濟總錄》卷一六一的乾地黃散，主治產後餘血不盡，結塊上沖，心腹煩痛。《醫略六書》卷二十六的芎藭湯，主治血崩氣陷，不時舉發，脈弦數者。二藥與秦艽、防風、當歸、獨活等藥同用，可治風邪初中經絡，口眼歪斜，舌強語塞；與續斷、澤蘭、赤芍、桃仁等藥同用，可治跌打損傷，胸腹部刺痛，傷處瘀血；與熟地、人參、當歸、黃耆同用，可治惡瘡出血過多，而心煩不安，不得睡眠；與桃仁、紅花、枳殼、桔梗等藥同用，可治胸脅瘀滯刺痛，經閉痛經。

然藥對生地黃用量獨重，性寒，寒凝所致的氣滯血瘀忌用；孕婦也忌用。

23.生地黃配百合

生地黃甘寒質潤，滋陰潤燥，清熱養血，歸心腎經；百合甘寒清潤，潤肺益氣，清心寧神，歸心肺經。二藥配對，肺腎同滋，金水相生，心腎同調，養中寓清，相得益彰，潤養中有清心之意，但不苦寒，共奏清心安神，養陰潤肺之功。適用於 ① 婦人心陰不足之心悸不安，精神失常者；② 熱病後期，餘熱未清，虛煩驚悸，坐臥不安、失眠多夢等證。

生地黃常用 10～15 克，百合為 10～20 克。生地黃、百合配用，見於《醫方集解》百合固金湯，與熟地、麥冬、當歸、玄參等藥同用，主治肺腎陰虛，咳痰帶血，咽喉燥痛，手足心熱，骨蒸盜汗，舌紅少苔，脈細數。

二藥與甘草、浮小麥、大棗同用，可治婦女臟燥症，精神失常；與夜交藤、丹參、五味子同用，可治神經衰弱的失眠；與麥冬、當歸、貝母、桔梗等藥同用，可治咽喉燥痛，乾咳氣喘；與半枝蓮、白花蛇舌草、三棱、牡蠣等藥同用，可治肺癌。然藥對性寒質潤，風寒咳嗽、中寒便溏者忌用。

24.生地黃配附子

生地黃甘寒質潤，養陰生津、通心脈；附子辛甘大熱，純陽燥烈，溫心陽以通脈。二藥配對，附子得生地黃之制無傷陰耗氣之弊，生地黃得附子之助無質膩之寒，寒熱並用，剛柔相濟，溫陽以生陰，滋陰以化陽，共奏養陰強心，溫陽散寒之功。

適用於 ① 心陽不足所致的心悸怔忡、面色㿠白，自汗，脈弱或結代；② 心陰陽兩虛所致的心悸怔忡，畏冷肢涼，五心煩熱，胸悶頭暈。

生地黃常用 10～15 克，附子為 3～15 克，入湯劑宜先煎 30～60 分鐘以減其毒性。生地黃、附子配用，見於《金匱要略》腎氣丸，與茯苓、山藥、山茱萸、澤瀉等藥同用，主治腎陽不足，腰痛腳軟，下半身常有冷感，少腹拘急，小便不利，或小便反多，腳氣，痰飲，消渴，轉胞等症。現代臨床常與麥冬同用，主治心律失常屬寒熱夾雜，陰陽互損之證。與人參、乾薑、白朮、炙甘草等藥同用，可治慢驚風屬陰陽兩敗之證。然藥對溫補與涼潤共施，陰虛火旺者忌用。

25. 生地黃配竹葉

生地黃與竹葉均具有清熱作用，然竹葉性寒質輕，清熱偏於清心除煩，利尿止渴；而生地黃味甘性寒，清熱則偏於清心涼血。藥對相互為用，相互促進，以增強清心除煩作用。適用於 ① 陰虛煩渴、小便黃赤等症；② 心火下移，而成尿淋。

生地黃常用 10～15 克，竹葉為 6～12 克。生地黃、竹葉配用，見於《千金要方》導赤散，二藥與地骨皮、麥冬、石膏同用，主治熱痢傷陰，虛熱煩渴，引飲不止之證；與薄荷、玄參、桑葉、金銀花同用，可治熱盛陰傷的白喉，內外腐爛；與地骨皮、麥冬、石膏同用，可治熱痢傷陰，虛熱煩渴，引飲不止之證；與人參、當歸、麥冬、桂心等藥同用，可治產後氣血不足，內熱心煩，頭身疼痛，下午甚者；與人參、葛根同用，可治上消煩渴，胸滿

神疲；與梔子、瞿麥、木通、滑石等藥同用，可治熱淋澀痛；與小薊、蒲黃、木通等藥同用，可治血淋或尿血；與麥冬、黃耆、山藥、五味子、地骨皮同用，可治心經虛熱，小便短赤，尿道口時有膿液之證；與黃芩、大黃等藥同用，可治實熱傷陰，眼視無明，身熱體痛；與石膏、牛膝、麥冬同用，可治婦人經來，適感溫病，邪趁虛入，鬱遏肝膽疏泄，蘊熱內生，上擾清竅，耳鳴耳聾，煩渴乾嘔者。然藥對性寒且潤，脾虛濕滯腹滿者忌用。

26.生地黃配犀角

生地黃甘寒微苦，質潤多汁，長於滋陰清熱，涼血生津，兼有止血功效；犀角苦酸鹹寒，入營入血，清心安神，清解血分熱毒，且清靈透發，寒而不遏。二藥配對，相使相助，共奏清心安神，解毒化斑之功。

適用於 ① 熱病神昏、譫語、身熱口渴；② 血熱妄行所致的吐血、衄血、便血、及斑疹紫黑等症。

生地黃常用 15～30 克，犀角為 0.3～3 克，現代臨床醫家多用水牛角代替，一般為 30～45 克。生地黃、犀角配用，出自《備急千金方》的犀角地黃湯，與芍藥、丹皮同用，主治邪熱深入血分，熱迫血溢或熱擾心營所致的出血，神昏譫語，斑疹紫暗等症；二藥與玄參、麥冬、丹參、金銀花同用，可治熱入營分證，症見身熱夜甚，神煩少寐，時有譫語，斑疹隱隱等等。然二藥配對，性寒苦酸，陽虛失血，脾胃虛弱、濕熱內蘊者忌用。

27.生地黃配牡丹皮

生地黃苦寒以泄熱，甘寒質潤以養陰潤燥，入心肝血分能清營涼血，以泄邪熱；牡丹皮苦寒以清血熱，辛散以

行瘀血，功擅涼血祛瘀，具有涼血不留瘀，活血不動血之特點。二藥配對，牡丹皮清芳透散，熱退則有利陰復；生地黃重在滋陰，陰生則易於退熱，相須為用，涼血兼散瘀，清熱又寧絡，共奏清營涼血，活血散瘀之功。

適用於 ① 急性熱病，熱入心營之神昏譫語等症；② 陰虛血熱，吐血、衄血；③ 溫病後期，邪伏陰分，夜熱早涼，骨蒸無汗；④ 肝腎陰虛，骨蒸勞熱。

生地黃常用 15～20 克，牡丹皮為 9～12 克。生地黃、牡丹皮配用，見於《醫學心悟》生地黃湯，與焦山梔、三七等藥同用，主治血分熱盛，吐血脈數。二藥與麥冬、黃芩等藥同用，可治婦人產後，陰虛血熱，吐血衄血；與鱉甲、知母等藥同用，可治溫病後期，邪伏陰分，夜熱早涼，骨蒸無汗；與犀角、赤芍等藥同用，可治熱擾心營，昏狂譫語；與石膏、連翹、大青葉、黃芩等藥同用，可治氣血兩燔的高熱、頭痛劇烈，頸項強直。然藥對味苦性寒，血虛有寒，月經過多及孕婦忌用。

28.生地黃配地骨皮

生地黃味甘苦性寒，功善清熱涼血，又能養陰生津；地骨皮味甘性寒，清熱涼血，生津止渴，《本草正經》言「善入血分，凡不因風寒而在精髓陰分者最宜。」二藥配對，相須為用，共奏清熱涼血，養陰生津之功。

適用於 ① 風客於皮膚，血脈凝滯，身體頭面隱疹生瘡；② 溫病傷陰，津少口渴，腸燥便秘者。

生地黃常用 15 克，地骨皮為 9 克。生地黃、地骨皮配對，見於《楊氏家藏方》卷三的地骨皮散，二藥為細末，食後溫酒調下，主治風客於皮膚，血脈凝滯，身體頭

面隱疹生瘡。田代華認為：地骨皮、生地黃性皆寒涼，二藥合用，專於袪風清熱，涼血解毒，使風熱無所依附，則瘡疹自消矣。此正所謂「治風先治血也」（《實用中醫對藥方》）。二藥與青蒿、鱉甲、知母等藥同用，可治溫熱病後期，邪伏陰分之夜熱早涼，熱退無汗，形體消瘦。然藥對性寒質膩，脾虛濕滯、腹滿便溏者忌用。

29.生地黃配酸棗仁

生地黃味甘性寒，滋腎陰而降心火；酸棗仁甘酸，養心血而寧心神。二藥配對，相輔相成，交通心腎，共奏補陰血，降心火，安心神之功。適用於心腎不交，水火不濟所致的心煩失眠，骨蒸潮熱，漸至羸瘦，四肢無力等症。

生地黃常用 10～15 克，酸棗仁為 10～15 克。生地黃、酸棗仁配用，見於《證治準繩》酸棗仁湯，與麥冬、當歸等藥同用，主治陰虛血少之心悸、失眠、煩躁、頭昏者。《臨證用藥配伍指南》謂：「酸棗仁配伍生地、黨參、茯苓，治陰虛失眠盜汗。」

二藥與麥冬、五味子、當歸、玄參等藥同用，可治心、腎陰虧之心悸、怔忡、虛煩少寐，夢遺健忘者；與粳米同煮粥服，可治腎虛骨蒸，心煩不眠者；與茯苓、麥冬、龍骨、牡蠣等藥同用，可治肝膽濕熱迫津外泄的多汗症〔上海中醫藥雜誌，1989；（8）：22〕；與黃精、枸杞、白芍、首烏藤等藥同用，可治神經官能症。然藥對甘寒礙胃，脾胃虛寒者慎用。

30.生地黃配天冬

生地黃味甘微苦而性寒，有滋陰補腎，清熱生津，益胃止渴之功；天冬甘苦大寒，清火潤燥之力甚強，且入腎

滋陰。二藥配對，相須為用，共奏滋陰補腎，清肺潤燥之功。適用於 ① 肺腎陰虛證；② 熱病後期的腸燥便秘等。

生地黃常用 10～15 克，天冬為 15～25 克。生地黃、天冬配用，見於《溫病條辨》三才湯，與人參同用，主治氣陰兩傷，咽乾口渴，氣短神疲者；《症因脈治》歸芍天地煎，與當歸、白芍、山梔等藥同用，主治腎陰虛火旺，咳嗽咯血之證。

二藥與麥冬、當歸、酸棗仁等藥同用，主治陰虛血少之心悸、失眠、煩躁、頭昏者；與麥冬、五味子、當歸、玄參等藥同用，可治心、腎陰虧之心悸、怔忡、虛煩少寐，夢遺健忘者；與麥冬、百部、阿膠等藥同用，可治陰虛勞嗽，潮熱盜汗，形體消瘦；與麥冬、黑芝麻、牛乳等藥同用，可治津枯便秘兼熱者；與麥冬、當歸、麻仁等藥煉蜜熬膏服，可治老人陰血虧虛，大腸燥結不通。然藥對性寒潤，風寒咳嗽或中寒便溏者忌用。

31. 生地黃配黃柏

生地黃甘寒質潤，入腎經，能滋陰降火，使陰生則熱自退，取「滋即為清」之義；黃柏味寒沉降，瀉火堅陰，主瀉腎火，使火去不復傷陰，取「以瀉為補」之義。二藥配對，瀉火以堅陰，補中寓瀉，滋陰以清熱，瀉中寓補，共奏滋陰清熱，瀉火堅陰之功。

適用於 ① 肝腎陰虛、虛火上炎、骨蒸潮熱，盜汗遺精等；② 消渴病，以下消最為適宜；③ 下焦濕熱之尿血、便血、崩漏證。

生地黃常用 15～18 克，黃柏為 9 克。生地黃、黃柏配用，《景岳全書》生地煎，二藥與黃耆、浮小麥同用，

主治陰虛火旺、盜汗不止；《蘭室秘藏》當歸六黃湯，二藥與當歸、黃芩、黃連等藥同用，主治發熱盜汗，面赤心煩，口乾唇燥的陰虛火旺證。二藥與龜板、丹皮、側柏葉炭、地榆等藥同用，可治肝經血熱，迫血妄行的血崩，色紅量多；與人參、紫河車、龜板、杜仲等藥同用，可治久病虛損，形體消瘦，潮熱盜汗；與龍骨、牡蠣、茯神、知母等藥同用，可治陰虛火旺、衝任損傷的崩漏，黑帶；與黃耆、浮小麥等藥同用，可治陰虛火旺，盜汗不止。然藥對寒涼滋膩，脾胃虛弱、納差便溏者忌用。

32.生地黃配龜板

生地黃味甘性苦，質潤多汁，有清熱涼血、滋陰補腎、生津止渴之功；龜板味鹹能益腎陰，質重能潛浮陽，既能益腎健骨，又能養心補心。二藥配對，清中寓補，使陰長可以配陽，潛陽引之就陰，陰平陽秘，共奏清熱生津，滋陰潛陽之功。適用於 ① 溫病後期，熱傷肝腎之陰，虛風內動，手指蠕動，瘈厥；② 內傷雜病，陰虛陽亢之頭暈目眩，心悸、耳鳴。

生地黃常用 10～30 克，龜板為 10～30 克，打碎先煎。生地黃、龜板配用，見於《溫病條辨》三甲復脈湯，與炙甘草、生白芍、生鱉甲、阿膠等藥同用，主治溫病後期，熱傷肝腎，虛風內動，手指蠕動，瘈厥，心中憺憺大動，甚則心中痛，舌乾齒黑，脈細數；內傷雜病，陰虛陽亢，頭暈目眩，耳鳴、心悸、脈促，舌光剝等。

二藥與羚羊角、丹皮、夏枯草、石決明等藥同用，可治肝陽上亢，頭痛如刺，筋脈抽掣；與女貞子、熟地黃、蟬蛻、靈磁石等藥同用，可治卒中初起，昏迷不醒，手足

不遂，口眼喎斜；與阿膠、五味子、麥冬、生鱉甲等藥同用，可治真陰大虧，虛風內動，手足抽掣。然藥對性寒質膩，脾虛便溏，孕婦忌用。

33.生地黃配牛膝

生地黃味甘性苦寒，有清熱涼血，滋陰補腎，生津止渴之功；牛膝辛苦微寒，專入肝腎二經，功偏補益肝腎，其性下行，導熱下走以降上炎之虛火。二藥配對，生地黃以滋陰涼血為主，牛膝以引血下行為長，牛膝引生地黃直達病所，而發揮滋陰補腎，清熱涼血，生津的作用，標本兼顧，上下並治，共奏清熱涼血，滋陰補腎之功。適用於① 腎虛陰虧、虛熱上炎所致的口渴飲冷而渴不解、小便頻多之消渴病；② 齒齦腫痛，齒衄、鼻衄、倒經。

生地黃常用 10～15 克，牛膝為 9 克。生地黃、牛膝配對，見於《聖濟總錄》卷五十八的牛膝丸，主治消渴不止，下元虛損；《楊氏家藏方》卷十六的地髓煎，以二藥為丸，食前溫酒送下，具有通經脈，補虛羸、強腳膝，潤濡肌膚、和暢筋脈之功；汪承柏經驗：生地黃最善清熱，有涼血、化瘀、生新血之功，與牛膝配伍，治慢性肝炎口舌生瘡，收效甚快〔中醫雜誌，1985，（10）：31〕。

二藥與山梔、黃連等藥同用，可治胃火熾盛而腎陰虧不明顯者；與丹皮、茅草根、旱蓮草同用，可治吐血、衄血而熱盛者；與石膏、麥冬、知母等藥同用，可治胃熱陰虛，頭痛牙痛，消穀善饑。然藥對苦寒且降泄，孕婦及月經過多者忌用。

34.生地黃配木通

生地黃甘苦性寒，入心清熱涼血，入腎養陰生津，腎

陰充足則心火得降；木通味苦性寒，其性通利，上能清心降火，下能清利小腸，利尿通淋。二藥配對，清心與養陰兼顧，利水與導熱並行，木通得生地黃為佐，利而不峻，降而不猛，且利水而不傷陰；生地黃得木通助清降心火，使心熱下趨小腸、膀胱而解。共奏清心養陰，利水通淋之功。適用於 ① 心經熱盛，心胸煩熱，口渴面赤，口舌生瘡之症；② 心移熱於小腸，症見小便短澀刺痛，甚則尿血。

生地黃常用 15～18 克，木通為 3～6 克。生地黃、木通配用，出自《小兒藥證直訣》導赤散，與生甘草同用，主治心經火熱，內擾上炎，下移小腸所致的心煩、口舌糜爛、小便短赤等症，至《奇效良方》擴大了運用範圍，用治小便淋痛等症。

二藥與黃連、麥冬、地骨皮等藥同用，可治心臟實熱，口乾煩渴，或口舌生瘡，驚恐不安；與梔子、黃柏、知母等藥同用，可治心經實熱，目大皆赤脈傳睛，視物不清；與麥冬、車前子、赤茯苓同用，可治熱閉，小便不通；與黃連、黃芩、牛膝、石膏等藥同用，可治心脾積熱上發，口舌瘡赤糜爛；與瞿麥、滑石、茵陳、豬苓等藥同用，可治熱淋，小便不通，淋漓澀痛。然藥對苦寒降泄，孕婦及中虛尿頻者忌用。

35.生地黃配大黃

生地黃甘寒微苦，質潤清涼，長於滋陰清熱，涼血生津，兼能止血，守而不走；大黃苦寒沉降，力猛善走，入陽明能蕩滌胃腸實熱積滯，入厥陰能清瀉血分實熱而消瘀活血。二藥配對，大黃通下便結，生地黃滋陰生津，攻補

兼施，動靜結合，清瀉不傷正，養陰不膩滯，共奏清熱涼血，養陰通便之功。

適用於 ① 熱結便秘；② 心胃火熾，氣火升騰，挾血上逆之吐血、衄血；③ 熱擾營血引起的咯血、月經過多、崩漏、尿血、血淋等。

生地黃常用 15～18 克，大黃為 3～6 克，後下。生地黃、大黃配用，見於《溫病條辨》增液承氣湯，與麥冬、玄參、芒硝同用，主治熱結津傷，燥屎不行，《傷寒總病論》卷三的大黃散，用來治療血熱吐血衄血；《聖濟總錄》卷一四四的二黃丸，二藥用量比例為 1：1，治療跌打損傷，瘀血在腹中，久不消；朱良春經驗：善用二藥治療血小板減少性紫癜屬血有熱者頗效驗〔浙江中醫雜誌，1982，（9）：396〕。二藥與續斷、川芎、當歸、木香等藥同用，可治跌打損傷，腰腹部刺痛，傷處瘀血腫脹；與大棗、甘草、芒硝同用，可治傷寒有熱，虛贏少氣，心下滿，胃中有宿食；與知母、當歸、枳實、厚朴等藥同用，可治數下亡陰，唇燥口裂，腹硬滿而痛；與玄參、麥冬、丹皮、知母同用，可治溫病下後，邪氣復聚，口燥咽乾，舌苔乾黑；與芒硝、人參、當歸、玄參、麥冬等藥同用，可治熱結裏實，氣陰不足，大便秘結。然藥對性寒，濕熱病忌用，孕婦也忌用。

36.生地黃配川楝子

生地黃苦寒質潤，入肝經，清熱涼血，養陰生津；川楝子苦寒性燥，入肝經，有疏肝行氣，清火止痛之功。二藥配對，一剛烈，一陰柔，剛柔相濟，相輔相成，共奏滋陰疏肝，行氣止痛之功。適用於 ① 肝腎陰虛，血燥氣鬱

的胸脘脅痛，口苦咽乾；② 肝氣鬱滯的疝氣結聚。

生地黃常用 10～30 克，川楝子為 3～10 克。生地黃、川楝子配用，見於《柳州醫話》一貫煎，與沙參、麥冬、當歸、枸杞同用，主治肝腎陰虛，血燥氣鬱的胸脘脅痛，吞酸吐苦水，咽乾口燥，舌紅少津，脈細弱或虛弦；疝氣、結聚。二藥與丹參、白芍、枳實同用，可治胸脅脹痛。

此藥對現代醫家常用於治療慢性肝炎、肝硬化、慢性胃竇炎、萎縮性胃炎、胃潰瘍、妊娠高血壓綜合徵、神經官能症、肋間神經痛、皮膚瘙癢症、慢性濕疹、蕁麻疹、玫瑰糠疹、視網膜炎、放射治療後陰中乾澀症等。然藥對味苦性寒，肝胃虛弱、陰虛火旺者忌用。

37.生地黃配熟地黃

生地黃與熟地黃同出一物，但由於加工不同，性能各異。生地黃味甘性苦，清熱涼血，養陰生津，適用於熱在血分及熱病傷陰等證；熟地黃味甘性溫，補血滋陰，益精填髓，偏治肝腎陰虛，精血不足諸疾。二藥配對，補血而涼血止血，滋陰而生津潤燥。

適用於 ① 產後津傷血虧之口渴、失眠、大便秘結等；② 肝腎不足，精虧血少而兼血熱之月經過多、崩漏、心悸失眠、眩暈等；③ 熱病傷陰，低熱不退；④ 老年人習慣性便秘。

生地黃常用 10～15 克，熟地黃為 10～15 克。生地黃、熟地黃配對，出自《保命集》二黃散，主治胎漏下血諸症。二藥與生薑汁為丸，可治血虛發熱；與枸杞子、地骨皮研末，蜂蜜調溫開水送下，可治血分虛火，鼻中衄

血；與麥冬同用，可治下虛消渴；與當歸、人參等藥同用，可治瘡瘍出血過多而心煩不安，不得睡眠等證以及婦女氣血虛弱之痛經，症見經期或經盡後，小腹綿綿作痛，按之痛減者；與麥冬、百合、貝母等藥同用，可治肺腎陰虛之咳喘；與牛膝、杏仁、訶黎勒皮同用，可治鬚髮早白、衰老者；與乾薑、桑椹子等藥同用，可以烏髭髮。然藥對性黏膩，有礙消化，凡氣滯多痰、脘腹脹痛、食少便溏者忌用。

38. 熟地黃配人參

熟地黃味甘微溫，滋潤純淨，滋陰養血，生精益髓，為補血佳品，性主靜屬陰；人參味甘微苦性微溫，助陽益氣，為補氣要藥，性主動屬陽。二藥配對，動靜結合，陰陽兼顧，氣血雙補，氣足則能生血、行血，血足則能載氣、化氣，相輔相助，共奏補中益氣，滋陰養血之功。為臨床治療氣血兩虛證的首選藥對。

《本草正》云：「且夫人之所以有生者，氣與血耳。氣主陽而動，血主陰而靜，補氣以人參為主，而耆、尤但可為之佐輔；補血以熟地為主，而芎、歸但可為之佐助。然在耆、尤、芎、歸則又有所當避，而人參、熟地則氣血之必不可無，故凡諸經之陽氣虛者，非人參不可，諸經之陰血虛者，非熟地不可。」

適用於 ① 氣血兩虛之頭暈，心慌，失眠，健忘，月經過多、閉經、不孕等；② 精氣虧損，身體羸瘦，神疲乏力，面色萎黃，耳鳴、短氣。

人參常用 10～15 克，另煎兌服；熟地黃為 10～15 克。人參、熟地黃配用，見於《醫學發明》十全大補湯，

與當歸、白芍、白尤、茯苓等藥同用，主治氣血兩虛，體
倦食少，婦女崩漏，經血不調。

《景岳全書》大補元煎，二藥與山藥、炙甘草、杜
仲、當歸、枸杞、山茱萸同用，主治氣血兩虧，精神不
振，腰酸耳鳴，汗出肢冷等症；《衛生寶鑒》三才封髓
丹，二藥與天冬、黃柏、砂仁、肉蓯蓉、甘草同用，主治
陰虛火旺，夢遺失精；《證治準繩》熟乾地黃散，與黃
耆、白薇、龍齒、羌活、遠志等藥同用，主治產後心虛驚
悸，神思不安；二藥與當歸、白芍、白尤、茯苓等藥同
用，可治氣血兩虛，體倦少食，婦女崩漏，經血不調；與
白芍、川芎、當歸、黃耆等藥同用，可治月經先期而至，
量多色淡，四肢乏力，體倦神衰。然藥對味甘性滋膩，氣
滯多痰、脘腹脹痛、食少便溏、實證、熱證忌用。

39. 熟地黃配黃耆

熟地黃味甘性溫，滋陰養血而調經，生精益髓而補
腎，為補腎生精之要藥；黃耆味甘性溫，溫養脾胃而生
津，補氣溫陽而舉陷，為補氣升陽的要藥。二藥配對，一
溫脾，一補腎，一補氣助陽，一養血滋陰，補氣以生精，
補精以化氣，精氣互化，陰陽互根，共奏溫陽化氣，滋陰
生精之功。適用於 ① 下元不固，夢遺滑泄，陽痿；② 腎
陰不足，頭目暈眩、鬚髮早白。

熟地黃常用 10～30 克，黃耆為 9～30 克。熟地黃、
黃耆配用，見於《普濟方》腎濁秘精丸，與石蓮肉、鹿角
霜同用，主治元氣不固，夜夢遺精。二藥與人參、五味
子、紫蘇、桑白皮同用，可治肺虛久咳，喘促短氣，氣怯
聲低；與當歸、鱉甲、川芎、鹿角膠等藥同用，可治氣血

虧損的月經不調，身體瘦弱，陰虛盜汗；與人參、當歸、續斷、白朮等藥同用，可治妊娠氣血兩虛，胎動不安；與白芍、川芎、當歸、人參同用，可治月經先期而至，量多色淡，四肢乏力。然藥對味甘性溫，凡氣滯痰多，食少便溏者應慎用。

40.熟地黃配當歸

熟地黃、當歸均為補血要藥。然熟地黃味甘微溫，質柔潤，善滋腎陰而養血，守而不走；當歸辛甘性溫，質潤，補血和血，為血中之氣藥，走而不守。二藥配對，動靜結合，共奏滋陰養血、活血調經之功。

適用於 ① 血虛精虧之眩暈、心悸、失眠、鬚髮早白等；② 婦女月經不調，崩漏下血。

熟地黃常用 10～30 克，當歸為 9～15 克。熟地黃、當歸配對，見於《雞峰普濟方》萬病丸，主治失血少氣、婦人經病等諸虛不足者。《太平惠民和劑局方》四物湯，二藥與白芍、川芎同用，主治一切血虛證；《濟陰綱目》桃紅四物湯，二藥與白芍、川芎、桃仁、紅花同用，主治血瘀經閉，腹痛等症。

此外，二藥與首烏、雞血藤、黨參等藥同用，可治營血不足，月經不調及崩漏；與製首烏、白芍、黑芝麻等藥同用，可治頭暈目眩、鬚髮早白；與乾薑、附子等藥同用，可治衝任虛寒、痛經、產後腹痛；與炒荊芥穗、黃芩、香附等藥同用，可治崩漏初起，腹部隱痛，色紫凝塊，唇紅口渴；與黃芩、黃連等藥同用，可治血證之月經先期，月經量多；與炒荊芥穗、防風等藥同用，可治產後惡寒發熱、頭痛、肢體疼痛、無汗。然藥對甘溫質潤，氣

滯痰多、濕滯中滿、食少便溏者忌用。

41.熟地配白芍

熟地味甘微溫，滋膩之品，擅補腎填精而養血；白芍甘苦而酸，性微寒，柔潤之物，功專入肝養血補血。精血互生互化，有「精血同源」、「乙癸同源」之說，補陰血，多從肝腎求之。二藥配對，靜守純養，共奏滋腎補肝，養血補血之功。

適用於 ① 肝腎不足，衝任虛損之月經不調，月經後期，閉經，不孕或妊娠腹痛，胎動不安等；② 肝腎不足，陰血虧損之心悸怔忡，健忘、失眠等。

熟地常用 10 克，白芍為 10～15 克。熟地、白芍配用，見於《傷寒雜病論》膠艾湯，與當歸、川芎、阿膠、艾葉、甘草同用，主治陰血虧虛、衝任損傷之崩漏、胞阻或胎動不安。二藥與防風、白蒺藜等藥同用，可治肝血不足，兩眼花，視物不明等；與當歸、何首烏等藥同用，可治血虛萎黃；與當歸、川芎同用，可治血虛諸證；與鹿茸、肉蓯蓉、續斷、龍骨等藥同用，可治肝腎虛損，崩漏下血證。然藥對味甘柔潤，陽衰虛寒、氣滯多痰、脘腹脹痛、食少便溏者忌用。

42.熟地黃配丹皮

熟地黃味甘微溫，歸肝腎經，滋潤純靜，滋陰養血，為補腎生精之要藥；丹皮苦辛微寒，歸肝腎經，清瀉陰虛所生虛熱而除骨蒸勞熱。二藥配對，一滋一清，以滋為主，以清為輔，共收清熱養陰，補肝益腎之功。

適用於 ① 肝腎陰虛而見腰膝軟弱、骨熱酸疼，頭眩耳鳴，盜汗遺精，口乾舌燥；② 陰虛火旺所致的骨蒸勞

熱，虛煩不寐，手足心熱；③ 腎陰不足，耳鳴耳聾。

熟地黃常用 10～30 克，丹皮為 6～12 克。熟地黃、丹皮配用，見於《醫宗金鑑》知柏地黃丸，與山茱萸、山藥、黃柏、知母等藥同用，主治陰虛火旺而致的骨蒸勞熱，虛煩盜汗，腰脊酸痛，遺精等。二藥與山茱萸、山藥、茯苓、澤瀉等藥同用，可治頭暈耳鳴，腰膝酸軟；與菊花、何首烏、茯苓、山茱萸等藥同用，可治腎陰不足，兩耳虛鳴；與磁石、五味子、石菖蒲、山藥等藥同用，可治腎陰不足，耳聾耳鳴；與五味子、澤瀉、麥冬、山藥等藥同用，可治咳嗽喘逆，潮熱盜汗。然藥對性寒而膩，脾胃虛寒，氣滯痰多者忌用。

43.熟地黃配石膏

熟地黃味甘性溫，入少陰腎經既能滋補腎陰之虧損，又能生精充髓壯骨；石膏辛甘大寒，入陽明胃經，善瀉胃火而除煩，二藥配對，清補兼施，瀉火與滋水並用，清胃與補腎並行，標本兼顧，實火得平，虛火得降，瀉火可存陰，滋陰助瀉火，相得益彰，共奏補腎滋陰，清瀉胃火之功。

適用於 ① 胃熱陰虛證，症見頭痛，牙痛，齒鬆牙衄，煩熱乾渴者；② 消渴，消穀善饑者；③ 胃火上炎，腎水虧虛之證所致的牙痛齒鬆，煩渴咽燥，脈細數者。

熟地黃常用 9～30 克，石膏為 15～30 克，入湯劑宜打碎先煎。熟地黃、石膏配用，見於《景岳全書》玉女煎，與麥冬、知母、牛膝同用，主治胃熱陰虛，煩熱乾渴，頭痛、牙痛，牙齦出血，齒鬆齦腫，或吐血衄血，舌紅苔黃且乾；消渴，消穀善饑。二藥與人參、知母、麥

冬、沙參同用，可治金水俱虧，因精損氣的咳嗽聲怯；與
澤瀉、茯苓、知母等藥同用，可治小便不利或火不能降
者；與天花粉、玄參、知母、玉竹同用，可治消渴。然藥
對性寒質膩，氣滯多痰，脾胃虛寒者忌用。

44.熟地黃配桂枝

地黃甘溫，味厚滋膩，功專補血滋陰。因其性較滯
膩，長期或大劑量服用易致泥膈之弊，故常少佐辛溫散通
之桂枝，可化陰凝而防呆胃，無壅塞氣道之虞。正如《本
草匯言》云：「凡胸膈多痰，氣道不利，升降窒塞，藥宜
通而不宜滯，湯丸中亦禁入地黃，沒有氣證當用而不可無
者，則以桂心少佐可也。」

另外，熟地黃性屬陰而靜，桂枝性屬陽而動，二藥配
對，動靜結合，陰陽兼顧，有「陰得陽升而源泉不竭」之
用，共奏補養精血之功。適用於血虛之頭暈、心悸、失
眠、月經不調等症。

熟地黃常用 15～30 克，桂枝為 15～30 克。熟地、桂
枝配用，見於《仁齋直指方》地黃丸，與當歸、川芎、菟
絲子同用，主治勞損耳聾。二藥與當歸、阿膠、白芍等藥
同用，可治療宮寒不孕者〔河南中醫，1985；（6）：6〕。
然藥對性滋膩，中滿痰盛、腹滿便溏者慎用。

45.熟地黃配麻黃

熟地黃味甘性溫，入腎經，滋腎陰，生精血，益腎元
以納氣；麻黃味辛性溫，入肺經，發汗解表，宣肺利水準
喘，外可疏通肌膚經絡，內可深入積痰瘀血，通九竅，活
血調經脈。二藥配對，以麻黃之辛散去熟地黃之滋膩，以
熟地黃之滋膩制麻黃之燥散，互制其短，互展其長，補而

不膩，散而不傷，一肺一腎，金水相生，標本兼顧，共奏宣肺補腎，止咳定喘，散結消腫之功。

適用於　① 腎虛寒飲喘咳；② 婦女經期哮喘；③ 陰虛寒凝的陰疽、流注、痰核等。

熟地黃常用 6～10 克，麻黃為 3～6 克。熟地黃、麻黃配用，見於《外科證治全生集》陽和湯，與肉桂、鹿角膠、白芥子、薑炭、生甘草同用，主治一切陰疽、流注、鶴膝風等屬於陰寒之證，症見局部漫腫無頭，皮色不變，不熱，舌淡苔白，口不渴，脈沉細或遲細。施今墨經驗，二藥配用，功效卓著，不僅可治久喘以及婦女經期哮喘，也可治鳳喘驟發（《施今墨藥對臨床經驗集》）。

二藥與葛根、川芎、當歸、桃仁同用，可治中風後遺症屬瘀血阻絡者；與防風、白朮、附子、黃芩等藥同用，可治發熱無汗、肢節煩痛；與生地黃、射干、桑白皮、蘇子等藥同用，可治慢性支氣管炎；與肉桂、當歸、香附子、乾薑同用，可治慢性關節炎。然藥對中熟地滋膩，脾胃虛弱，中滿痰盛、腹滿便溏者忌用。

46.熟地黃配鎖陽

熟地黃味甘微溫，滋潤純淨，補腎生精，滋陰養血，為補腎生精之要藥；鎖陽味甘性溫，體潤質滑，補腎益精興陽，潤燥養精起萎。二藥配對，一補腎益精，一滋腎生精，陰陽相濟，精血互滋，有補陰中包含「陽中求陰」之義，共奏補腎生精，養血滋陰之功。

適用於　① 肝腎不足的筋骨肌肉痿軟欲廢者；② 年老體弱虛勞病人腸燥便秘。

熟地黃常用 10～30 克，鎖陽為 10～15 克。熟地黃、

鎖陽配用，見於《丹溪心法》虎潛丸，與黃柏、龜板、知母、白芍等藥同用，主治肝腎不足，陰虛內熱，腰膝酸軟，筋骨酸弱，腿足消瘦，步履乏力等症。

二藥與仙靈脾、鹿筋、薏苡仁、乾薑等藥同用，可治肌肉萎縮；與杜仲、川斷、菟絲子、白朮同用，可治陽痿遺精；與火麻仁、當歸、肉蓯蓉等藥同用，可治血虛便秘。然藥對味甘性潤，脾胃虛弱、痰濕風寒、濕熱浸淫所致的痿證忌用。

47.熟地黃配山茱萸

熟地黃甘溫味厚，滋陰養血，補精益髓；山茱萸酸澀微溫，既具收斂之性以秘藏精氣，又能補肝腎以滋養精血和元陽。二藥配對，滋陰之中且溫陽，溫陽之中能化陰，進而達到陰血得陽助而化生之源不竭。共奏補腎氣之功。適用於腎氣不固之男子遺精、滑精，女子崩漏、帶下等症。

熟地黃常用 15～30 克，山茱萸為 10～15 克。熟地黃、山茱萸配用，見於《小兒藥證直訣》六味地黃丸，與山藥、澤瀉、茯苓、丹皮同用，可治腎陰不足的腰膝酸軟，頭目眩暈，耳鳴耳聾，盜汗遺精，或骨蒸潮熱，手足心熱，或消渴，或虛火牙痛，牙齒鬆動。

二藥與知母、黃柏、山藥、丹皮等藥同用，可治陰虛火旺的骨蒸潮熱，虛煩盜汗，遺精；與枸杞、菊花、山藥、茯苓等藥同用，可治肝腎陰虛的眼目乾澀，視物昏花；與山藥、菟絲子、鹿膠、龜板等藥同用，可治肝腎真陰不足的頭目眩暈，腰膝腿軟，遺精盜汗。然藥對味澀且厚，素有濕熱，小便淋澀者不宜使用。

48.熟地黃配羌活

熟地黃甘潤，既補肝血之不足，又能滋腎陰之虧損，且能生精充髓壯骨；羌活辛苦性溫，通鬱痹之陽，宣督脈，促後天之孕。二藥配對，一陰一陽，一輕一重，一清一濁，一升一降，辛燥厚重相合，可升發腎中清陽之氣，並能制約熟地黃滋膩之弊，有「通陽助孕」之功。適用於治療陽痿、早洩、女子不孕等症。

熟地黃常用 10～20 克，羌活為 3～6 克。熟地黃、羌活配用，雷載權云：「當代經驗方，如劉惠民之十珍益母膏、祝湛予之廣當羌益芍紫湯、王竹民之助孕湯等，以羌活加入補血調經藥中，治療不孕症。」然藥對中熟地黃用量偏重，熟地黃其性黏膩，有礙消化，凡氣滯多痰、腹脹腹痛、食少便溏者忌用。

49.熟地黃配肉桂

熟地黃味甘微苦，味厚氣薄而沉，大補血衰，滋培腎水，填骨髓，益真陰，為補腎生精之要藥；肉桂辛甘大熱，渾厚沉降，偏暖下焦而溫腎陽，引火歸元而攝無根之火，在補氣養血中，常溫化陽氣，鼓舞氣血生長。

二藥配對，一陰一陽，引火歸元，共奏溫腎助陽，填補精血之功。適用於 ① 陽虛傷寒無汗證；② 真元虛損，下元不足，消渴，陽痿等症。

熟地黃常用 10～30 克，肉桂為 3～5 克。熟地黃、肉桂配用，見於《景岳全書》右歸丸。與山藥、山茱萸、枸杞、杜仲等藥同用，主治腎陽不足，命門火衰，久病氣衰神疲，畏寒肢冷等症。二藥與當歸、人參、白朮、柴胡等藥同用，可治陽虛傷寒無汗證；與炒山藥、山茱萸、澤

瀉、川牛膝等藥同用，可治腎陽不足，腰重腳腫，小便不利；與仙靈脾、仙茅、杜仲、巴戟天等藥同用，可治陽痿、精寒不育。然藥對，熟地用量獨重，脾虛便溏者慎用。

50.熟地黃配澤瀉

熟地黃味甘微溫，滋潤純淨，能滋腎陰，補精髓，偏於守；澤瀉甘淡性寒，既能清利下焦濕熱，又能清瀉腎經之火，偏於通利。二藥配對，一補一瀉，一開一闔，補多瀉少。既能消除小便失調，相火亢盛之症，又能防止熟地黃之呆滯，共奏補腎滋陰，利水滲濕之功。《慎柔五書》所謂：「用熟地以滋陰，用澤瀉以祛腎家之邪，由地黃成滋陰之功。」

適用於 ① 腎陰不足，耳聾耳鳴，虛煩不眠，頭暈目暗，腰膝酸軟，遺精等症；② 陰虛火旺而致的骨蒸勞熱，虛煩盜汗，腰脊酸痛等症。

熟地黃常用 10～30 克，澤瀉為 6～10 克。熟地黃、澤瀉配用，見於《小兒藥證直訣》六味地黃丸，與山茱萸、山藥、茯苓、丹皮同用，主治頭暈耳鳴、腰膝酸軟、口燥咽乾；二藥與黃柏、知母、丹皮等藥同用，可治陰虛火旺，虛煩盜汗，腰酸尿黃；與金銀花、連翹、石斛、山藥等藥同用，可治消渴、虛火牙痛、口腔潰瘍；與五味子、山茱萸、山藥、丹皮等藥同用，可治腎陰不足，氣喘呃逆。與酸棗仁、夜交藤、龍骨、龜板等藥同用，可治陰血虛甚或夜寐不安；與柴胡、煆磁石、茯苓、山藥等藥同用，可治肝腎陰虧，頭暈目眩，耳鳴耳聾。然藥對，重用熟地黃，性黏膩，有礙消化，凡氣滯痰多，脘腹脹痛，食

少便溏者忌用。

51.熟地黃配細辛

熟地黃味甘微溫，補血生津，滋養肝腎；細辛味辛性溫，辛散溫通，發散風寒，袪風止痛，溫肺化陰，為少陰經藥。熟地黃之滋膩可制細辛之燥散，使之散而無過；細辛之辛散能去熟地黃之呆膩，使之補而不滯。二藥配對，一守一走，潤燥並用，補散兼施，互制其短而展其長，共奏補腎強腰，袪寒止痛之功。適用於 ① 腎虛腰痛或風濕腰痛而有陰虛見症者；② 血虛頭痛。

熟地黃常用 9～15 克，大量時可用 30～60 克；細辛為 1～3 克。熟地黃、細辛配用，見於《沈氏尊生書》獨活寄生丹，與獨活、桑寄生、杜仲、牛膝等藥同用，主治痺證日久，肝腎兩虧，氣血不足，腰膝疼痛，肢節屈伸不利，或麻木不仁，畏寒喜溫，舌淡苔白，脈象細弱。施今墨經驗：細辛、熟地伍用，臨床主要用於陰虛痛證。常大熟地、細辛伍用，治療腰痛，確有實效。不論腎虛腰痛，還是風濕腰痛，偏於陰虛者，均可使用。（《施今墨對藥臨床經驗集》）。二藥與防己、知母、黃連、羌活、白朮等藥同用，可治風濕襲表，頭痛身痛，發熱口乾；與黃耆、當歸、桑寄生、川芎等藥同用，可治血虛頭痛；與人參、當歸、茯苓、白朮、五味子等藥同用，可治五臟痺。然藥對中熟地黃用量偏重，陰虛陽亢、肺熱咳嗽、氣滯多痰、脘腹脹痛、食少便溏者忌用。

52.熟地黃配枸杞子

熟地黃與枸杞子均入肝腎經，均能滋陰補血。然熟地黃甘溫味厚，養血益陰，補精益髓，功專力宏，為補血滋

陰的常用藥；枸杞子甘平質潤，滋肝腎之陰，平補精血。
熟地黃滋陰補血偏於補血化陰；枸杞子滋陰補血則偏於滋
陰生血。二藥配對，一補血化陰，一滋陰生血，相須為
用，滋陰補血作用倍增。適用於精血不足之頭暈、耳鳴、
二目昏花等症。

　　熟地黃 10～15 克，枸杞為 10～20 克，熟地黃、枸杞
子配用，見於《景岳全書》左歸飲，與山藥、山萸、茯苓
等藥同用，主治腎陰虧虛之頭昏健忘，耳鳴耳聾，腰腿酸
軟，男子精少，女子經閉等症；《經驗秘方》枸杞丸，與
甘菊花、桂枝、白茯苓、茯神同用，補真氣，壯丹田，悅
顏色，充肌膚；二藥與菟絲子、覆盆子、青葙子等藥同
用，可治目翳內障；與菊花、山茱萸、山藥、丹皮等藥同
用，可治肝腎陰虛之眼目乾澀，視物昏花，迎風流淚，羞
明畏光；與當歸、白芍、菊花、白蒺藜、石決明等藥同
用，可治目澀羞明，視物模糊，迎風流淚，或雀目。然藥
對味厚質潤，脾胃虛寒、大便泄瀉者忌用。

53. 熟地黃配砂仁

　　熟地黃甘溫味厚，能補腎生精，養血滋陰，為養血補
虛之要藥；砂仁辛散溫通，既能化濕醒脾，又能行氣和胃
安胎。大凡精血虧虛之證，每必用熟地黃，且用量一般偏
大，常久用，《本草正義》云：「凡精枯血少，脫汗失精
及大脫血後、產後血虛未復等症，大劑頻投，其功甚
偉。」《本草正》也云：「陰性緩，熟地非多，難以奏效。」
但因此藥性靜滋膩，有滯胃礙脾之弊。若此時若以砂仁配
用，一取砂仁辛散以調理脾胃，既有效地發揮熟地黃的滋
補作用，又能克服其滯胃礙脾之弊；二取砂仁行氣下達以

引熟地黃入腎，此正《本草綱目》所謂「引諸藥歸丹田」之義。二藥配對，潤燥相濟，共奏養血安胎，補精益髓之功。

適用於 ① 腎精虧損之頭暈、心悸、失眠，或月經不調、閉經、不孕等；② 婦女妊娠血虛胎動不安者。

熟地黃常用 10～15 克，砂仁為 3～6 克，搗碎煎，後下。熟地黃、砂仁配用，見於《古今醫統》泰山磐石散，與人參、黃耆、續斷、白朮等藥同用，主治氣血不足，胎動不安；與天冬、人參、黃柏、甘草同用，可治夢中遺精，神疲體倦；與當歸、川芎、白芍、人參、大棗等藥同用，可治肝腎陰虛之腰痛；與炮薑、附子等藥同用，可治寒凝胞宮，少腹疼痛；與當歸、黃芩、白朮、白芍等藥同用，可治孕婦跌仆損傷，胎動不安。然藥對中熟地黃用量獨重，脾虛便溏，食少納差者忌用。

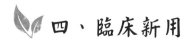 **四、臨床新用**

1. 治紅斑狼瘡性肢痛

生地 120 克，黃芩 60 克，苦參 30 克，水煎服，治療本病 20 例，臨床全部治癒。10 日內治癒者 13 例，11～30 日治癒者 5 例，1～3 個月治癒 2 例〔山東中醫雜誌，1981；（2）：93〕。

2. 治便秘

玄參、麥冬各 50 克，生地 50～100 克，水煎 25～30 分鐘，且 1 劑分 2 次服，連服 3 日為 1 療程。結果，顯效（<3 日恢復正常）41 例，有效（<6 日恢復正常）9 例〔中

醫藥資訊，1987；（1）：26〕。

3. 治糖尿病神經病變

生地注射液（上海中醫學院附屬曙光醫院製作）60
毫升（含生地 120 克）和丹參注射液（上海中醫學院附屬
曙光醫院製作）60 毫升（含丹參 120 克），將二藥同時加
入林格氏溶液 500 毫升中靜脈滴注，隔日 1 次，共 14
次。結果治療 23 例糖尿病神經病變患者，血糖值平均由
221 毫克降低至 188 毫克，腓神經運動傳導速度由
39.27±4.19 提高到 50.2±6.75，同側足背靜脈血 RO_2、
O_2ST 分別由治療前 53.2±12.5、81.8±13.6 降低為
40.9±10.8、69.9±18.3〔中西醫結合雜誌，1988；8（2）：
84〕。

4. 治死精過多症

熟地 30 克，仙靈脾、黃耆各 15 克，菟絲子、當歸各
12 克，桃仁 9 克，紅花、川芎各 6 克。腎虛甚者加製首
烏、鎖陽；氣虛甚者加黨參、淮山藥；瘀血者加三棱、莪
朮。每日 1 劑，煎藥 2～3 次，30 日為 1 療程。治療 182
例，用藥 1～3 療程後，治癒 67 例，顯效 57 例，有效 36
例，無效 22 例〔上海中醫藥雜誌，1990；（5）：28〕。

5. 治退行性脊柱炎

熟地黃 15 公斤，肉蓯蓉 10 公斤，分別焙乾，研取細
末，鹿銜草、骨碎補、淫羊藿、雞血藤各 10 公斤，萊菔
子 5 公斤，加水煎後去渣，製成流浸膏 11 公斤，再取煉
蜜 1.5 公斤和勻為丸，每服 2 丸（2.5 克/丸），日服 2～3
次，1 個月為 1 個療程。治療 1000 例，顯效 803 例，好轉
141 例，無效 56 例。大多在 1～2 個療程即收顯效〔遼寧

中醫雜誌，1982；（3）：40〕。

6.治食管上皮細胞增生

用熟地、山萸肉、山藥、澤瀉、茯苓、丹皮，按 8：4：4：3：3：3 比例共為細末，煉蜜為丸，藥蜜各半，每丸 10 克，每次 1～2 丸，日 1～3 次，連服半年。共治可疑食管癌與食管上皮細胞重度增生患者 46 例，結果癌變 1 例，穩定 4 例，好轉 41 例，對重度食管上皮細胞增生的好轉率為 89.1%〔新醫藥學雜誌，1977；（7）：15〕。

7.治斑禿

據臨床報導，用養真丸（熟地、菟絲子、當歸、川芎等藥）內服，外加洗藥治療斑禿 10 例，療效較好〔中醫雜誌，1963；（7）：14〕。

另有報導用二地膠囊（熟地、女貞子、白芍、當歸等藥）治療斑禿者 86 例，其中痊癒 62 例，明顯好轉 18 例，無效 6 例，隨訪 1 年半以上又復發者 16 例〔山東中醫雜誌，1984；（1）：44〕。

8.治地方性氟中毒

用骨質增生丸加減（熟地、肉蓯蓉、狗脊、骨碎補、淫羊藿等）治療地方性氟中毒 110 例，患者經過 3 個月的服藥治療，顯效 46 例，有效 31 例，無效 33 例，總有效率為 70%〔中醫雜誌，1981；（5）：43〕。

9.治過早搏動

重用熟地 30～60 克、五味子 15～30 克，治療過早搏動 18 例。心氣虛加黨參、黃耆；陽虛加附子、桂枝；血瘀加當歸、川芎、丹參、三七；痰濁加瓜蔞、半夏等。經治療後，其中顯效 6 例（33.3%），有效 9 例（50%）無效

3 例（16.7%），總有效率為 83.3%〔四川中醫，1987；（12）：25〕。

10. 治皮膚瘙癢症

據報導用熟地 300 克與丹參 300 克、蟬蛻 450 克共研細末，每次服 3 克，每日 3 次，15 日為 1 療程，治療 2 個療程，治療皮膚瘙癢症 35 例，其中治癒 26 例，好轉 8 例，無效 1 例，總有效率達 97%〔廣西中醫藥，1989；（6）：45〕。

第六章

養血導師──當歸

　　當歸，為傘形科多年生草本植物當歸的根。主產甘肅東南部岷縣（秦州），產量多，品質好；其次為陝西、四川、雲南等地。秋末採挖，除去鬚根及泥沙，待水分稍蒸發後，捆成小把，上棚，用煙火慢慢燻乾。切薄片，或身、尾分別切片。生用或酒炒用。

　　當歸，始載《神農本草經》，列為中品。其名之由來，時珍釋曰：「古人娶妻為嗣續也，當歸調血為女人要藥，有思夫之意，故有當歸之名，正與唐詩胡麻好種無人種，正是歸時又不歸之旨相同。」《本草別說》云：「當歸治孕婦產後惡血上沖，倉卒取效，氣血昏亂者，服之既定。能使氣血各有所歸，……」臨床中用於養心血、肝血，治心脾兩虛、血虛發熱、血虛血滯、氣血兩虛，婦女經、帶、胎產之婦科疾患，不論寒熱虛實，均可選用當歸。稱之為養血導師，實至名歸。味甘、辛，性溫。主要功效為補血，活血，調經，止痛，潤腸。

　　【主要成分】當歸主要含有揮發油，其揮發油成分由中性油、酚性油、酸性油組成。油中主要成分為藁本內酯

（約占 47%）、亞丁烯基內酯、當歸酮、香荊芥酚等，揮發油構成複雜，單是低沸點部分就有 10 多種，其中有多種烴類，包括 3 種萜烯。

另含水溶性成分阿魏酸、丁二酸、菸酸、尿嘧啶、腺嘌呤、豆甾醇 -D- 葡萄糖苷、香莢蘭酸、鉤吻螢光素等。此外，尚含當歸多糖，多種氨基酸，維生素 A、B_{12}、E 以及人體必需的多種元素等。

【**主治病證**】① 用於心肝血虛，面色萎黃，眩暈心悸等。② 用於血虛或血虛而兼有瘀滯的月經不調，痛經、經閉等證。③ 用於血虛，血滯而兼有寒凝，以及跌打損傷、風濕痹阻的疼痛證。④ 用於癰疽瘡瘍。⑤ 用於血虛腸燥便秘。此外，還能治久咳氣喘。

【**配伍規律**】當歸配熟地、川芎、白芍等，補血活血，行氣止痛，治血虛體弱，頭痛目眩，心悸怔忡，月經不調等證。當歸配黃耆、黨參，益氣補血，治氣血兩虛，倦怠乏力等證；當歸配桃仁、紅花、香附、延胡，活血補血，調經止痛，治血虛、血瘀之月經不調，產後腹痛；當歸配川芎、白芷，補血活血，行氣止痛，治血虛血滯的頭痛；當歸配金銀花、赤芍、穿山甲、皂角刺等，活血行氣，消散癰腫，治癰疽瘡瘍；當歸配乳香、沒藥、桃仁、紅花，補血活血，消腫止痛，治跌仆損傷，瘀血作痛；當歸配芍藥、甘草等，養血柔肝，緩急止痛，治血虛腹痛；當歸配羌活、桂枝、秦艽等，溫經通絡，散寒止痛，治風濕痹痛，麻木不仁；當歸配肉蓯蓉、生首烏等，養血潤腸通便，治血虛腸燥，大便秘結等證。

【**用法用量**】煎服，5～15 克，一般生用，為加強活

血則酒炒用。又通常補血用當歸身，活血用當歸尾，和血
（補血活血）用全當歸。

【使用注意】

1.濕熱或濕阻中焦及大便溏泄者慎服。

2.陰虛肺熱、胃陰不足、腎虛濕熱以及肝陽痰火者
慎用。

【藥理研究】

1.對心血管作用

當歸煎劑對心肌缺血時的心律失常有保護作用〔莊學
煊，等‧當歸注射液對大鼠心肌缺血再灌流時心律失常的
保護作用‧中西醫結合雜誌，1991；11（6）：360〕：並
有改善心肌營養性血流量的作用〔彭仁秀，等‧當歸對心
血管系統的藥理作用‧中草藥，1981；12（7）：33〕。

2.對免疫功能的作用

當歸能增加細胞免疫和體液免疫功能，提高單核噬系
統的非特異吞噬能力〔梁亞明，等‧當歸對鏈脲佐菌素糖
尿病小鼠腹腔巨噬細胞受損吞噬功能的影響‧中國中西醫
結合雜誌，1992；12（2）：101〕。

當歸多糖有對抗糖皮質激素引起的免疫抑制作用〔李
明峰，等‧當歸多糖對小鼠免疫功能的影響‧第四軍醫大
學學報，1987；8（6）：422〕。

當歸多糖及當歸補血湯對細胞免疫有明顯促進增殖作
用〔趙離原‧當歸多糖體外免疫調節作用的試驗‧上海免
疫學雜誌，1995；12（6）：378。宋秀琴，等‧當歸補血
湯及其單味藥對小鼠 Mφ 受體及淋巴細胞 PFC 和 ANAE
的影響‧北京中醫學院學報，1989；12（2）：43〕。當歸

及其有效成分，能明顯促進機體的體液免疫反應〔柳仲勳，等·當歸的免疫藥理作用研究·中國中西醫結合雜誌，1992；12（6）：378〕。

3. 對血液系統的作用

阿魏酸為當歸及川芎中的單體成分，阿魏酸鈉可抑制大鼠血小板聚集與釋放反應，並抑制血小板 TXA_2 樣物質的生成，但不影響血管壁 PGI_2 樣物質的生成。體外可抑制人血小板聚集與 TXA_2 樣物質的生成，其作用呈濃度依賴型〔高樹偉，等·阿魏酸鈉對冠心病患者血小板聚集及血小板 TXA_2 的影響·中西醫結合雜 1986；8（5）：263〕。

當歸多糖能增加外周紅細胞、白細胞、血紅蛋白及骨髓有核細胞數。這種作用在外周血細胞減少和骨髓受到抑制時尤為明顯〔王亞平，等·當歸多糖的藥理學研究進展·中西醫結合雜誌，1991；11（1）：62〕。

4. 平喘作用

當歸中有平喘作用的成分為正丁烯酚內酯和藁本內酯，能緩解支氣管平滑肌痙攣〔崔立貴，等·當歸成分正丁烯酚內酯及其酚內酯衍生物的平喘作用·中草藥，1982；13（2）：17。陶靜儀，等·當歸成分藁內酯平喘作用的實驗研究·藥學學報，1984；19（8）：561〕。

5. 利尿作用

其粗製劑對膀胱平滑肌有興奮作用，並能促進腎小管病變的恢復，對腎有一定保護作用〔谷進，等·當歸及蛋白質入量對腎病綜合徵大鼠蛋白質代謝作用的研究·中華腎臟病雜誌，1993；8（4）：226〕。

6. 對子宮的作用

當歸對子宮具「雙向性」作用。當歸揮發油（沸點180℃～210℃）1：50 濃度即對子宮呈抑制作用，作用迅速而持久，使子宮節律性收縮減少，子宮肌弛緩，1：25濃度可完全停止收縮，但洗去藥液後，子宮收縮恢復。對子宮無明顯損害，當歸揮發油 0.05～0.2 毫升能對抗腎上腺素、腦垂體後葉素或組胺對子宮的興奮作用，在用硫酸阿托品後，抑制作用仍出現，故當歸揮發油對子宮肌的抑制可能為直接作用，另外阿魏酸也具有抑制子宮平滑肌收縮作用〔呂富華，等‧當歸之藥理研究‧中華醫學雜誌，1954；（9）：670〕。

一、單方應用

1. 《必效方》用當歸末，酒服 9 克，頻服以治心痛。

2. 《外台秘要》用當歸為末，「酒調服方寸匕」，以治胃脘痛。

3. 《肘後備急方》用「當歸末五錢，白蜜合水一盞，煎一盞，分為二服。」治產後腹痛如絞。

4. 《外台秘要》用「當歸二兩，酒一升，煎取六合，飲之，日再服。」治頭痛。

5. 《急救良方》用當歸大者 1 根，去頭尾，入竹筒內，周圍用白鹽填實，用紙封口，炭火燒存性，為末，擦牙，洗眼，治牙痛、眼疾。

6. 《太平聖惠方》神效白膏，用當歸加白蠟、麻油，先將油煎當歸令焦黑，濾去滓，次入蠟，候消，相次

急攪之，放冷入瓷盒中收，以故帛子塗貼以治湯潑火燒瘡，疼痛甚者。

7.《肘後備急方》用「當歸四兩，細銼。酒三升，煮取一升，頓服。」治尿血。

8.《聖濟總錄》用當歸半兩（銼），蔥白一分（細切）。上二味，先以水三盞，煎至二盞，入好酒一盞，更煎數沸，去滓，分作三服。

治妊娠胎動不安，腰腹疼痛。

9.《臨床藥物新用聯用大全》用全當歸 1 個或飲片 50 克，黃酒 500 毫升煎汁，每次 10～20 毫升，每日 3 次，治支氣管擴張症。

10.《臨床藥物新用聯用大全》用全當歸片 15～20 片，每日 3 次，發作期服藥，20 日為 1 療程。治腸易激綜合徵。

11.取當歸適量，烘乾，研為細末，備用。按年齡大小每次服 0.5～1 克，每隔 4～6 小時 1 次，共服 4 次。治帶狀疱疹〔中華醫學雜誌，1961；（5）：317〕。

12.取當歸 60 克，水煎 2 次，共煎取藥液 200 毫升。每次服 50 毫升，每隔 6 小時服 1 次，共服 4 次。治急性乳腺炎早期〔浙江中醫雜誌，1988；（10）：471〕。

13.取當歸 15 克，黑豆 50 克，雞蛋 1 個，加水 200 毫升，煎煮至黑豆熟爛為止。連同黑豆，雞蛋 1 次溫服，每日 1 劑〔湖南中醫雜誌，1989；（4）：52〕。

14.取生當歸 100 克，烘乾，研為細末，備用。每日 4.5 克，每日 3 次，吞服。治上消化道出血〔遼寧中醫雜誌，1982；（6）：40〕。

二、藥對方應用

1. **黑丸**（當歸配鹿茸）

【來源】《濟生方》

【主治】精血耗竭，面色黧黑，耳聾目昏，口乾多渴，腰痛腳弱，小便白濁，上燥下寒，不受峻補。

【用法】鹿茸酒蒸、當歸去蘆酒浸，等分為細末，煮烏梅膏為丸，如梧桐子大，每服五十丸，空心，米飲下。

2. **未名方**（當歸配鹿角）

【來源】《普濟方》

【主治】妊娠下血。

【用法】鹿角屑、當歸各半兩，水三盞，煎減半，頓服。不過二服。

3. **當歸補血湯**（當歸配黃耆）

【來源】《內外傷辨惑論》

【主治】勞倦內傷，肌熱面赤，煩渴欲飲，脈洪大而虛以及婦人經行、產後或瘡瘍潰後，血虛發熱，頭痛。

【用法】黃耆一兩，當歸二錢酒洗，水二盞，煎至一盞，去滓溫服，空心食前。

4. **心肝雙解散**（當歸配白芍）

【來源】《石室秘錄》卷三

【主治】肝氣不足，損水心氣，心痛。

【用法】白芍三錢，當歸五錢，水煎服。有火，加梔子三錢；無火，加肉桂一錢。

5. 香桂散（當歸配肉桂）

【來源】《朱氏集驗方》卷十

【主治】婦人血刺，心腹疼痛。

【用法】當歸、肉桂各等分，上為末。每服三錢，水一盞，入醋少許，煎七分，空心熱服。

6. 國老膏（當歸配甘草）

【來源】《瘍科快捷方式》卷中

【主治】懸癰。

【用法】當歸三兩、甘草三兩，上藥用桑柴文武火煎頭、二三汁，去滓，再煎成膏。每服三四錢，晨以無灰酒沖下。

7. 子芩丸（當歸配黃芩）

【來源】《古今醫鑒》

【主治】女人四十九歲後，月經當止。每月卻行，或過多不止。

【用法】條芩四兩（醋浸，紙裹煨七次），當歸二兩（酒洗），上藥為末，醋糊為丸，如梧桐子大。每服五十至七十丸，空腹時用霹靂酒送下，日進三服。加香附（醋制）六錢尤妙。

8. 黃連散（當歸配黃連）

【來源】《聖惠方》卷七十四

【主治】妊娠瘧疾，寒熱腹痛。

【用法】黃連一兩（去鬚）、當歸一兩（銼，微炒），上為散。每服三錢，以水一中盞，煎至六分，去滓溫服。不拘時候。

9. 黃柏丸（當歸配黃柏）

【來源】《證治準繩》

【主治】小兒久白痢，腹脹瘹痛。

【用法】黃柏（微炙銼）、當歸（銼微炒）各一兩，搗羅為末，煨大蒜為丸，如綠豆大。每服七丸，粥飯送下。每日三四次，量兒大小加減。

10. 當歸散（當歸配龍膽草）

【來源】《雞峰普濟方》卷二十一

【主治】風毒攻注，眼目疼痛，或赤眼疼不可忍。

【用法】龍膽、當歸各等分，上為細末。每服一大錢，冷酒調下。

11. 當歸丸（當歸配苦參）

【來源】《古今醫鑒》卷九

【主治】血熱入肺之齇鼻。

【用法】苦參（淨末）四兩、當歸（淨末）二兩，上用酒糊為丸，如梧桐子大。每服七八十丸，食後熱茶送下。

12. 神散湯（當歸配金銀花）

【來源】《洞天奧旨》卷十四

【主治】癰疽初起。

【用法】金銀花八兩、當歸二兩，上以水十碗，煎金銀花至二碗，再入當歸同煎，一氣服之。

13. 赤小豆當歸散（當歸配赤小豆）

【來源】《金匱要略》

【主治】下血，先血後便，此近血也。

【用法】赤小豆五兩（浸令芽出，爆乾）、當歸一兩，上二味，杵為散。漿水調服八分，日三服。

14.**玄明粉散**（當歸配玄明粉）

【**來源**】《痘疹鏡錄》卷四

【**主治**】血熱便秘。

【**用法**】玄明粉三錢、當歸尾五錢，煎湯，冷調服。

15.**勝金丸**（當歸配吳茱萸）

【**來源**】《普濟方》

【**主治**】久痢不止。

【**用法**】當歸二份、吳茱萸一份，同炒香去萸不用，為末蜜丸。

16.**當歸散**（當歸配乾薑）

【**來源**】《證治準繩》

【**主治**】產後腹痛，脅肋脹滿。

【**用法**】當歸、乾薑各等分，研為末，每服三錢。清水一盞八分，入鹽醋各少許同煎，食前熱服。一方用酒煎。

17.**當歸湯**（當歸配生薑）

【**來源**】《孫真人千金方》

【**主治**】婦人寒疝，虛勞不足，若產後腹中絞痛。

【**用法**】當歸二兩、生薑五分，（一方用芍藥二兩）右二味，以羊肉一斤切，水八升煮取三升，適寒溫頓服七合，日三。

18.**果皮丸**（當歸配橘皮）

【**來源**】《朱氏集驗方》卷一

【**主治**】久患風疾，手足不遂。

【**用法**】果州陳皮、川當歸，上為末，酒煮糊為丸。湯、酒任服，不拘多少。

19.乳癰膏（當歸配赤芍）

【來源】《醫方類聚》卷二一九引《吳氏集驗方》

【主治】婦人乳癰，及癰疽發背，一切惡瘡，打撲傷損。

【用法】川當歸、赤芍藥各八錢，上藥用麻油半斤，浸二味一宿，次日慢火熬藥紫黑色，又入柳枝二百寸，向陽乘下嫩者，再同前藥煎柳枝黑色，去其諸藥，以綿濾過，入炒黃丹四兩，油內煎，慢火煎，不住手用柳木棒打之，熬數沸略變黑色，入乳香一塊如皂子大，再打，用滴在水中成珠子，即傾出，瓷合收。

20.烏藥散（當歸配烏藥）

【來源】《朱氏集驗方》

【主治】產後腹痛。

【用法】天臺烏藥、杜當歸，上藥為末，豆淋酒調下。

21.歸附丸（當歸配香附）

【來源】《張氏醫通》

【主治】婦人氣亂，經期或前或後。

【用法】當歸四兩、香附八兩（童便浸透，曬乾，再加酒、醋、鹽、薑四製）。為細末，醋糊為丸，梧桐子大，每服三錢，空腹，砂仁煎湯送下。

22.佛手散（當歸配川芎）

【來源】《普濟本事方》

【主治】婦人妊孕五七月，因事恐磕著胎或自死腹中，惡露下，疼痛不止，口噤欲絕。

【用法】當歸六兩，洗去蘆，薄切，焙乾；川芎四兩

洗。二味為末，每服二錢，水一小盞，煎令泣泣欲乾，投酒一大盞，止一沸，去滓溫服。口噤灌之。如人行五七里再進，不過二三服便生。

23. **鬱金散**（當歸配鬱金）

【**來源**】《聖濟總錄》卷六十九

【**主治**】心臟積熱，血脈壅盛，舌上血出。

【**用法**】鬱金一兩、當歸（切，焙）半兩，上為散。每服一錢匕，以生薑、烏梅湯送下。

24. **延胡散**（當歸配延胡）

【**來源**】《全生指迷方》

【**主治**】若痛而游走，上下無常處。脈亦聚散，或促或澀，謂之游氣。

【**用法**】延胡索炒，當歸洗，等分細末，醋湯調方寸匕。

25. **益母丸**（當歸配益母草）

【**來源**】《竹林寺女科秘方》

【**主治**】胎孕五六月小產。

【**用法**】益母草、當歸各四兩，水丸，空腹白湯下。

26. **二聖散**（當歸配五靈脂）

【**來源**】《雞峰普濟方》卷十六

【**主治**】婦人產後血上攻，迷悶不省人事。

【**用法**】當歸、五靈脂各等分，上為細末。每服一二錢，以酒、童便各半盞調服，不拘時候。

27. **當歸桃仁湯**（當歸配桃仁）

【**來源**】《傷寒大白》卷二

【**主治**】蓄血。

【用法】當歸、桃仁。（用法原缺）

28.當歸紅花湯（當歸配紅花）

【來源】《傷寒大白》卷二

【主治】蓄血。

【用法】當歸、紅花。（用法原缺）

29.蒲黃散（當歸配蒲黃）

【來源】《備急千金要方》

【主治】治腕折瘀血。

【用法】蒲黃一升、當歸二兩。研為散，每服方寸匕，溫酒調下。

30.二仙丸（當歸配側柏葉）

【來源】《古今醫鑒》卷九引賀蘭峰方

【主治】頭髮脫落。

【用法】側柏葉八兩（焙乾），當歸（全身）四兩，上藥忌鐵器，為末，水糊為丸，如梧桐子大。每服五十至七十丸，早晚各一服，黃酒、鹽湯任下。

31.未名方（當歸配白蒺藜）

【來源】《儒門事親》

【主治】月經不調。

【用法】白蒺藜、當歸等分，為末，米飲每服三錢。

32.獨活當歸湯（當歸配獨活）

【來源】《千金要方》卷三引《小品方》

【主治】產後中柔風，舉體疼痛，自汗出。

【用法】獨活八兩、當歸四兩，上碎咀。以酒八升，煮取四升，去滓，分四服，日三夜一，取微汗。

33.當朮散（當歸配蒼朮）

【**來源**】《產寶諸方》

【**主治**】婦人產後，敗血沖心。

【**用法**】蒼朮不拘多少（炒黑色，為末），當歸少許。每服二錢，酒一盞，煎至七分服。

34.歸葛飲（當歸配葛根）

【**來源**】《景岳全書》

【**主治**】陽明溫暑時證，大熱大渴，津液枯涸，陰虛不能作汗等證。

【**用法**】當歸五錢、葛根二三錢，水二盅，煎一盅，以冷水浸涼，徐徐服之，得汗即解。

35.交加散（當歸配荊芥）

【**來源**】《景岳全書》

【**主治**】癥瘕或產後不省人事，口吐痰涎。

【**用法**】當歸、荊芥等分，為細末。每服二錢，水一盅，酒少許，煎七分，灌服，神效。

36.防風當歸丸（當歸配防風）

【**來源**】《醫鈔類編》卷十七

【**主治**】肝經有風，血得風而流散不歸經，以致妊娠下血。

【**用法**】防風、當歸（去尾）各等分，上藥為丸。每服一錢，白湯送下。

37.芷歸散（當歸配白芷）

【**來源**】《仙拈集》卷二引《經驗方》

【**主治**】治大便秘。

【**用法**】白芷、當歸各五錢，研為末。每服二錢，米

飲送下。

38. **如聖散**（當歸配紫蘇）

【**來源**】《證治準繩》

【**主治**】難產。

【**用法**】紫蘇葉、當歸各等分。為細末，每服三五錢，長流水煎服。如無長流水，以水順攪動煎服即下。或取本夫褲帶五寸，燒存性，溫酒調下。或取槐樹東枝，令產婦把之易產。或用紫蘇煎湯調益元散服之，即產。

39. **安胎飲**（當歸配蔥白）

【**來源**】《聖濟總錄》卷一五四

【**主治**】妊娠胎動不安，腰腹疼痛。

【**用法**】當歸半兩（銼）、蔥白一分（細切）。先以水三盞，煎至二盞，入好酒一盞，更煎數沸，去滓，分作三服。

40. **未名方**（當歸配蜂蜜）

【**來源**】《備急千金要方》卷第三

【**主治**】產後腹中如弦當堅痛。

【**用法**】當歸末二方寸匕，內蜜一升煎之，適寒溫頓服之。

41. **歸圓酒**（當歸配龍眼肉）

【**來源**】《醫林纂要》卷八

【**主治**】男婦血氣衰弱者。

【**用法**】當歸二兩、圓眼肉一斤，浸酒十斤。臨臥隨意隨量溫服數杯。

42. **未名方**（當歸配麻黃根）

【**來源**】《普濟方》

【主治】內外障翳。

【用法】麻黃根一兩，當歸身一錢，同炒黑色，入麝香少許，為末。嗅鼻，頻用。此南京相國寺東黑孩兒方也。

43. **雙仙散**（當歸配菖蒲）

【來源】《女科指掌》卷五

【主治】產後勞傷，腎氣損動，胞絡虛而風冷外襲，血滯經絡，腰痛，或惡露斷絕，腰中重痛，下注兩股，痛如錐刺

【用法】當歸、石菖蒲各等分，上為末。每服二錢，溫酒調下。豬、羊腎作羹食亦好。

44. **未名方**（當歸配薤白）

【來源】《古今錄驗》

【主治】妊娠胎動，腹內冷痛。

【用法】薤白一升、當歸四兩，水五升，煮二升，分二服。

45. **當歸含丸**（當歸配杏仁）

【來源】《外台秘要》

【主治】口中咽喉不利。

【用法】當歸二兩、杏仁一兩，研末，煉蜜為丸如梧桐子大。每次二丸，含化咽津，日三夜二。

46. **淨固湯**（當歸配密砣僧）

【來源】《普濟方》卷二九六

【主治】諸痔。

【用法】當歸半兩、密砣僧二錢半，上為末。酒調下。

47.**當歸酒**（當歸配酒）

【**來源**】《景岳全書》

【**主治**】血虛頭痛欲裂。

【**用法**】當歸一兩，好酒一升，煮取六合服之。

48.**如聖膏**（當歸配巴豆）

【**來源**】《醫宗金鑒》

【**主治**】風疳。

【**用法**】當歸五錢，巴豆三錢（去殼），香油八兩，將藥炸枯去滓。入黃蠟三兩化盡離火，絹濾淨。將凝入輕粉二錢，攪勻。每用少許搽之。

49.**未名方**（當歸配芫花）

【**來源**】《保命集》

【**主治**】產後惡物不下。

【**用法**】芫花、當歸等分，炒為末。調一錢服。

50.**紫歸油**（當歸配紫草）

【**來源**】《外科證治》

【**主治**】唇風。一名驢嘴風。

【**用法**】紫草、當歸各等分，用麻油熬，去渣，去火氣待用。用棉花蘸油頻頻潤之。

51.**芸苔子散**（當歸配芸苔子）

【**來源**】《普濟方》卷三五一

【**主治**】產後血氣衝心痛。

【**用法**】芸苔（微炒）、當歸（銼，微炒）各一兩，為細散。每服一錢，以熱酒調下，不拘時候。

52.**硇砂散**（當歸配硇砂）

【**來源**】《玉機微義》卷四十九

【主治】胎死腹中不下。

【用法】硇砂（研細）、當歸各一兩，上為極細末。只分作二服，溫酒調下；如重車行五里不下，再服。

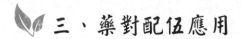三、藥對配伍應用

1. 當歸配蘇子

當歸味甘而辛，性溫，富含油性，最善溫潤，活血和血，血和則氣降，故《神農本草經》謂當歸「主咳逆上氣」；蘇子味辛性溫，降氣消痰。二藥配對，一走氣一走血，相輔相成，共奏和血止咳，化痰平喘之功。適用於痰涎壅盛，咳喘短氣，胸膈滿悶等。

當歸常用 10 克，蘇子為 5～10 克，包煎。當歸、蘇子配用，見於《太平惠民和劑局方》蘇子降氣湯，與前胡、陳皮、半夏、炙甘草等藥同用，主治痰涎壅盛，咳喘短氣，胸膈滿悶等症。岳美中認為：蘇子得當歸，和血止咳，治痰須治血，血行痰易化，活血化瘀藥可增強化痰止咳喘作用（《岳美中醫論集》）。王海藏謂「當歸血藥，如何治胸中咳逆上氣，按當歸其味辛，乃血中之氣藥也，況咳逆上氣，有陰虛陽無所附著，故用血藥補陰，則血和而氣降矣。」（《湯液本草》）。二藥與杏仁、火麻仁、瓜蔞仁同用，可治腸燥便秘。然藥對辛溫，富含油性，陰虛咳嗽、大便溏瀉者不宜使用。

2. 當歸配赤芍

當歸味甘而辛、性溫，甘補辛散，苦泄溫通，為血中之氣藥，既能補血，又能活血；赤芍味苦性寒，入肝經血

分，長於清熱涼血，袪瘀止痛。二藥配對，寒溫並施，氣血雙調，既補又行，補血不止血，行血不傷血，寒不遏血，溫不動血，血虛能補，血滯能行，血寒得溫，血熱得清，共奏活血通絡，化瘀止痛之功。適用於 ① 瘀血所致的痛經、閉經、癥瘕、產後腹痛；② 風濕痹痛；③ 瘡瘍腫毒初起，赤腫潰堅，屬於陽證者。

當歸常用 10 克，赤芍為 10 克。當歸、赤芍配用，見於《外科發揮》仙方活命飲，與穿山甲、天花粉、乳香、沒藥等藥同用，主治瘡瘍腫毒初起，赤腫潰堅，屬於陽證者；《醫林改錯》血府逐瘀湯，二藥與生地、紅花、牛膝、枳殼等藥同用，主治瘀血內阻、頭痛胸痛、內熱瞀悶、失眠多夢、心悸怔忡等胸脅瘀血證；《太平惠民和劑局方》五淋散，二藥與赤茯苓、山梔子、甘草等藥同用，主治五淋諸症；《是齋百一選方》蠲痹湯，二藥與羌活、薑黃、黃耆、防風等藥同用，主治風寒濕邪外襲，營衛兩虛，經氣不暢，氣血虛弱之項、肩、臂、肘關節疼痛諸症；與黃耆、地龍、川芎、紅花、桃仁等藥同用，可治半身不遂，口眼喎斜；與小茴香、乾薑、延胡索、五靈脂等藥同用，可治少腹瘀血積塊，或腰酸腰痛；與桃仁、紅花、桔梗、枳殼等藥同用，可治胸脅刺痛，經閉痛經。然藥對苦泄，大便溏瀉者不宜用。

3. 當歸配烏藥

當歸味甘而辛性溫柔潤，血分之藥，有養血活血，消腫止痛之效；烏藥味辛苦，性燥剛烈，氣分之品，具行氣解鬱，袪風除濕，散寒止痛之功，偏入下焦而溫散少腹之冷氣。二藥配對，剛柔相濟，當歸辛散溫運，偏走血分，

烏藥辛開溫通，偏走氣分，氣血同治，共奏行氣活血，散寒止痛之功；又一治外風襲人而斷其源，一治內風養血行血風自滅，相輔相成，共收養血活血，祛風除濕之功。

適用於 ① 寒濕痹阻，關節疼痛，手足沉重，屈伸不利；② 跌打損傷；③ 風寒頭痛日久；④ 感寒受冷，氣血不和之痛經，產後腹痛或寒疝、睪丸偏墜冷痛等症。

當歸常用 10 克，烏藥為 10 克。當歸、烏藥配用，見於《濟陰綱目》卷一的烏藥湯，與香附、木香同用，主治血海疼痛。楊濟在《臨證用藥配伍指南》中謂「二藥與丹參、赤芍同用，治氣滯血瘀，經行腹痛；與吳茱萸、小茴香、炮薑同用，治男子寒疝，睪丸偏墜冷痛；與赤芍、蘇木同用，治跌打損傷」。二藥與骨碎補、虎骨、血竭、赤芍等藥同用，可治跌打損傷；與秦艽、防風、羌活、桂枝等藥同用，可治風冷腳痹疼痛，攣縮不可屈伸；與薏苡仁、川芎、獨活、白朮、麻黃等藥同用，可治濕痹，關節疼痛重著，痛有定處，手足沉重，或有麻木不仁；與蒼朮、川芎、丁香、乳香、沒藥同用，可治痹痛，刺痛為主。然藥對味辛苦性溫燥，氣血虧虛、內有熱邪者慎用，陰虛者忌用，孕婦忌用。

4. 當歸配川楝子

當歸味甘辛性溫，補血和血，活血止痛；川楝子味苦性寒，瀉肝膽、膀胱濕熱，疏泄肝鬱。二藥配對，一入血，一走氣，氣血兩調，相輔相成，共奏疏肝解鬱，活血止痛之功。適用於肝鬱血滯的腹脹腹痛、少腹疼痛等症。

當歸常用 10～15 克，川楝子為 6～10 克。當歸、川楝子配用，趙金鐸經驗：二藥為主，與寬腸理氣養陰的蒼

朮、厚朴、木香同用，治療慢性腸炎，腹脹腹痛，便下黏液多年者效果顯著；對少腹痛筋脈拘攣諸證用之良效（《趙金鐸醫學經驗集》）。

二藥與川芎、丹參、香附、白芍等藥同用，可治慢性盆腔炎〔時珍國藥研究，1991；（1）：16〕；與黨參、菖蒲、山楂、龍眼肉等藥同用，可治冠心病心絞痛〔浙江中醫雜誌，1987；1（4）：444〕。然藥對辛散苦泄，脾胃虛寒，大便溏瀉者不宜用。

5. 當歸配橘葉

當歸辛甘性溫，補血活血調經；橘葉味苦辛性溫，專散肝胃二經氣滯，散結消腫。二藥配對，一疏肝用，一養肝體，疏中有養，氣血雙調，肝胃均治，共奏疏肝和胃調氣血，散積通滯消腫痛之功。適用於乳癖脅痛、少腹脹、經行不暢、痛經等症。

當歸常用 10 克，橘葉為 10 克。當歸、橘葉配對，《百家配伍用藥經驗採菁》謂：「肝鬱血滯，胸脅不舒，少腹脹，經行不暢，痛經均可選用。」陳學勤體會：乳頭屬肝，乳房屬胃，肝胃氣血不暢諸證用之適宜。用二藥配伍，治療經期乳房脹痛屬肝胃氣血鬱滯者每獲良效〔上海中醫藥雜誌，1986；（1）：25〕。然藥對味辛性溫，乳癖發熱口渴者不宜用。

6. 當歸配陳皮

當歸氣輕味濃質潤，入心肝能生陰化陽，養血柔筋，兼溫經通脈，以暢氣血之用，為補血活血之要藥；陳皮辛散苦降，芳香走竄，理氣化痰，兼健脾和胃，以資氣血生化之源。二藥配對，陳皮性燥，當歸性潤，潤燥結合，當

歸得陳皮，緩其滋膩之性，補而不壅滯；陳皮得當歸，制其辛散之弊，散而不耗氣，相輔相成，滯者可通，虛者可補，共奏健脾和胃，調氣和血之功。

適用於 ① 心肝血虛，面色萎黃，眩暈心悸者；② 氣滯血瘀，月經不調，痛經、經閉等症。

當歸常用 5～15 克，陳皮為 6～12 克。當歸、陳皮配對，見於《朱氏集驗丸》橘歸丸，主治婦人怒氣傷肝，血失常經，手足俱有血絲者。《大平惠民和劑局方》的人參養榮湯，二藥與黃耆、白芍、桂心、炙甘草等藥同用，主治勞積、虛損、呼吸少氣，行動喘息，心虛驚悸等症；《景岳全書》胎元飲，二藥與人參、白朮、炙甘草、杜仲等藥同用，主治妊娠期陰道少量流血、腰腹墜脹；二藥與香附、熟地、川芎、澤蘭同用，可治婦女氣血阻滯，月經不調，經期腹痛；與人參、白朮、熟地、杜仲等藥同用，可治妊娠陰道流血，腰腹墜脹；與人參、白朮、五味子、黃耆等藥同用，可治痘瘡已潰，不能收斂，肌肉瘦削，倦怠無力；與五味子、人參、地黃、知母等藥同用，可治下後傷陰，氣血虧損；與蘇子、半夏、厚朴、沉香等藥同用，可治上盛下虛，痰涎壅盛，胸膈噎塞；與桂枝、薑黃、防風同用，可治久患風疾，手足不遂；與炙甘草、丹參、棗仁同用，可治竇性心律失常。

然藥對調氣和血時多行氣，當歸稱之為血中之氣藥，婦女月經期慎用。

7. 當歸配肉蓯蓉

當歸甘辛性溫，功可補血養血，其性油潤，氣輕而辛，也可潤腸通便；肉蓯蓉甘鹹性溫，能補腎助陽，其質

柔潤，並能溫潤滑腸。二藥配對，一柔一剛，溫而不燥，潤而不滯，寓瀉於補，有降下無傷陽氣，溫潤不灼陰液之特點。共奏補血益血，潤腸通便之功。又當歸補血活血，肉蓯蓉溫壯腎陽，補益精血，二藥合用，又有補腎益精，調達衝任之能。適用於 ① 年老、氣虛、產後津液不足、血虛腸燥之大便秘結；② 腎虛衝任虛寒致宮冷不孕、小腹冷痛，月經錯後及白濁者。

　　當歸常用 10～15 克，肉蓯蓉為 15～60 克。當歸、肉蓯蓉配用，見於《景岳全書》濟川煎，與牛膝、澤瀉、升麻、枳殼等藥同用，主治腎陽虧虛，精血不足，腸道失調之大便秘結不通，形寒怯冷，腰酸背冷，小便清長等。《臨證用藥配伍指南》謂：治老年人陽氣虛弱，精血不足之便秘；與火麻仁、生地黃同用，治老年人血虛便秘。《中藥臨床應用大全》謂：與生地黃、火麻仁、生首烏、黑芝麻、柏子仁同用，治老人、病後、產後陰血不足，津少血枯之腸燥便秘；與當歸、人參、鹿茸、小茴香、紫河車、杜仲、續斷、附子、山藥同用，治腎虛衝任虛寒致宮冷不孕，少腹冷痛，月經錯後及白濁者。二藥與熟地、枸杞、杜仲、何首烏、鹿角膠等藥同用，可治腎陰腎陽俱虛，男子性慾減退，女子虛寒不孕。然藥對柔潤性溫，陰虛有熱的便秘不宜用，腸胃實熱之便秘忌用。

8. 當歸配火麻仁

　　當歸辛甘溫潤，補血活血，潤腸通便；火麻仁甘平質潤，潤燥通便，滋養補虛。二藥配對，相得益彰，共奏滋補血液，潤腸通便之功。

　　適用於 ① 年老體弱或婦女產後血虛腸燥便秘；② 習

慣性便秘；③ 飲食勞倦，大便秘結或血結便秘。

　　火麻仁常用 5～10 克，當歸為 10～15 克。火麻仁、當歸配用，見於《脾胃論》潤腸丸，與羌活、大黃、桃仁同用，主治飲食勞倦，大便秘澀，或乾燥便結不通，全不思食，及風結、血結。

　　《壽世保元》活血潤腸丸，二藥與生地黃、枳殼、熟地黃、杏仁同用，主治血虛腸燥，大便秘結，面色無華等症；二藥與桃仁、枳殼、陳皮、木香等藥同用，可治胸膈痞悶，大便澀滯；與皂角仁、秦艽、桃仁、大黃同用，可治風火內伏，大腸乾燥，大便秘結；與生地黃、桃仁、枳殼等藥同用，可治血燥便秘；與生地黃、甘草同用，可治陰血虧虛，大便乾燥秘結；與升麻、煨大黃、熟地黃、紅花同用，可治陰虛血燥，大便不通，然藥對質潤滑腸，濕滯中滿、大便滑泄者忌用。

9. 當歸配大黃

　　當歸甘辛質潤，既能養血補血，又能活血行血，且潤腸通便；大黃甘寒沉降，力猛峻下，瀉熱通便，活血祛瘀。二藥配對，剛柔相濟，共奏活血祛瘀，潤腸通便之功。適用於 ① 跌打損傷，瘀血內停，吐血，下血，出血不止；② 血瘀閉經，少腹疼痛，舌質瘀暗，脈澀；③ 陰虛血燥，大便不通。

　　當歸常用 5～10 克，大黃為 5～10 克，後下。當歸、大黃配用，見於《醫學發明》復元活血湯，與柴胡，紅花、桃仁、穿山甲等藥同用，主治跌打損傷，瘀血留於脅下，痛不可忍。

　　二藥與生地黃、火麻仁、桃仁、升麻等藥同用，可治

陰虛血燥，大便不通；與防風、羌活、桃仁、麻仁等藥同用，可治風秘、血秘，大便經常燥結；與生地、芒硝、穿山甲、肉桂同用，可治蓄血腹痛，瘀滯經閉，痛經；與荊芥、黃芩、防風、黃耆等藥同用，可治燙火傷；與川芎、牛膝、血竭、沒藥等藥同用，可治中風閉經。然藥對寒潤力猛，孕婦忌用；氣血不足之閉經亦忌用。

10. 當歸配升麻

當歸甘補辛散，苦泄溫通，為血中之氣藥，既能補血，又能活血，可用治一切血證；升麻甘辛微寒，輕浮上行，既能升散，又能清泄，更以升舉清陽之氣為長。二藥配對，升麻升舉清陽，清氣得升則濁氣得降，輔以當歸養血潤燥化腸，共奏升舉清陽，補血潤腸之功。

適用於血虛氣弱之大便秘結不通，伴見頭暈乏力，氣短懶言，舌淡少苔，脈沉細無力等症。

當歸常用 6～12 克，升麻為 3～6 克。當歸、升麻配用，見於《蘭室秘藏》潤腸丸，與甘草、生地黃、火麻仁、熟地黃等藥同用，主治陰虛血燥，大便不通。二藥與生地黃、火麻仁、桃仁等藥同用，可治陰血虧虛便秘；與麻子仁、荊芥穗等藥同用，可治大便連日不通。然藥對性辛散，熱結便秘慎用。

11. 當歸配荊芥

當歸味甘而辛，性溫，功善補血和血；荊芥味辛苦性溫，善祛血中之風，若炒炭入藥，又具止血之功。《本草匯言》云：「凡一切失血之證，已止未止，欲行不行之勢，以荊芥之炒黑，可以止之」。二藥配對，共奏養血和血，祛風止血之功。適用於腸風下血、痔瘡便血。

當歸常用 10 克，荊芥為 6 克。當歸、荊芥配對，見於《婦人大全良方》交加散，主治產後血虛，風動暈仆，不省人事；《全生指迷》當歸散，主治產後血虛，冒風，口噤發痙。《臨證用藥配伍指南》載：當歸配荊芥炭，治臟腑血弱，傷及血絡，血不歸經的腸風下血。二藥與牛蒡子、赤芍同用，可治癰腫初發；與赤芍、白芷、川貝母等藥同用，可治癰疽瘀腫不消；與人參、川芎同用，可治氣血虛弱的產後冒風。然藥對苦溫，陰虛火旺、濕盛中滿者不宜用。

12.當歸配柏子仁

當歸辛甘性溫，功專養血和血，尤以養血力佳；柏子仁甘平質潤，有養血安神，潤燥通便之功。二藥配對，相使為用，當歸為主，柏子仁為輔，加強補血養血之力，而達安神定志之效。且養血潤燥，行血祛風，有一定的潤膚澤髮作用。

適用於 ① 陰血虛弱所致的面色萎黃，心悸心慌，失眠少寐等症；② 陰血虧少的腸燥便秘；③ 血虛生燥生風的頭髮枯燥脫落等症。

當歸常用 15～20 克，柏子仁為 10～12 克。當歸、柏子仁配用，見於《攝生秘剖》天王補心丹，與生地、五味子、酸棗仁、遠志等藥同用，主治心腎不交，陰血虧虛所致的虛煩不眠，心悸夢多。《醫學醇義》甲乙歸藏湯，與珍珠母、龍齒、白芍、丹參等藥同用，主治徹夜不寐，間日輕重，脈弦數等證。

二藥與黃耆、茯神川芎、炙甘草等藥同用，可治心虛血少而致的心神不寧，心悸、失眠等證；與黃耆、茯神、

熟地黃、白芍等藥同用，可治產後心血不足，心神不寧者；與川芎、遠志、阿膠、續斷等藥同用，可治婦女憂思過慮，勞傷心神，崩中下血。然藥對味甘潤，濕盛中滿、痰多、大便溏瀉者不宜用。

13.當歸配川芎

當歸甘補辛散，苦泄溫通，質潤而膩，養血中有活血之力。《本草正義》云：「當歸，其味甘而重，故專能補血，其氣輕而辛，故能行血，補中有動，行中有補，誠血中之氣藥，亦血中之聖藥也。」川芎辛溫而燥，善於行走，有活血行氣之功；行氣散鬱，活血止痛。當歸偏養血和血；川芎偏行氣散瘀。二藥配對，活血，養血、行氣三者並舉，且潤燥相濟，當歸之潤可制川芎辛燥，川芎辛燥又防當歸之膩，使祛瘀而不耗傷氣血，養血而免致血壅氣滯。共奏活血祛瘀，養血和血之功。

適用於 ① 脅痛胸痹，癥痕瘡瘍，跌仆瘀腫；② 血虛、血瘀頭痛，月經不調，痛經、閉經等症；③ 產後瘀血腹痛；④ 風濕痹痛。

當歸常用 3～12 克，川芎為 6～10 克。當歸、川芎配對，出自《千金要方》卷四的芎藭湯，主治失血過多所致的眩暈、頭痛及難產。《普濟本事方》芎歸湯，主治妊娠傷胎，難產，胞衣不下等。也可治療產後瘀血腹痛；《證治準繩・類方》芎歸散，主治腳氣，腿腕生瘡；《外台秘要》卷二十三的神驗胎動方，主治產後血虛，惡露不絕，血崩、發熱；金瘡跌打損傷失血過多，血暈。

二藥與熟地、白芍、藁本、防風等藥同用，可治目為物傷，血虛頭痛；與乳香、血竭、自然銅等藥同用，可治

跌打損傷，腫脹疼痛；與桃仁、乾薑、炙甘草同用，可治
產後血虛受寒，惡露不行，小腹冷痛；與吳茱萸、人參、
桂枝、丹皮等藥同用，可治衝任虛寒，瘀血阻滯，漏下不
止，月經不調；與白芍、茯苓、白朮、澤瀉同用，可治妊
娠腹中綿綿作痛；與桃仁、紅花、威靈仙同用，可治痺證
日久，瘀血阻滯所致的肢節疼痛；與黃耆、地龍、赤芍、
紅花等藥同用，可治卒中後遺症，半身不遂；與肉桂、牛
膝、車前子、紅花同用，可治久產不下，胎死不動；與秦
艽、羌活、牛膝、桃仁等藥同用，可治氣血痺阻經絡所致
的肩痛、臂痛、腰痛、周身疼痛；與小茴香、乾薑、延胡
索、肉桂等藥同用，可治少腹瘀血積塊疼痛；與五靈脂、
桃仁、枳殼、赤芍等藥同用，可治瘀在膈下，形成積塊，
痛處不移；與桔梗、柴胡、枳殼、桃仁等藥同用，可治胸
脅瘀滯刺痛，痛處不移；與桔梗、柴胡、枳殼、桃仁等藥
同用，可治胸脅瘀滯刺痛，痛有定處。

然藥對辛溫升散，氣虛氣弱，氣逆嘔吐、肝陽頭痛、
月經過多等證，均當慎用。

14. 當歸配香附

當歸辛甘性溫，既能補血和血，又能活血通絡，為治
理血分諸疾之常藥；香附辛平，通行三焦，尤長於疏肝解
鬱，理氣止痛，為理氣解鬱之要藥。二藥配對，一主氣
分，一主血分，氣血並治，共奏理氣活血，調經止痛之
功。適用於 ① 氣滯血瘀所致的婦女痛經；② 肝鬱氣滯致
脅肋脹痛或痛經等。

當歸常用 10～15 克，香附為 10 克。當歸、香附配
對，見於《張氏醫通》歸附丸，二藥研末，砂仁湯送服，

主治婦人氣亂，經期或前或後；《杏菀生春》卷八的歸附丸，主治月經不調。

二藥與延胡索、益母草、白芍同用，可治經行腹痛；與川芎、澤蘭、赤芍、柴胡同用，可治婦女氣滯血瘀的痛經；與川芎、白芷、柴胡同用，可治偏頭痛；與桃仁、紅花、川芎、五靈脂等藥同用，可治肝鬱血滯的經閉腹痛；與艾葉、肉桂、吳茱萸等藥同用，可治胞宮虛寒，月經不調，腹痛不孕，白帶過多者；與川芎、川楝子、柴胡、延胡索等藥同用，可治氣鬱血滯，衝任失調的經來腹痛，月經不調，乳房脹痛者；與柴胡、青皮、橘葉、瓜蔞等藥同用，可治肝鬱氣滯，乳房結塊脹痛者。然藥對中當歸助濕滑腸，香附雖能部分制約其偏性，但凡濕盛中滿、大便溏泄者仍宜慎用。

15.當歸配桃仁

當歸甘補辛散，苦泄溫通，質潤而膩，補血養血力佳，又能行血和血，潤腸通便；桃仁苦甘性柔潤，活血祛瘀，潤腸通便，為活血破瘀常用之品。

二藥配對，當歸得桃仁，活血祛瘀之力加強；桃仁得當歸，活血之中又有養血之功，相使為用，祛瘀而不傷血，養血補虛而無礙瘀滯之妙。共奏養血補虛，潤腸通便之功。適用於 ① 血瘀或兼血虛之月經不調、閉經、痛經等症；② 血虛腸燥大便秘結。

當歸常用 10 克，桃仁為 10 克。當歸、桃仁配用，見於《醫宗金鑒》桃紅四物湯，與紅花、熟地、川芎、白芍同用，主治婦女月經超前量多，色紫質稠，或有血塊、腹痛腹脹等。二藥與杏仁同用，可治胃脘痛伴有瘀血者；與

杏仁、火麻仁、生地、枳殼等藥同用，可治血虛腸燥便秘；與赤芍、紅花、五靈脂、蒲黃同用，可治血瘀腸絡之腹瀉；與牛膝、紅花同用，可治室女血閉不通，鬱而五心煩熱；與炮薑、川芎等藥同用，可治婦女產後惡露不行，少腹冷痛；與赤芍、桂心、砂糖同用，可治產後惡露不淨，脈弦滯者；與乾薑、川芎、元胡索、細辛等藥同用，可治惡露不淨屬虛寒內盛者；與五靈脂、丹皮等藥同用，可治滯氣瘀血蓄於膈下、腹中、脅下積塊，痛有定處；與小茴香、乾薑、蒲黃等藥同用，可治瘀滯寒凝，少腹積塊疼痛；與紅花、穿山甲等藥同用，可治跌仆打挫所致的瘀血滯留作痛。然藥對甘膩苦泄，濕盛中滿、孕婦不宜用。

16.當歸配黃耆

當歸甘平柔潤，氣輕味濃，養血活血，為補血活血之要藥；黃耆甘溫益氣，為補氣升陽的要藥，且補中兼行，有補氣行滯之能。二藥配對，甘溫入脾，各展其長，共奏益氣補血，行血活血之功。

適用於 ① 血虛發熱、盜汗；② 氣血虧虛的血腫、瘡瘍；③ 氣虛血滯的風濕痹痛、肢體麻木、中風後遺症。

當歸常用 6～10 克，黃耆為 15～30 克。當歸、黃耆配對，見於《內外傷辨惑論》當歸補血湯，主治勞倦內傷，氣弱血虛，陽浮外越，肌熱面赤，煩渴欲飲；婦人經行、產後血虛發熱頭痛；瘡瘍潰後，久不癒合。二藥與麻黃根同用，可治產後盜汗、自汗；與羌活、防風、片薑黃同用，可治氣虛血滯的風濕痹痛；與白芍同用，可治產後失血過多，腰痛，身熱、自汗；與川芎、桃仁、紅花同用，可治氣虛血滯的半身不遂，中風後遺症；與川芎、皂

角刺同用，可治癰疽膿成不潰；與人參、肉桂等藥同用，可治癰疽久潰不斂；與白朮、赤芍、熟地、雞血藤同用，可治白細胞減少症；與血餘炭、生甘草、仙鶴草同用，可治慢性原發性血小板減少性紫癜；與生薏苡仁、鬱金、石決明、丹參、天麻等藥同用，可治外傷性顱內血腫；與黃芩、地榆、甘草同用，可治氣不攝血之月經過多；與甘草、金銀花、蒲公英同用，可治無名腫毒。然藥對味甘性溫，內有實熱，肝陽上亢、氣火上衝、濕熱氣滯、陽證瘡癰、表實邪盛、濕盛中滿、大便溏瀉者忌用。

17.當歸配羌活

當歸甘潤補益，辛散溫通，既能養血調營，又能活血通脈；羌活氣味雄烈，祛肌表風寒濕邪而通鬱痹之陽，通暢血脈。二藥配對，不燥不烈，相輔相成，辛開溫散助活血止痛，共奏活血通脈，散寒止痛之功。適用於 ① 感受風寒誘發心胸悶痛，形寒肢酸，證屬寒滯心脈者；② 胎動不安，腰酸腹痛，胎位不正，臨產交骨不開諸症。

當歸常用 5～15 克，補血用當歸身，活血宜酒製；羌活為 6～9 克。當歸、羌活配用，見於《傅青主女科》保產無憂散，與白芍、生黃耆、菟絲子、艾葉等藥同用，主治胎位異常；《百家配伍用藥經驗採菁》謂：冠心病因感受風寒誘發或加劇心胸悶痛，伴惡寒，上肢脹痛，證屬寒滯心脈者，隨證選用羌活、當歸、五靈脂三藥合伍，可增療效。二藥與五靈脂、蒲黃同用，可治寒滯心脈，心胸悶痛；與川芎、防風、附子、牛膝等藥同用，可治痹痛日久，氣血虧損，腰膝乏力；與薏苡仁、桂枝、白朮、川烏等藥同用，可治濕痹疼痛，痛有定處，重著麻木；與薑

黃、炙黃耆、防風、赤芍等藥同用，可治營衛兩虛，項背痛、肩痛、臂痛肢麻。然藥對味辛性溫，但當歸有甘潤滑腸之性，大便溏瀉者忌用。

18.當歸配獨活

當歸辛甘性溫，功專養血活血；獨活辛散苦燥，氣香溫通，性走竄，祛風除濕，通痹止痛。二藥配對，標本兼治，血虛得復，風濕得除，共奏祛風除濕，活血通絡之功。適用於 ① 風寒濕痹；② 產後中風，體痛汗出，肢體麻木不仁，脈弦澀。

當歸常用 5～10 克，獨活為 10～15 克。當歸、獨活配用，見於《活幼新書》獨活湯，與黃耆、白朮、牛膝、甘草等藥同用，主治風寒濕痹，關節肌肉疼痛酸楚，腰背手足疼痛，晝輕夜重；《普濟方》用二藥與黃芩、大黃、赤芍、川芎等藥為散，煮豬蹄，沸後去滓，乘熱洗瘡。二藥與防風、秦艽、桑寄生、杜仲等藥同用，可治風寒濕痹，腰酸膝痛；與黃耆、白朮、防風同用，可治產後中風，體痛汗出，肢體麻木。然藥對中的當歸助濕滑腸，濕盛中滿，大便溏瀉者忌用。

19.當歸配川烏

當歸味甘而辛，性溫柔潤，補血活血，消腫止痛；川烏味辛苦，性燥剛烈，祛風除濕，散寒止痛。二藥配對，剛柔相濟，溫而不燥，補而不滯，一治外風襲人而斷其源，一治內風養血行血風自滅。「治風先治血，血行風自滅。」相輔相成，共奏養血活血，祛風除濕之功。適用於寒濕痹阻，關節疼痛，手足沉重，屈伸不利。

當歸常用 10 克，川烏為 3～9 克，先煎 30～60 分

鐘。當歸、川烏配用，見於《古今醫鑒》乳香定痛丸，與乳香、沒藥、蒼朮、川芎等藥同用，主治寒濕痹阻，關節疼痛，屈伸不利。二藥與骨碎補、虎骨、血竭、赤芍等藥同用，可治跌打損傷；與秦艽、防風、羌活、桂枝等藥同用，可治風冷腳痹疼痛，攣縮不可屈伸；與薏苡仁、川芎、獨活、白朮、麻黃等藥同用，可治濕痹，關節疼痛重著，痛有定處，手足沉重，或有麻木。然藥對辛苦溫燥，陰虛者忌用，孕婦也忌用。

20. 當歸配白芷

當歸味甘性溫，補血活血和血，《本草綱目》謂之：「治癰疽，排膿止痛」；白芷味辛性溫，散風除濕化濁解毒，去腐惡，排膿消腫。二藥配對，一散一補，相輔相成，共奏活血養血，祛風除濕，消腫止痛之功。

適用於 ① 風邪初中經絡，口眼歪斜，手足拘急不仁；② 瘡瘍腫毒，癌腫、內癰等症。

當歸常用 10 克，白芷為 6～10 克。當歸、白芷配用，見於《素問病機氣宜保命集》大秦艽湯，與秦艽、羌活、細辛、防風等藥同用，主治風中經絡，手足不遂，語言蹇澀等證。二藥與麻黃、羌活、防風、川芎等藥同用，可治風中經絡，手足拘急不仁，惡風寒者；與皂角刺、穿山甲、乳香、金銀花等藥同用，可治瘡瘍腫毒初起，紅腫疼痛，身熱微惡寒；與瓜蔞、香附、廣鬱金、川芎等藥同用，可治乳癰。然藥對味辛性溫，陰虛火旺，大便溏瀉，癰疽已潰者忌用。

21. 當歸配金銀花

當歸甘溫辛散，補血活血而能消腫止痛，排膿生肌，

為外科療瘡常用藥；金銀花味甘性寒，清熱解毒，散瘀消腫。二藥配對，一清一散，一補一消，腫毒自除，癰疽得癒，共奏清熱解毒，活血散瘀之功。適用於 ① 癰疽疔瘡初起，紅腫熱痛；② 血虛潰瘍，久不癒合。

當歸常用 5～15 克，金銀花為 10～15 克。當歸、金銀花配用，見於《驗方新編》四妙勇安湯，與玄參、甘草同用，主治脫疽，症見患肢黯紅微腫灼熱，潰爛腐臭，疼痛劇烈，或發熱口渴，舌紅脈數。二藥與黃耆、甘草同用，可治乳癰腫痛；與生黃耆、天花粉、連翹、大黃等藥同用，可治癰疽紅腫；與生黃耆、穿山甲、皂角刺、牛蒡子等藥同用，可治癰毒內盛，已成膿不潰者；與天花粉、蒲公英、甘草同用，可治癰腫瘡毒；與白芷、貝母、皂角刺、乳香等藥同用，可治瘡瘍腫毒初起，紅腫焮痛。然藥對性寒潤，脾虛泄瀉者忌用。

22.當歸配莪朮

當歸辛散甘潤溫通，補血活血行血，散寒消腫止痛；莪朮辛散苦泄溫通，入肝脾二經，為破血散瘀消癥，行氣消積止痛之品。二藥配對，一消一補，莪朮破血散瘀能助當歸活血行血，當歸活血行血能助莪朮散瘀消癥。共收補血活血，散瘀消癥之功。

適用於 ① 上腹痞塊，大腹膨脹，赤筋赤絡滿布；② 婦人小腹腫塊，疼痛日久，形枯肉瘦。

當歸常用 3～9 克，莪朮為 3～9 克。當歸、莪朮配用，見於《楊志一醫論醫案集》柔肝丸，與丹參、桃仁、水蛭、穿山甲等藥同用，主治上腹痞塊，大腹膨脹，腹壁光亮繃急。二藥與香附、益母草、桃仁、紅花等藥同用，

可治婦人小腹腫塊，疼痛日久。然藥對辛散通泄，活血破血，月經過多者忌用。

23.當歸配白芍

當歸辛甘性溫，補血行血長於活血行滯止痛，走而不守；白芍酸甘微寒，補血斂陰，調經止痛，守而不走。二藥配對，辛而不過散，酸而不過斂，一開一合，動靜相宜，補血而不滯血，行血而不耗血，共奏養血補血之功。另外，當歸能和肝而活血止痛；白芍能柔肝而和營止痛。二藥配對，還具有養肝和血，調經止痛之效。

適用於 ① 婦人衝任虛損，崩中漏下，月經不調，臍腹疼痛；② 心肝血虛之心悸、頭暈，月經不調等症。

當歸常用 10～15 克，白芍為 10～15 克。當歸、白芍配用，見於《醫宗金鑒》聖愈湯，與熟地、川芎、人參、黃耆同用，主治月經先期而至，量多色淡，四肢乏力，體倦神衰之證。二藥與白朮、澤瀉、茯苓、川芎同用，可治妊娠肝脾不和所致的腹痛；與香附、艾葉、黃耆、續斷等藥同用，可治子宮虛寒不孕，經行腹痛，腰脊酸冷；與桂枝、細辛、大棗等藥同用，可治手足厥冷，遇寒加劇，脈細如絕；與桂枝、炙甘草、飴糖等藥同用，可治產後虛羸不足，腹中時痛，少氣，或小腹拘急，痛引腰背，不能飲食。然藥對味甘性寒，陽衰虛寒，濕盛中滿、大便溏瀉者不宜用，麻疹初期兼有表證，或透發不暢者不宜用。

24.當歸配蒼朮

當歸甘辛性溫，質地滋潤，補血和血而能消腫止痛；蒼朮芳香辛散，苦溫燥烈，長於燥濕健脾，且有散寒之功。二藥配對，一潤一燥，相制相成，蒼朮得當歸則不慮

其燥烈傷陰；當歸得蒼朮亦不致滋膩礙脾，共奏燥濕健脾，補血和血，散寒止痛之功。

適用於 ① 心肝血虛，面色萎黃，眩暈心悸，或血虛兼瘀之月經不調，痛經，經閉等症；② 濕痹，關節疼痛，重著麻木；③ 肝血不足，眼目昏澀等症。

當歸常用 5～15 克，蒼朮為 6～10 克。當歸、蒼朮配對，見於《產寶諸方》的當朮散，主治婦人產後，敗血沖心。二藥與木賊、枳實、草決明、穀精草等藥同用，可治睛腫旋螺突出，青盲有翳；與陳皮、川芎、桃仁、木香、砂仁等藥同用，可治產後惡露上衝，胸脘痞滿，時時作嘔；與薏苡仁、麻黃、桂枝、白芍等藥同用，可治濕痹疼痛，痛有定處；與川芎、川烏、乳香、沒藥等藥同用，可治寒濕痹痛，關節疼痛，屈伸不利。然藥對味辛苦溫，風熱目疾、陰虛內熱者忌用。

25. 當歸配澤瀉

當歸味甘而辛，性溫，養血活血而調經；澤瀉味甘而淡，性寒，滲利水濕而消腫。二藥配對，寒溫互制，活血助利水，水利血也行，水血並調，共奏活血利水，調經消腫之功。適用於水血互阻，月經不調諸證。

當歸常用 10 克，澤瀉為 10 克。當歸、澤瀉配對，劉樹農經驗：為水血互阻、月經不調諸證的常用配伍藥對。凡月經量少、色淡、日漸肥胖、閉經、或經期浮腫等均可隨證選用，對月經病血瘀水腫者有明顯療效〔上海中醫藥雜誌，1985；（3）：27〕；《百家配伍用藥經驗採菁》謂：「腎炎腎病水腫、肝病水腫、血管神經性水腫伴有瘀血者均宜選用，可增療效。慢性泄痢，久病有水濕性瘀滯交阻

者用之也有效。」《臨證用藥配伍指南》言：二藥與白朮、白芍、茯苓、川芎同用，可治胎位異常。然藥對辛散滲利，腎氣不固、陽氣虛衰、大便溏瀉者不宜用。

26.當歸配赤小豆

當歸味甘而辛，性溫，補血活血，祛瘀生新；赤小豆甘酸偏涼，性善下行，有清熱利濕，行血排膿之功。二藥配對，相得益彰，共奏清熱利濕，活血排膿之功。適用於濕熱蘊毒所致的先血後便的臟毒、腸風等症。

當歸常用 10～15 克，赤小豆為 15～30 克。當歸、赤小豆配對，見於《金匱要略》赤小豆當歸湯，主治先血後便之近血和狐惑病。《臨證用藥配伍指南》謂：「赤小豆配當歸，治瘡瘍腫毒，紅腫熱痛及內癰，大便下血，痔瘡出血等症。赤小豆配當歸、赤芍、連翹，治癰腫瘡毒。」然藥對辛散下行，陰虛津虧、大便溏瀉者不宜用。

27.當歸配豨薟草

當歸辛甘性溫，補血活血；豨薟草味苦性寒，祛風濕，強筋骨，化濕熱解毒。二藥配對，祛風與活血並施，解毒與養血並顧；養血扶正助解毒，祛風濕又不苦燥傷陰，共奏活血通經，化濕解毒之功。適用於癘風腳弱、中風、關節腫痛等證。

當歸常用 10 克，豨薟草為 12 克。當歸、豨薟草配用，見於《張氏醫通》豨薟丸，與熟地、芍藥、川烏、羌活、防風同用，主治癘風腳弱。

二藥與當歸、人參、黃耆、川芎、威靈仙等藥同用，可治中風口眼歪斜，手足不遂，語言蹇澀，口角流涎，筋骨攣強，腰腳無力等。朱良春體會：用二藥治療類風濕關

節炎有較好療效，能減輕症狀，消腫止痛，使抗「O」下降，對緩解病情大有裨益。可用當歸 30 克，豨薟草 100 克隨證配伍治療〔上海中醫藥雜誌，1982；（9）：33〕。然藥對辛散苦泄，大便溏瀉者不宜用，豨薟草生用或大劑量時易致嘔吐，故胃氣上逆者慎用。

28.當歸配吳茱萸

當歸辛甘而溫，味重質潤，既補血又行氣，血中之氣藥，為婦科養血調經之佳品；吳茱萸辛熱燥烈，味苦而降，歸肝、脾、胃經，疏肝行氣，溫中散寒，善下行而溫肝腎，暖胞宮。二藥配對，吳茱萸溫散，當歸行血助之；當歸溫補，吳茱萸溫經而行之，吳茱萸得當歸溫散而不傷陰血，當歸得吳茱萸補血而不礙血行，剛柔相濟，共奏溫經活血，調經止痛之功。

適用 ① 於肝經寒滯所致的疝氣疼痛等症；② 衝任虛寒之月經延期，量少而黑，少腹冷痛等症。

當歸常用 6～30 克，吳茱萸為 6～10 克。當歸、吳茱萸配用，出自《金匱要略》溫經湯，與川芎、芍藥、人參、桂枝、丹皮等藥同用，主治寒凝肝脈，氣血不通，沖任經脈不利而致經產腹痛。

二藥與肉桂、半夏、麥冬、防風等藥同用，可治婦女經行腹痛，胞宮不虛，惟受風寒為病者；與附子、芍藥、細辛等藥同用，可治霍亂寒多，肉冷脈絕；與乾薑、赤石脂、神麴、厚朴同用，可治冷痢下膿血，鶩溏青黑；現常用為婦科調經助孕的妙藥。

然藥對辛熱燥烈，易耗氣動火，陰虛有熱，濕熱中滿者不宜使用。

29. 當歸配桑寄生

當歸味甘辛性溫，功專補血養血，令血盛以養胎，並有和血之力，生血中有運血之功；桑寄生苦甘性平，其質偏潤，得桑椹之餘氣所生，功專補腎養肝，顧先天之本，精血充足則胎孕發育有源。二藥配對，共奏補腎益肝，養血安胎之功。適用於 ① 肝腎不足，月經後期，閉經，不孕或精血虛損之胎漏、胎動不安等症；② 肝腎不足，月經後期，閉經，不孕等。

當歸常用 10 克，桑寄生為 15～20 克。當歸、桑寄生配用，見於《千金要方》獨活寄生湯，與獨活、防風、細辛、川芎等藥同用，主治肝腎兩虧，風寒濕痹，腰膝冷痛，腿足屈伸不利，或痹著不仁等症；《證治準繩》桑寄生散，與川芎、續斷、阿膠、香附子等藥同用，主治胎漏，月水妄行，淋瀝不已等症。二藥與熟地、龜板、虎骨、牛膝等藥同用，可治肝腎虧損，血不養筋的下肢萎軟無力，肢節煩疼或偏枯者。然藥對中的桑寄生，現代藥理研究有利尿降壓作用，血壓低的患者慎用。

30. 當歸配續斷

當歸味甘而辛，性溫，養血活血，藥理研究有較好的抗維生素 E 缺乏的作用；續斷味苦辛甘，性微溫，補肝腎強筋骨，藥理研究證明含有豐富的維生素 E 樣成分，有促進組織再生的作用。二藥配對，相得益彰，共奏養血益腎，活血強筋骨之功。適用於痹證、男性不育證等。

當歸常用 10～15 克，續斷為 10～20 克。當歸、續斷配用，見於《普濟本事方》續斷丸，與防風、天麻、乳香、川芎等藥同用，主治風濕四肢浮腫，肌肉麻痹，甚則

手足無力，筋脈緩急等症；《外台秘要》續斷湯，與桔梗、阿膠、乾薑、蒲黃等藥同用，主治下焦虛寒，或便前轉後便血；《證治準繩》續斷丸，與川芎、薑半夏、炮薑、炙甘草等藥同用，主治肝勞虛寒腹痛，眼昏，攣縮等症。二藥與骨碎補、大黃同用，研末酒調外敷可治骨折；與巴戟天、杜仲、淫羊藿同用，水煎服，可治腎虛型不孕症。《百家配伍用藥經驗採菁》謂二藥合伍治療男性不育，精液常規中死精子較多有較好療效。然藥對甘溫且潤，陰虛火旺，脾虛便溏者不宜用。

31. 當歸配黃精

當歸甘辛性溫，入心肝能生陰化陽，養血活血，為補血活血之要藥；黃精味甘性平，補脾氣，益脾陰，滋腎益精。二藥配對，氣血雙補，精血互生，共奏滋腎益精，補血活血之功。適用於 ① 病後虛弱，精血虧虛，腰膝酸軟，頭暈眼花，內熱消渴等症；② 體虛，面黃消瘦，神疲乏力，大便乾結。

當歸常用 6～9 克，黃精為 10～15 克。當歸、黃精配對，見於《清內廷法制丸散膏丹各藥配本》九轉黃精丹，功用滋補精血，主治體虛面黃消瘦，頭暈目花，飲食減少，或消穀善饑，神疲乏力。蒲輔周經驗：對治療精血不足、心腎虧虛而致頭暈眼花、耳鳴、記憶力減退、健忘等症有一定療效，且二藥可促進腦功能的恢復（《蒲輔周醫療經驗》）。二藥與黨參、黃耆、熟地黃、白芍等藥同用，可治氣血不足，面色蒼白或萎黃，頭暈眼花，四肢倦怠，氣短懶言；與黃耆、丹參、雞內金、板藍根同用，可治早期肝硬化；與雞血藤、何首烏、川芎、僵蠶等藥同

用，可治腦梗塞；與山藥、天花粉、知母、黃耆等藥同用，可治內熱消渴。然藥對甘溫性膩，陰虛內寒，大便溏薄、痰濕內盛者忌用。

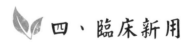 **四、臨床新用**

1. 治宮內節育器致月經過多

以當歸、五靈脂、赤芍各 10 克，茜草 12 克，益母草 25 克，炒蒲黃 15 克，香附 6 克。月經量多炒蒲黃改為蒲黃炭，加黃耆、補骨脂。服藥方法為每次行經第一天開始服 3 天，共治療 3 個月經週期。治療 40 例，治前經期平均 11.7 天，治後降為 6.3 天，有效率 97.5%〔湖北中醫雜誌，1994；16（1）：14〕。

2. 治痔瘡

用當歸尾、秦艽、皂角刺各 15 克，蒼朮、黃柏、桃仁各 10 克，澤瀉 12 克，檳榔 9 克，熟大黃、防風各 6 克，隨症加減，內服，每日 1 劑，第一、第二煎內服，第三煎時加入五倍子 15～20 克，苦參 30～50 克，朴硝 15～20 克（後溶於藥液），先薰蒸，待藥液溫度適宜時坐浴 15～20 分鐘。用藥 8 劑以上為無效，治療痔瘡 234 例，總有效率 97.4%〔湖北中醫雜誌，1996；16（2）：23〕。

3. 治老年頑固性便秘

當歸、太子參、肉蓯蓉、生首烏各 15 克，枳殼 10 克，升麻 3 克，牛膝 5 克，黃耆 30 克，火麻仁 12 克，杏仁、鬱李仁各 8 克。陽虛加肉桂末 3 克；虛熱甚加玄參

12 克，知母 10 克。治療 30 例，服 7～14 劑，均獲效，大便正常後，上藥研末，每服 15 克，每日 1 次〔湖北中醫雜誌，1994；16（2）：53〕。

4. 治少精、弱精症

用當歸注射液、胎盤注射液穴位注射：第一組用足三里、腎俞（左）、三陰交（右）、關元；第二組用足三里、腎俞（右）、三陰交（左）、命門。交替使用，每穴位注 2 毫升，毫升月為 1 個療程，治療 23 例中 19 例改善〔江西中醫藥，1994；（2）：24〕。

5. 治汗證

用當歸六黃湯（當歸 12 克，黃芩 12 克，黃連 3～6 克，黃柏 12 克，生、熟地各 12 克，黃耆 12～14 克）為基本方，氣血虛加甘草並加重黃耆量；陰虛甚加麥冬、西洋參；汗多加煅龍骨、煅牡蠣、五味子〔江西中醫藥，1994；（3）：28〕。

6. 治孕期下肢痙攣

用當歸 9 克，川芎 3 克，雞血藤 12 克，宣木瓜 9 克。治療 50 例中 47 例有效，一般服藥 3～5 劑〔上海中醫藥雜誌，1994；（4）：36〕。

7. 治近視眼

當歸、川芎各 15 克，紅花 9 克，人參 15 克，海風藤 12 克，雞血藤、黃耆各 15 克，枸杞 20 克，青葙子 15 克，鵝不食草 12 克，石菖蒲 9 克，升麻 15 克，水煎服，每日 3 次，1 劑服 2 日，1 個月為 1 個療程。治療近視眼 321 例，624 隻眼，總有效率 94%。本方以涼血祛瘀通絡為主，兼有補益肝腎、開竅明目作用〔遼寧中醫雜誌，

1994；（8）：358〕。

8.治女性色素沉著斑

當歸 15 克，川芎 6 克，赤芍 15 克，香附 12 克，澤瀉、川牛膝、五靈脂各 15 克，吳茱萸 15 克，肉桂 5 克，降香 12 克，茴香、白芷各 12 克，紅花 6 克，經前連服 3 日。經後 1 週服用補腎健脾湯：當歸 15 克，菟絲子 12 克，枸杞 15 克，香附 12 克，白芷 10 克，山藥 30 克，白朮 10 克，焦三仙、女貞子各 12 克，仙靈脾 15 克，甘草 3 克，連服 10 劑。治療 30 例中 29 例有好轉〔遼寧中醫雜誌，1994；（8）：363〕。

9.治眩暈

用當歸、川芎、白芍、生地、鬱金、石菖蒲、天麻、半夏、桂枝各 10～15 克，白朮、茯苓各 15～20 克，黃耆、生龍骨、生牡蠣、鉤藤各 30 克，水煎服，2 週為 1 個療程，養血調血，健脾除濕治療 261 例，除 8 例無效外，均有效〔湖北中醫雜誌，1994；（5）：36〕。

10.治淺表性靜脈炎

常規消毒，用當歸注射液沿管壁進行注射，每週 2 次，直至病變血管變軟，索狀感消失，治療 33 例均有效〔中成藥，1994；（8）：24〕。

11.治肩周炎

當歸注射液穴位注射，每穴 1.5～2 毫升，每次 3～4 穴，隔日 1 次，10 次為 1 個療程。

常用穴肩髎、天宗、肩髃、肩貞、肩內陵，備用曲池、手三里、外關、阿是。對肩關節黏連者，直接注入 20%當歸注射液。治療 110 例，97%有效〔中成藥，1994；

（8）：24〕。

12.治慢性前列腺炎

用當歸注射液作前列腺周圍注射，每穴 1 毫升，急性期每日 1 毫升，緩解期隔日 1 毫升，結果 16 例痊癒，8 例顯效，7 例有效〔中成藥，1994；（8）：24〕。

13.治突發性耳聾

當歸注射液加 50%葡萄糖注射液 20 毫升，靜脈注射，治療後 75%的患者聽力改善〔中成藥，1994；(8)：24〕。

14.治網球肘

又稱肱骨外上髁炎，將當歸注射液在肱骨外上下緣各注射 5 毫升，2 天 1 次，6 次為 1 個療程。治療 100 例，治癒 80 例，顯效 18 例，好轉 2 例〔中成藥，1994；（6）：24〕。

15.治慢性重症肝炎

用當歸素（阿魏酸鈉）每次 50～150 毫克，每日 3 次口服，配合靜滴酚妥拉明及基礎治療，治療重症肝炎等 60 例，存活 36 例，死亡率 4 例〔中西醫結合雜誌，1991；（3）：135〕。

16.治腫瘤

當歸尾 10 克，赤芍 10 克，紅花 10 克，桃仁 10 克，丹參 20 克，水蛭 10 克，半支蓮 30 克，白花蛇舌草 30 克，治療腦腫瘤 5 例，療程 6 個月，存活 2～7 年；甲狀腺腫瘤 28 例，除 3 例無效外均有效〔中醫雜誌，1993；34（1）：19〕。

17.治腹痛

當歸腹寧滴丸（當歸揮發油，主要成分藁本內酯），

每次 5～15 粒，治療 162 例腹痛（急性菌痢 124 例，慢性菌痢 1 例，急性腸炎 17 例，慢性腸炎 16 例，腸激惹綜合徵 2 例，急性出血性壞死性腸炎 1 例，腸結核 1 例），結果顯效及好轉 93.27%〔中國中西醫結合雜誌，1992；12（9）：581〕。

18.治肋軟骨炎

用當歸注射液 2 毫升，注於痛點達骨膜，每 7 日注射 1 次，共 2 次。治療 34 例，治癒 30 例，顯效 2 例〔中西醫結合雜誌，1991；（4）：243〕。

19.治人流術後陰道出血

對人流術後陰道出血 7 天以上 100 例，用當歸 15 克，川芎、炒蒲黃、五靈脂、丹參、益母草、黃柏、白花蛇舌草各 10 克，每日 1 劑，服藥 1～6 天，94 例痊癒，6 例無效〔四川中醫，1994；（2）44〕。

20.治深靜脈血栓形成

當歸 20 克，川芎 15 克，防風 15 克，升麻 10 克，豬苓 20 克，澤瀉 15 克，茵陳 20 克，黃芩 15 克，葛根 10 克，蒼朮 20 克，白朮 15 克，苦參 20 克，白參 15 克，知母 15 克，甘草 10 克。每日 1 劑，3 週為 1 個療程，具有清熱利濕、消腫止痛作用。治療 26 例，痊癒 15 例，顯效 6 例，好轉 3 例，無效 2 例〔黑龍江中醫藥，1994；（5）：26〕。

21.治陽痿

當歸、遠志、枸杞、五味子、續斷各 10 克，白蒺藜、仙靈脾、蛇床子、肉蓯蓉各 15 克，露蜂房 12 克，乾蜈蚣 4 條（研末另吞）。肝鬱配逍遙丸；腎虛合五子補腎

丸；心脾虛合歸脾丸；濕熱合服龍膽瀉肝丸。治療 40
例，治癒 15 例，顯效 13 例，有效 9 例〔江蘇中醫，
1994；（2）：21〕。

22.治治結節性紅斑

當歸、川芎各 10 克，乳香、沒藥各 6 克，茜草、羌
活、木瓜、蒼朮、黃柏各 10 克，威靈仙、牛膝各 15 克，
生甘草 6 克。每日 1 劑，頭二煎分早晚服，第三煎溫洗，
溫敷小腿皮疹處 20 分鐘。濕熱重者加苦參 10 克；發熱咽
痛加金銀花、玄參各 15 克；便秘加生大黃 8 克。治療 47
例，用藥 21～30 天，臨床治癒 36 例，顯效 11 例。有 10
例病人治癒 2 個月後復發〔江蘇中醫，1994；（4）：19〕。

23.治骨性及類風濕性關節炎

當歸 10 克，地鱉蟲 12 克，葛根 12 克，川芎 30 克，
五靈脂 15 克，大黃 10 克，沒藥 10 克，芒硝 10 克，乾薑
10 克，自然銅 10 克，牛膝 15 克，骨碎補 12 克，艾葉 30
克，製成藥粉加米酒攪成糊狀，敷於疼痛部位，每日 1～
2 次。治療 49 例，顯效 19 例，有效 28 例，無效 2 例〔湖
南中醫雜誌，1994；（3）：33〕。

24.治骨髓增生異常綜合徵

黃耆、當歸、黃精、白朮、茯苓、益母草、黃藥子、
蚤休、苦參、紫草，煮提濃縮，烘乾壓粉，製成膠囊，每
日 3 次，每次 4～6 粒，療程 87～562 天，平均 249 天。
治療 17 例，基本緩解 4 例，顯效 5 例，進步 6 例，無效
2 例〔中國中西醫結合雜誌，1995；（2）：74〕。

25.治冠心病

當歸 20 克，生地 20 克，川芎 12 克，赤芍 30 克，桃

仁 12 克，紅花 10 克，柴胡 6 克，枳殼 12 克，甘草 6
克，桔梗 6 克，牛膝 12 克。氣虛加黃耆 10 克；血瘀加丹
參 30 克，三七粉 2 克；胸悶加松香 6 克，沉香、降香各
5 克，竹瀝、半夏各 12 克，瓜蔞 30 克。每日 1 劑，15 天
為 1 個療程。治療 84 例，心電圖 ST－T 改變 41 例，有
效 32 例，ST 下降 20 例，有效 14 例，T 波倒置 23 例，有
效 17 例，症狀、心電圖療效均較對照組為優〔中國中西
醫結合雜誌，1995；（1）：44〕。

26. 治肺心病呼吸衰弱

當歸、赤芍、川芎各 10 克，雞血藤 12 克，丹皮 15
克，魚腥草 30 克，桃仁 10 克，丹參 15 克，杏仁、桔梗
各 10 克。肺氣虛加黃耆、黨參；陰虛加沙參、麥冬；脾
虛加懷山藥、白朮、茯苓；水腫加五加皮、冬瓜皮。每日
1 劑，10 天為 1 個療程。配合西藥常規治療，治療 32
例，顯效 6 例，好轉 21 例，無效 5 例，明顯優於對照組
〔遼寧中醫雜誌，1992；（10）：19〕。

27. 治早期肝硬化

當歸、白朮各 12 克，白芍、黨參、茯苓各 12 克，陳
皮、半夏各 9 克，炙甘草 4.5 克。食積濕滯加萊菔子、旋
覆花、枳實、厚朴、神麴；嘔惡加竹茹、藿香、白豆蔻；
便溏加扁豆、薏苡仁、葛根；氣血瘀滯加瓦楞子、牡蠣、
丹參；脅痛加全蠍、鬱金、川楝子；肝掌、蜘蛛痣加丹
參、澤蘭、紅花；濕熱加虎杖、茵陳、連翹；尿少腹滿加
赤小豆、梔子、葫蘆等。治療 100 例，療程 1～3 個月，
症狀消失，白、球蛋白比值恢復正常〔遼寧中醫雜誌，
1992；（11）：34〕。

28. 治骨刺

當歸、川椒、紅花各 20 克，續斷、防風、乳香、沒藥、生草烏各 30 克，海桐皮、荊芥各 40 克，透骨草 60 克，樟樹根 100 克，石灰 50 克，共研細末，加入白酒 5 公斤，浸泡半小時。用藥酒濕敷患處，每日或隔日 1 次，並外加紅外線照射，每次 40 分鐘，10 次為 1 個療程。治療 12 例，效果明顯〔江西中醫藥，1993；（4）：41〕。

29. 治消化性潰瘍

當歸 15 克，紅花 8 克，赤芍 10 克，大黃 10 克，元胡 10 克，桂枝 9 克，附子 3 克，白芍 20 克，黨參 20 克，罌粟殼 6 克，每日 1 劑，連服 3 週。上方去桂枝、附子，加黃耆 30 克，蒲公英、白及各 20 克，繼服 1 週。治療 22 例，治癒 14 例，好轉 7 例，無效 1 例〔廣西中醫藥，1993；（3）：7〕。

30. 治心律失常

選擇經休息 5～7 天後心律失常無變化者，給當歸製劑治療，15 天為 1 個療程，一般用 2 個療程。結果：100 例中，早搏 86 例，10 例口服，有效與無效各 5 例；76 例靜脈滴注者 39 例，以冠心病室性早搏療效較好（25/30），用藥 3 天後即見效。

療效與病情輕重無關。房顫 3 例，顯效 1 例。病竇 7 例，有效 4 例。房室及室內傳導障礙 4 例均無效〔中醫雜誌，1981；22（7）：54〕。

31. 治血栓閉塞性脈管炎

以 5%當歸液 5～20 毫升，於敏敢點或神經節（幹）注入；或 10%當歸液 80～150 毫升，或 25%當歸液 80～

100 毫升，重症者加大劑量，靜脈推注或靜脈滴注；或以
10%當歸液 10～20 毫升，或 25%當歸液 5～10 毫升，靜
脈推注。均每日 1 次，每週 6 次，4 週為 1 個療程。治 52
例，總有效率 88.5%。對患肢有止痛，促進血液循環，提
高皮膚溫度，阻止壞死發生、發展，促進創面癒合等作用
〔實用中藥學 2006，872〕。

32. 治頭痛

痛患者 50 例（血管性 27 例，神經官能性 23 例），
以 20%當歸注射液背部俞穴注射療法治療，其中注射時
有頭痛的 36 例，注射後 22 例頭痛減輕。測定注射前後
30 分鐘血漿 DBH 含量，結果顯示注射後 DBH 含量明顯
下降〔中醫雜誌，1981；22（9）：37〕。

33. 治肝病

複方當歸片（含當歸、丹參各等分），每片 0.3 克，
每服 3 片，日 3 服，療程 3 個月。治療 75 例 TTT 異常的
慢性肝炎，近期恢復正常者 49 例（占 65.33%），對降低
γ 球蛋白作用較明顯〔中西醫結合雜誌，1984；（2）：
127〕。

34. 治遺尿

當歸 60 克，車前草 30 克，炙麻黃 10 克，水煎至 200
毫升。小於 14 歲 100 毫升，大於 14 歲 200 毫升，睡前 1
小時服，7 日為 1 個療程。治療 4～14 日後，100 例中痊
癒 72 例，顯效 13 例，有效 10 例，無效 5 例，總有效率
95%〔江蘇中醫，1990；11（8）：15〕。

35. 治過敏性鼻炎

以 5%當歸注射液 4 毫升，注射於肩髃和曲池穴，兩

側交替，每日 1 次，10 次為 1 個療程。經治癒 24 例，症
狀消失 19 例，無效 5 例〔上海針灸雜誌，1988；7（4）：
44〕。

36.治外陰硬化萎縮性苔蘚

用 50%當歸注射液 1.5～2 毫升在外陰上下各兩點（阿
是穴）注射，每週 1 次，8 次為 1 個療程，治療外陰硬化
萎縮性苔蘚 103 例，結果：顯效、有效 84 例（81.55%），
一般在第三 3、4 次注射後見效，以瘙癢和皸裂程度減輕
最為明顯，皸裂癒合快〔中華護理雜誌，1983；18（2）：
98〕。

37.治帶頭疱疹

用 10%當歸注射液 0.5～2 毫升選擇通過病變部位經
絡取穴，或根據辨證取穴，每次 2～3 個穴位，每日 1
次，治療帶狀疱疹 70 例，並與 30 例行常規治療患者（肌
注 $VitB_{12}$、$VitB_1$ 及板藍根注射液，配合口服 ABOB）進
行對照。結果：當歸組止痛迅速，一般當日見效，對照組
需 5 日；疼痛消失平均 3 日，對照組需 13 日；疱疹停發
日平均 2.5 日，對照組 5 日；炎症消退平均 3 日，對照組
為 7 日；痊癒平均 7 日，對照組為 14 日。當歸組明顯優
於對照組（P＜0.01）。隨訪當歸組無後遺神經痛，則對照
組有 6%發生〔湖北醫學院學報，1987；8（2）：182〕。

38.治慢性咽炎

用 50%當歸注射液在頸部敏感穴注射治療慢性咽炎
130 例，治癒 21 例（16.2%），顯效 50 例（38.5%），總
有效率 91.6%，效果明顯優於氦氖鐳射對照組〔遼寧中醫
雜誌，1986；10（4）：39〕。

第七章

瀉火統帥——黃連

　　黃連，為毛茛科多年生草本植物黃連、三角葉黃連或雲連的根莖。多係栽培，主產於四川、雲南、湖北。秋季採挖，乾燥，生用或清炒、薑炙、酒炙、吳茱萸水炒用。

　　黃連，始載於《神農本草經》，列為上品。因「其根連珠而色黃，故名。」《韓氏醫通》謂：「火分為病，黃連為主。五臟皆有火，平則治，病則亂。方書有君火、相火、邪火、龍火之論，其實一氣而已。故丹溪云：氣有餘便是火，分為數類。凡治本病，略炒以從；邪實火，朴硝湯；假火，酒；痰火，薑汁，俱浸透炒。氣滯火，以茱萸；食積滯，黃土；血（症）溲痛，乾漆，俱水拌同炒，去萸、土、漆。下焦伏火，以鹽水浸透拌焙；目疾，以人乳浸蒸，或點或服。生用為君，佐官桂少許，煎百沸，入蜜空腹服，能使心腎交於頃刻。入五苓、滑石，大治夢遺。以土、薑、酒、蜜四者為君，使君子為臣，白芍藥酒煮為佐，廣木香為使，治小兒五疳。以茱萸炒者，加木香等分，生大黃倍之，水丸，治五痢。以薑汁酒煮者為末，和霞天膏，治癲癇諸風、眩暈、瘡瘍皆效。非彼但云瀉心火，而與芩、柏諸苦藥例稱者此也。」

《本草正義》云：「黃連大苦大寒，苦燥濕，寒勝熱，能泄降一切有餘之濕火，而心脾肝腎之熱，膽胃大小腸之火，無不治之。」臨證中，常用黃連治心經實火、胃火上炎、肝火犯胃、心腎不交、血熱妄行、胃火消渴等。故有瀉火統帥之譽。味苦性寒。歸心、肝、胃、大腸經，主要功效為清熱燥濕，瀉火解毒。

【主要成分】黃連含大量小檗鹼（7%～9%），又稱黃連素，為其主要有效成分，其次含黃連鹼，甲基黃連鹼，藥根鹼，掌葉藥根鹼，非酚防己鹼（棕櫚鹼）等。黃連鬚中黃連素的含量在 1.2%左右，在體外抑菌實驗顯示，50%黃連根莖煎劑的抑菌能力相同。

【主治病證】① 用於胃腸濕熱，瀉痢嘔吐。② 用於熱盛火熾，高熱煩躁。③ 用於癰疽疔毒，皮膚濕瘡，耳目腫痛。④ 用於胃火熾盛的嘔吐、牙痛以及消穀善饑。

【配伍規律】黃連配吳茱萸，清瀉肝火，降逆止嘔，治肝經火旺，脅肋脹痛，嘔吐吞酸，舌紅苔黃，脈象弦數；黃連配阿膠，清熱養陰，除煩安神，治陰虛火旺，心煩失眠，舌紅，脈細數；黃連配乾薑、半夏，平調寒熱，和胃降逆，治胸中有熱，胃中有寒，升降失常，上下不和所致的胸中煩熱、痞悶不舒、氣上沖逆、噁心嘔吐、腹痛、腸鳴、腹瀉、苔白、脈弦等；黃連配黃芩、黃柏、梔子，瀉火解毒，治三焦熱盛，火熱煩擾，錯語不眠，口燥咽乾或吐衄發斑，以及外科癰腫疔毒，紅腫熱痛，苔黃脈數等；黃連配黃芩、大黃，瀉火解毒，清熱燥濕，治心胃火熾，迫血妄行，吐衄便秘，或三焦積熱，目赤口瘡以及

癰腫疔毒等；黃連配黃芩、玄參等，清熱解毒，治大頭天行，頭面紅腫，咽喉不利，惡寒發熱，舌紅苔黃，脈數有力等；黃連配厚朴等，清熱燥濕，治胃腸濕熱所致的霍亂、胸悶、吐瀉、腸鳴、舌苔黃膩等；黃連配龍膽草，清肝瀉火，治肝火上炎，目赤腫痛；黃連配麥冬，清心火，治心中煩熱，口舌生瘡，噁心嘔吐，以及消渴引飲；黃連配升麻、石膏，清瀉胃火，治牙齦腫痛，口舌生瘡，咽喉腫痛；黃連配蘆薈，治小兒口瘡；黃連配肉桂，治心腎不交，上見心火熾盛，心煩失眠，下見腎陽虛寒之腿腳不溫；黃連配木香，清熱燥濕，行氣止痢，治濕熱瀉痢腹痛；黃連配生地，清熱涼血養陰，治溫熱病熱傷營陰，神昏譫語，夜寐不安；黃連細辛，清熱、瀉火、止痛，治胃火牙痛，牙齦腫脹；黃連配烏梅，治久瀉不止；黃連配枯礬，外用，治中耳炎；黃連配黃芩、葛根，治濕熱下痢；黃連配朱砂、生地，清心安神，治心火亢盛，失眠心煩；黃連配生地、天花粉，治消渴；黃連配松香、海螵蛸，研末外用，治膿疱瘡，濕瘡濕疹；黃連配當歸、乾薑，治大冷洞痢腸滑，下痢赤白如魚腦，日夜無度，腹痛不堪忍者；黃連配白頭翁、秦皮，治熱毒瀉痢；黃連配赤芍、丹皮，清熱涼血，治癰疽疔毒及疔毒走黃。

　　【用法用量】煎服，2～10 克，研末吞服，1～1.5克；外用適量。另薑汁炙用清胃止嘔，酒炙清上焦火，豬膽汁炒瀉肝膽實火。

　　【使用注意】

　　1.本品大苦大寒，過服久服易傷脾胃，脾胃虛寒者忌用。

2. 本品苦燥傷津，陰虛津傷者慎用。

【藥理研究】

1. 抗病原微生物作用

黃連及其有效成分具有廣譜抗菌作用，對多種革蘭染色陽性及陰性菌、結核桿菌、真菌均有抑制或殺滅作用。黃連經不同方法炮製後，體外抑菌作用加強〔陳杏利，等·黃連及其炮製品的體外抗菌研究·中成藥研究，1987；(5)：18〕。

2. 抗炎作用

黃連的甲醇提取液，對大鼠多種實驗性足爪腫脹性關節炎有抑制作用〔張明發，等·小蘗鹼的抗腹瀉和抗炎作用·中藥藥理學報，1989；10（2）：174〕。

3. 中樞抑制作用

國內研究發現，黃連具有中樞抑制作用。國外研究認為，黃連季銨類小蘗鹼、黃連鹼，因不易透過血－腦液屏障而無明顯的抑制作用。如將季銨鹼還原為叔胺鹼，因易透過血－腦液屏障而產生中樞抑制作用〔渡邊和夫·蓼連的藥理·現代東洋醫學，1981；2（2）：37〕。

4. 對心血管功能的作用

（1）**正性肌力作用**：小蘗鹼在一定劑量的範圍內，對動物離體心臟及整體心臟均顯示出正性肌力作用，對右心房肌產生正性肌力〔汪永孝，等·小蘗鹼對豚鼠離體心肌生理特性的影響·中國藥理學報，1987；8（3）：220〕。

使左心室內壓變化最大速率增快〔張群英，等·小蘗鹼的抗心室纖顫作用·中國藥理學報，1986；7（4）：321〕。

　　（2）**負性頻率作用**：給清醒大鼠靜脈注射小檗鹼 1 毫克/公斤，共 3 次，或者 10 毫克/公斤一次靜脈注射，均能引起心率先反射性地加快而後緩慢持久地下降〔方達超，等·小檗鹼對清醒大鼠血流動力學的影響·藥學簡報，1987；22（5）：321〕。

　　（3）**對傳導的影響**：小檗鹼 5、10 毫克/公斤靜脈注射，可加快麻醉兔房內及房室傳導，使 A－H 間期（心房到希氏束傳導時間）及 H－V 間期（希氏束到心室傳導時間）縮短，但增大劑量至 15 毫克/公斤時，A－H 及 H－V 間期延長，室內傳導時間也延長，對心臟傳導系統有嚴重的抑制作用〔王玉，等·小檗鹼對心臟傳導性能的影響·中國藥理學報 1991；12（1）：40〕。

　　（4）**對心肌電生理特性的影響**：小檗鹼 0.1、1、10、30umo/L 能劑量依賴性地降低兔竇房結（SAN）、房室結（AVN）細胞動作電位 4 相除極化速率，從而降低慢反應細胞的自律性；降低 0 相除極化最大速率（Vmax）及振幅，減慢傳導；延長動作電位時程及有效不應期。小檗鹼對快反應細胞（右心房脊細胞）也有延長動作電位時程和有效不應期作用，但需較高濃度，對動作電位振幅及 Vmax 的影響不明顯〔王玉，等·小檗鹼對離體兔竇房結和房室結電生理作用·中國藥理學報，1990；11（5）：422〕。

　　（5）**抗心律失常**：臨床及實驗室均已證明小檗鹼具有顯著的抗心律失常作用〔趙學忠，等·小檗鹼抗心律失常的臨床觀察與心肌電生理研究·中華心血管病雜 1989；17（3）：159〕。

（6）**降壓**：給麻醉犬靜脈滴注鹽酸小檗鹼溶液，開始時血壓輕度下降，冠狀動脈流量增加，隨滴注時間延長，體內藥量不斷增加，血壓下降明顯，冠狀動脈流量減少〔唐靜雲，等·靜滴鹽酸黃連素對血管機制的影響·醫藥工業 1985；16（3）：34〕。

5. 抗血小板聚集

小檗鹼是一種有效的抗血小板藥物。小檗鹼對正常人及血小板高聚集率患者，能使 ADP 和腎上腺素誘導的血小板聚集率降低〔黃偉民，等·黃連素抗血小板聚集作用的臨床與基礎研究·中華血液學雜誌 1989；10（5）：228〕

6. 降血糖作用

小鼠口服黃連水煎劑，引起血糖下降，並呈量 - 效關係〔陳其明，等·黃連及小檗鹼降血糖作用的研究·藥學學報，1986；21（6）：401〕。

小檗鹼的降血糖作用與胰島素的釋放等因素無關。小檗鹼能降低肝臟和膈肌糖原含量，抑制丙氨酸為底物的糖原異生作用。小檗鹼的降血糖作用還與血中乳酸含量的升高密切相關，因此推測，小檗鹼的降血糖作用是透過抑制肝臟的糖原異生和/或促進外周組織的葡萄糖醇解作用產生的〔陳其明·小檗鹼對正常小鼠血糖調節的影響·藥學學報，1987；22（3）：161〕。

7. 抗潰瘍及抗腹瀉作用

黃連及小檗鹼具有抗實驗性胃潰瘍作用〔黃啟榮，等·黃連、黃柏抗鹽酸乙醇潰瘍作用及其作用成分·國外醫學·中醫中藥分冊，1980；10（1）：43〕。

黃連可對抗蓖麻油及番瀉葉引起的腹瀉〔張明發，等·小檗鹼的抗腹瀉和抗炎作用·中國藥理學報 1989；10（2）：174〕。

8. 抗缺氧作用

小檗鹼可減慢整體缺氧速度，延長密閉缺氧負荷時的存活時間，提高小鼠整體耐缺氧能力〔張明發·小檗鹼的抗整體小鼠缺氧作用·中國藥理學報 1991；7（1）：70〕。

一、單方應用

1. 取黃連適量，磨成黃連粉內服，每次 0.6 克，每日 4～6 次。治大葉性肺炎〔中華內科雜誌，1959；7（9）：898〕。

2. 取黃連 0.6 克，每日 4～6 次，口服，並用 1%黃連液漱口，治白喉〔四川醫學院學報，1959；（1）：102〕。

3. 取黃連 15 克，並用乳汁適量，把黃連放入瓶內，然後將乳汁擠入，以浸沒藥物為度，浸泡 1 日，濾出乳汁，點塗患處，每日 3～4 次。治麥粒腫〔新中醫，1978；（2）：48〕。

4. 黃連 10 克，用開水 250 毫升浸泡藥液塗搽患部，每日 2 次。治足癬〔湖北中醫雜誌，1988；（2）：56〕。

5. 取黃連粉 65 克，加水 2000 毫升，煮沸 3 次，每次 15 分鐘，取深暗黃色澄清透明黃連水煎液 1800 毫升，冷卻備用。浸泡患指，每日 1 次，每次 1～3 小時，治指（趾）骨骨髓炎〔中西醫結合雜誌，1985；5（10）：604〕。

6. 黃連 250 克，菜子油 500 克，先將黃連切成片狀，

放入容器內，再將食油放入洗淨的鐵鍋內，加溫至冒清煙，立即將油倒入盛黃連的容器內，待油煙散後，再以滅菌紗布濾過，沉澱，取上清液，裝入滅菌瓶中備用。使用時，以 1%新潔爾滅沖洗清潔創面，然後，塗以黃連油，不包紮，每日 5〜6 次・治療燒傷〔中級醫刊，1988；23（10）：54〕。

7. 黃連末 5 克，春茶葉 20 克，加開水 200 毫升煮沸 10 分鐘，紗布濾過備用，配製 1 次有效期 3 日。用法：點眼每次 2 滴，每日 4 次，連用 3 日，防治急性結膜炎〔福建中醫藥，1989；20（4）：17〕。

8. 用黃連 10 克，加入 3%的硼酸溶液 100 毫升中，浸泡後，蒸沸過濾 2 次。按常規洗淨患耳，每日滴耳 3〜4 次，治化膿性中耳炎〔中華耳鼻喉科雜誌，1954；（4）：272〕。

9. 用黃連粉裝入膠囊口服，每次 2 克，每 4 小時 1 次，直至體溫正常後 3〜5 日為止，治療傷寒〔山東醫刊，1960；（11）：22〕。

10. 用 10%黃連煎劑浸泡的棉籤於肛裂面作雀啄治療，每次連續用 10 餘根，手法由輕至重，治療肛裂，一般只需治療 1〜2 次，便血即止，痛癢即瘥，2〜5 次痊癒〔浙江中醫雜誌，1966；9（3）：9〕

二、藥對方應用

1. 烏連湯（黃連配烏頭）

【**來源**】《三因極一病證方論》卷十五

【主治】腸痔下血不止。

【用法】黃連（去鬚）、烏頭（炮，去皮尖）各等分，上銼散。

每服二錢，水一盞半，煎七分，去滓，空腹服。熱則加黃連；冷則加烏頭。

2. **薑連散**（黃連配乾薑）

【來源】《杜壬方》

【主治】氣痢後重裏急或下泄。

【用法】宣黃連一兩、乾薑半兩，為末，每服一錢至錢半。

3. **神聖香黃散**（黃連配生薑）

【來源】《博濟方》卷三

【主治】水泄脾泄，亦治痢疾。

【用法】宣黃連一兩（勻銼如豆大）、生薑四兩（勻銼如黑豆大），上二味一處，以慢火炒令乾，薑脆深赤色即止，去薑取出，只要黃連，研為細末。每服二錢，空心臘茶清調下，甚者不過兩服即癒。

4. **兼金散**（黃連配細辛）

【來源】《三因方》

【主治】口舌生瘡。

【用法】外用，為末摻之，漱涎甚效。

5. **左金丸**（黃連配吳茱萸）

【來源】《丹溪心法》

【主治】肝火為痛，如頭痛，脅痛吞酸等。

【用法】黃連六兩用薑汁炒、吳萸一兩鹽水泡，為末，水泛為丸，每服五分至一錢。開水吞服。

6. 未名方（黃連配川椒）

【**來源**】《養老奉親書》

【**主治**】赤白痢。

【**用法**】黃連半兩、漢椒一兩，上同炒，令黃色，去火毒，為末，以多年水梅肉，丸如綠豆大。每服二十丸，鹽湯下。小兒加減用之。

7. 連艾湯（黃連配艾葉）

【**來源**】《松峰說疫》卷二

【**主治**】瘟疫噤口下痢者。

【**用法**】川連一錢，熟艾二錢，水煎服。

8. 黃連厚朴湯（黃連配厚朴）

【**來源**】《普濟方》卷一三三引《德生堂方》

【**主治**】傷寒。發熱煩渴，自得病二日後，大便自利，日夜不止。

【**用法**】黃連三錢、厚朴二錢，上㕮咀。用生薑一小塊，切碎，同藥和為一處，以酒拌勻，砂鍋內慢火炒藥，以酒乾為度，去生薑，作一服。用水一盞半，煎七分，去滓溫服，滓再煎服。

9. 草豆蔻湯（黃連配草豆蔻）

【**來源**】《聖濟總錄》卷三十九

【**主治**】霍亂心煩口渴，吐利不下食。

【**用法**】草豆蔻（去皮）一分、黃連（去鬚）一兩，上為細末。每服三錢匕，水一盞，加烏頭五十粒，生薑三片，煎至七分，去滓溫服。

10. 香連丸（黃連配木香）

【**來源**】《易簡方》

【主治】痢下赤白，裏急後重，腹痛。

【用法】黃連（茱萸炒過）四兩、木香（面煨）一兩，粟米飯丸。

11.治痢香連丸（黃連配青木香）

【來源】《證類本草》卷七引《李絳兵部手集方》

【主治】下痢。

【用法】宣黃連、青木香，上分兩停，煉白蜜為丸，如梧桐子大。每服二三十丸，空腹飲送下，一日二次。其久冷之人，即用煨熟大蒜作丸。

12.神助散（黃連配檳榔）

【來源】《聖濟總錄》卷一二七

【主治】瘑瘡，十餘年不癒。

【用法】檳榔、黃連（去鬚），上為末，先用活鱔魚一條，擲於地，候鱔困盤屈，以竹針五七枚貫之。覆瘡。良久取視，當有白蟲數十如針著鱔上，取去復覆之，如此五六度即已，用藥量多少複之。

13.黃連枳殼湯（黃連配枳殼）

【來源】《症因脈治》卷四

【主治】熱積腹痛，身熱腹熱，煩躁不寐，時作時止，痛則汗出，或痛而一迅即欲下利，一利即止。

【用法】黃連、枳殼各等分。水煎服。

14.未名丸（黃連配橘皮）

【來源】《小兒藥證直訣》

【主治】小兒疳瘦。

【用法】用陳皮一兩，黃連以米泔水浸一日，一兩半，研末（入麝三分，用豬膽盛藥，以漿水煮熟取出），

用粟米飯和，丸綠豆大。每服一二十丸，米飲下。

15.青橘丸（黃連配青皮）

【**來源**】《聖濟總錄》卷一七八

【**主治**】小兒熱痢不瘉，血脈妄行，變成血痢。

【**用法**】青橘皮（去白，焙）、黃連（去鬚）各等分，上為末，用豬膽汁和，卻入膽內，以米泔煮沸熟，取出，入麝香少許研勻，丸如黍米大。每服十五丸，米飲送下。

16.黃鶴丹（黃連配香附）

【**來源**】《本草綱目》

【**主治**】百病。

【**用法**】香附一斤，黃連半斤，洗曬為末，水糊丸梧子大。假如外感，蔥薑湯送下；內傷，米飲下；氣病，木香湯下；血病，酒下；痰病，薑湯下；火病，白湯下，餘可類推。

17.薛氏止嘔方（黃連配蘇葉）

【**來源**】《濕熱病篇》第十七條

【**主治**】濕熱證，嘔惡不止，晝夜不差，欲死者，肺胃不和，胃熱移肺，肺不受邪也。

【**用法**】宜用黃連三四分，蘇葉二三分，兩味煎湯，呷下即止。

18.未名方（黃連配烏梅）

【**來源**】《肘後方》卷二

【**主治**】傷寒下痢不能食。

【**用法**】黃連一升、烏梅二十枚去核，炙燥為末，蠟一棋子大，蜜一升，合煎，和丸梧子大，一服二十丸，日三服。

19. **蒜連丸**（黃連配大蒜）

【來源】《濟生方》

【主治】腸毒下血。

【用法】黃連為末，用獨頭蒜煨搗，和丸梧子大。每空心陳米飲下四十丸。

20. **交泰丸**（黃連配肉桂）

【來源】《驗方》

【主治】腎寒心熱證候。

【用法】川連一兩、桂心一錢，二味為末，煉蜜為丸。空腹時鹽湯送下，每服五分至一錢。

21. **太平丸**（黃連配白芍）

【來源】《醫統》卷三十五引《局方》

【主治】泄瀉。

【用法】黃連（同茱萸炒，去萸不用）、芍藥（炒）減半，上為末，老米糊為丸服。

22. **黃連阿膠丸**（黃連配阿膠）

【來源】《飼鶴亭集方》

【主治】陰虛暑濕積熱，赤白下痢，裏急後重，腸肛膿血，熱毒內蘊，酒熱傷肝，心煩痔漏，口燥煩渴。

【用法】黃連、阿膠各一兩，每服二錢，以炒米湯送下。

23. **二黃丸**（黃連配黃耆）

【來源】《普濟方》卷三十八引《肘後方》

【主治】腸風瀉血。

【用法】黃耆、黃連各等分，上為末，麵糊丸，如綠豆大。每服三十丸，米飲送下。

24.香連丸（黃連配石蓮肉）

【來源】《女科秘旨》卷七

【主治】產後噤口痢。

【用法】黃連（為末）、蓮肉（研粉）各等分，上和勻，酒為丸。每服四錢，酒調送下。

25.門冬丸（黃連配麥門冬）

【來源】《本事方》

【主治】心經有熱。

【用法】麥冬一兩、黃連半兩為末，煉蜜丸梧子大，每服二十丸，麥門冬湯下。

26.參連湯（黃連配沙參）

【來源】《痘科辨要》

【主治】發熱疑似之際，發驚搐者。

【用法】沙參二分、黃連五分，上為散。以沸湯煮散服。

27.黃甘散（黃連配甘草）

【來源】《仙拈集》卷二

【主治】多食炙（博），內有鬱熱，當心而痛者。

【用法】黃連六錢，甘草一錢。水煎服。

28.瀉心湯（黃連配犀角）

【來源】《保嬰撮要》卷九

【主治】心經實熱，口舌生瘡，煩躁發渴。

【用法】宣黃連、犀角各等分，水煎服。

29.黃連升麻散（黃連配升麻）

【來源】《衛生寶鑒》

【主治】口舌生瘡。

【用法】升麻一兩半，黃連七錢半。研細末，棉裹，含口中，有津擇咽汁。

30.**天黃湯**（黃連配天花粉）

【來源】《醫宗必讀》卷九

【主治】痰在心經者，名曰熱痰。脈洪面赤，煩熱心痛，口乾唇燥，時多喜笑，其痰堅而成塊。

【用法】天花粉十兩、黃連十兩，竹葉湯為丸，如綠豆大。每服三錢，薑湯送下。

31.**鵲石散**（黃連配寒水石）

【來源】《本事方》

【主治】傷寒發狂，逾垣上屋。

【用法】黃連、寒水石等分為末，每服二錢。濃煎甘草湯，放冷調服。

32.**龍膽丸**（黃連配龍膽草）

【來源】《證治準繩》

【主治】小兒衄血不止。

【用法】龍膽草、黃連等分，研為末，米糊和丸，如小豆大。三歲三十丸，或作散服亦可。

33.**二連湯**（黃連配胡黃連）

【來源】《銀海精微》卷下

【主治】小兒疳眼症。小兒三五歲，五臟火旺，身如癆瘵，面色萎黃，眼內紅腫或突者。

【用法】胡黃連五分，宣黃連一錢，共為末，用蜜水調服。熱甚者加銀柴胡一錢。

34.**黃連湯**（黃連配黃芩）

【來源】《聖濟總錄》卷七十五

【主治】蠱毒痢，如鵝鴨肝，腹痛不可忍。

【用法】黃芩、黃連各八分，以水二升，煎取一升，分二服。

35.二聖丸（黃連配黃柏）

【來源】《小兒藥證直訣》卷下

【主治】小兒泄瀉，羸瘦成疳。

【用法】黃連（去鬚）、黃柏（去粗皮）各一兩，研為細末，入豬膽內，湯煮熟，搗和為丸，如綠豆大。每服二三十丸，不拘時米飲送下，量兒大小加減。

36.黃連湯（黃連配梔子）

【來源】《聖濟總錄》卷一七八

【主治】小兒熱痢，腹中疼痛或血痢。

【用法】黃連（去鬚）、山梔子仁各三分，上為粗末，一二歲兒每服半錢匕，水七分，煎至四分，去滓，分溫二服，空心午後各一服。

37.香臘膏（黃連配秦皮）

【來源】《聖濟總錄》卷一〇四

【主治】暴赤眼，風熱癢痛。

【用法】黃連（宣州者，去鬚）、秦皮各一兩，上為粗末，用臘月臘日五更井華水一碗，浸前藥三七日，綿濾銀器內，用文武火煎盡水如膏，加生龍腦少許和勻，瓷合。每用倒流水化少藥，候勻點之。

38.貫眾湯（黃連配貫眾）

【來源】《聖濟總錄》卷八十

【主治】水氣腫滿，氣息喘急，小便不利，並男子、女人虛積，及遍身黃腫，服白丸子第二日覺口氣者。

【用法】貫眾、黃連（去鬚）各半兩，上為粗末。每用一錢匕，水一盞，煎三兩沸，加龍腦少許，溫溫漱之。白粥養百日。

39.洗輪散（黃連配槐花）

【來源】《普濟方》卷七十三引《仁存方》

【主治】爛眼瞼。

【用法】黃連十文、槐花少許，上為細末。入輕粉十文拌勻，以生男兒乳汁和之，用小盞盛於甑上蒸，候飯蒸熟，取帛裹藥，於眼上拭三兩次即效；乾拭之，屢驗。

40.柏連散（黃連配側柏葉）

【來源】《奇效良方》卷十三

【主治】蠱痢。大便下黑血如茶黑色，或膿血如靛色者。

【用法】側柏葉（焙乾為末）、黃連（為末），上二味，同煎為汁服之；或用熱水調二錢服亦可。

41.津調散（黃連配款冬花）

【來源】《三因方》卷十五

【主治】妬精瘡，膿汁淋漓，臭爛者。

【用法】黃連、款冬花各等分，上為末。以地骨皮、蛇床子煎湯洗，用軟棉挹乾，以津調藥敷之。忌用生湯洗之。

42.水火既濟丸（黃連配茯苓）

【來源】《普濟方》卷一七六引《德生堂方》

【主治】上盛下虛，心火炎燥，腎水枯竭，不能交濟而成渴者。

【用法】黃連一斤、白茯苓一斤，上為細末，熬天花

粉水，作麵糊丸，如梧桐子大。每服五十丸，溫湯送下，不拘時候。

43.黃連木通丸（黃連配木通）

【來源】《儒門事親》

【主治】心經蓄熱，夏至則甚。

【用法】黃連二兩、木通半兩，上為末，生薑打汁，麵糊和丸。每服三十丸，食後，燈蕊湯下，日三服。

44.車前子散（黃連配車前子）

【來源】《聖濟總錄》卷一○八

【主治】目受風熱，昏暗乾澀，隱痛。

【用法】車前子、黃連（去鬚）各一兩，搗羅為散，每服三錢匕，食後溫酒調下，臨臥再服。

45.秘方（黃連配豆豉）

【來源】《萬病回春》

【主治】小兒吐血不止。

【用法】用黃連末一錢、豆豉二十粒，水煎溫服。

46.黃連羊肝丸（黃連配羊肝）

【來源】《原機啟微》

【主治】目中赤脈紅甚，眵多。

【用法】黃連一兩、白羯羊肝一個，先以黃連研細末，將羊肝以竹刀刮下如糊，除去筋膜，入擂盆中，研細，入黃連末為丸，如梧桐子大。每服三五十丸，加至七八十丸，茶清湯下。

47.點眼方（黃連配人乳）

【來源】《醫方集解》

【主治】陽證目疾。

【用法】黃連、人乳，浸點，或煎藥點，或加朴硝。

48.點眼水膏（黃連配梨）

【來源】《續本事》卷四

【主治】眼疾。

【用法】鵝梨（道按鵝卵石梨大者）一個、鷹爪黃連半兩，上用砂瓶一只，先入梨，次入黃連末，候初冬第一次下雪時，取雪滿鋪入砂瓶內，油單封口，入地五寸深，候立春日交春時候過了取出。點眼，或溫過洗。

49.點眼黃連膏（黃連配甘蔗）

【來源】《聖濟總錄》卷一〇三

【主治】眼目暴赤，磣澀疼痛。

【用法】甘蔗汁二合、黃連（搗碎）半兩，上藥於銅器中，以慢火養，令汁涸去半，發綿濾去滓。每日點眼兩次。

50.苦竹瀝方（黃連配竹瀝）

【來源】《證類本草》卷十三引《梅師方》

【主治】肝實熱所致目赤皆痛如刺不得開，或生翳障。

【用法】苦竹瀝五合、黃連二分，綿裹腳黃連，入竹瀝內浸一宿，以點目中數度，令熱淚出。

51.未名方（黃連配瓜蔞）

【來源】《李仲南永類方》

【主治】便毒初發。

【用法】黃瓜蔞一個，黃連五錢，水煎。連服效。

52.二物散（黃連配僵蠶）

【來源】《聖濟總錄》卷一一七

【**主治**】口瘡。

【**用法**】白僵蠶、黃連各等分，上為末。臨臥摻口內。

53.**雙金散**（黃連配鬱金）

【**來源**】《魏氏家藏方》卷七引《李防御五痔方》

【**主治**】痔瘡，虛弱之人已用枯痔藥，痔上忽有些小疼痛。

【**用法**】黃連、鬱金各等分，上為細末。用蜜水調敷痔頭上。

54.**神授丸**（黃連配蜜砣僧）

【**來源**】《楊氏家藏方》卷十

【**主治**】消渴。

【**用法**】密砣僧二兩（研）、黃連（去鬚）一兩，上為細末，湯浸蒸餅為丸，如梧桐子大。每服五丸，日加五丸，至三十丸止，臨臥用出了蠶的空繭子並茄子根煎湯下。渴止住藥。

55.**倉連煎**（黃連配陳倉米）

【**來源**】《古今醫鑒》卷五

【**主治**】噤口痢，不拘赤白。

【**用法**】陳倉米（赤痢用三錢，白痢用七錢，赤白痢相兼者用五錢）、黃連（赤痢用七錢，白痢用三錢，赤白痢相兼用五錢），上銼。水一盅半，煎至七分，露一宿，空腹溫服。

56.**狐惑湯**（黃連配薰草）

【**來源**】《備急千金方》卷十

【**主治**】狐惑病，其氣如傷寒，默默欲眠，目不得

閉，起臥不安，並惡食飲，不欲食，聞食臭其面目翕赤、翕白、翕黑，毒食於上者則聲喝（一作嘎）也，毒食下部者則乾咽也。

【用法】黃連、薰草各四兩，上碎咀。白酢漿一斗漬之一宿，煮沸取二升，分為三服。

57. 雙黃丸（黃連配硫黃）

【來源】《普濟方》卷三九五

【主治】小兒泄瀉注水，腸鳴肚疼。

【用法】黃連（炒）、硫黃各半分，上為末，麵糊為丸，如小豆大，三歲服十丸，食前米湯送下。

58. 瓜連丸（黃連配冬瓜）

【來源】《衛生家寶湯方》

【主治】消渴。

【用法】冬瓜一枚大者去瓤，入黃連末，實在腹內浸十餘日，覺冬瓜因消時，將冬瓜同黃連搗爛。即丸如梧桐子大，冬瓜湯下，不拘多少。

59. 杏連散（黃連配杏仁）

【來源】《濟生續方》

【主治】風熱上攻，羞明澀痛。

【用法】黃連去鬚，一錢，搥碎；杏仁七粒，搥碎。用水半盞，以二藥在內，安飯上蒸一時久，澄清，放溫，洗了用紙蓋覆，頻頻洗之。

60. 隱居效方疱瘡方（黃連配牡蠣）

【來源】《肘後方》

【主治】膿疱瘡。

【用法】黃連水煎調牡蠣粉末外塗。

61.**商陸丸**（黃連配商陸）

【**來源**】《活幼新書》卷下

【**主治**】水腫，小便不通，勿拘遠近。

【**用法**】商陸一兩、淨黃連半兩，上為末，薑汁煮麵糊為丸，如綠豆大。每服三十丸至五十丸，空心用溫紫蘇熟水送下，或溫蔥湯送下。

62.**縮水丸**（黃連配甘遂）

【**來源**】《楊氏家藏方》

【**主治**】消渴引飲。

【**用法**】甘遂麩炒半兩，黃連一兩，為末，蒸餅丸綠豆大。每薄荷湯下二丸。忌甘草三日。

63.**臟連丸**（黃連配豬大腸）

【**來源**】《證治準繩》

【**主治**】大便下血正赤，日久不止。多食易饑，腹不痛，裏不急，肛門墜腫。

【**用法**】宣黃連二兩（酒炒）、公豬大腸一段（肥者、長二寸、洗淨、泡去油膩）。將宣黃連研末裝入大腸內，兩頭用線紮緊，置沙鍋內，下煮沸酒二斤八兩，慢火熬之，以酒乾為度。將藥腸取起，共搗如泥。約藥濃，再曬一時許，添糕糊和為丸，如梧桐子大。每服四十丸至七十丸。空腹時溫酒或米酒、烏梅湯送下，久服除根。

64.**黃連散**（黃連配五倍子）

【**來源**】《癧瘍機要》卷下

【**主治**】癧瘍。

【**用法**】黃連五兩、五倍子一兩，上為末。唾津調塗。

65. 治肘疽方（黃連配皂莢）

【來源】《劉涓子鬼遺方》

【主治】肘疽。

【用法】黃連、皂莢各等分（炙，去皮、子），二味搗下，和以淳苦酒調令如泥，塗滿肘，以綿厚薄之，日三易良。

66. 明目槐子丸（黃連配槐子）

【來源】《聖惠方》卷三十三

【主治】眼熱目暗。

【用法】槐子、黃連（去鬚）各二兩，上為末，煉蜜為丸，如梧桐子大。每服二十丸，食後以溫漿水送下，夜臨臥再服。

67. 未名方（黃連配海藻）

【來源】《丹溪心法》

【主治】瘰氣初起。

【用法】海藻一兩，黃連二兩，為末。時時舐咽。先斷一切厚味。

68. 未名方（黃連配黃丹）

【來源】《普濟方》

【主治】赤白痢下。

【用法】黃丹炒紫，黃連炒，等分為末，以糊丸麻子大。每服五十丸，生薑、甘草湯下。

69. 熊膽湯（黃連配熊膽）

【來源】《醫宗金鑒》

【主治】小兒初生眼閉不開。

【用法】熊膽、黃連各少許，用滾湯淬洗，其目自

開。

70.點眼黃連膏（黃連配芒硝）

【來源】《聖濟總錄》卷一〇五

【主治】積年風熱毒氣不散，目眥赤爛磣痛。

【用法】黃連（去鬚，捶碎）半兩、馬牙硝（研）一錢，將黃連用水浸，於日內曬令色濃，過綿濾過，後下硝末於黃連中，依前日內曬乾，為細末。每以一豆許，水調，點注目眥。

71.龍腦黃連膏（黃連配冰片）

【來源】《景岳全書》

【主治】赤熱眼。

【用法】龍腦一錢，黃連去毛淨、酒炒八兩，先銼黃連令碎，以水四碗貯砂鍋內，入連煮至一大碗，濾去滓，入薄瓷碗內，重湯煮成膏半盞許，以龍腦為引，或用時旋入尤妙。

72.未名方（黃連配爐甘石）

【來源】《普濟方》

【主治】一切眼疾。

【用法】真爐甘石半斤，用黃連四兩，銼豆大，銀石器內，水二碗，煮二伏時，去黃連末，入片腦二錢半，研勻罐收。每點少許，頻用取效。

73.連礬膏（黃連配明礬）

【來源】《眼科闡微》

【主治】時眼害久，有浮翳，不敢點重藥者。

【用法】黃連末二錢，生白礬末一錢，用細梨一枚，去核，入上藥末，仍用梨蓋，竹釘釘住，外以面餅包住，

於乾飯上蒸三次，取出，去面，將梨搗爛，擰汁入碗內，露一宿。任意點之。

74. 神功散（黃連配巴豆）

【**來源**】《洪氏集驗方》

【**主治**】灸結胸傷寒，不問陰陽二毒，只微有氣者，皆可灸。下火立效。

【**用法**】黃連七寸，為末，巴豆七粒，去皮，新瓦上出油，二味拌勻，令患人仰面臥，先用乾耳和艾一炷，如中指大。更用三乾耳子，先著在患人臍中，後安艾炷其上。只一炷覺臍腹間有聲，即便汗出而癒。

75. 黃龍丸（黃連配酒）

【**來源**】《太平惠民和劑局方》

【**主治**】丈夫、婦人伏暑，發熱作渴，嘔吐噁心，年深暑毒不瘥者。

【**用法**】黃連（去鬚）三十二兩，好酒五升。上黃連以酒煮乾為度，研為細末。用面水煮沸糊搜和為丸，如梧桐子大。每服三十丸，熱水吞下。又療傷酒過多，臟毒下血，大便泄瀉，用溫米飲吞下，食前進，一日兩服。

76. 未名方（黃連配木鱉子）

【**來源**】《醫方集解》

【**主治**】腹中痞塊。

【**用法**】木鱉子仁五兩，用豬腰子二付，批乾入在內，簽定，煨熟，同搗爛，入黃連三錢末，蒸餅和丸綠豆大。每白湯下三十丸。

77. 蕪荑黃連丸（黃連配蕪荑）

【**來源**】《聖濟總錄》

【主治】濕痢不止。

【用法】蕪荑仁（微炒）半兩，黃連（去鬚，炒）一兩，為末，煉蜜為丸，如梧桐子大。每服五丸。

78. 雞黃散（黃連配雞內金）

【來源】《普濟方》卷二九九

【主治】口舌有瘡，日有蟲食。

【用法】雞內金（焙乾）、好黃連（焙乾），上為末。麻油調敷，妙。

79. 青黃湯（黃連配冬青葉）

【來源】《普濟方》卷七十三引《海上方》

【主治】眼赤痛。

【用法】冬青葉、黃連各少許，上煎濃湯。又入朴硝少許，洗眼，甚妙。

80. 明目方（黃連配青黛）

【來源】《本草綱目》

【主治】爛弦風眼。

【用法】青黛、黃連泡湯日洗。

81. 通頂散（黃連配藜蘆）

【來源】《聖惠方》

【主治】諸風頭痛。

【用法】藜蘆半兩，黃連三分，吹鼻。

82. 五效丸（黃連配豆腐鍋巴）

【來源】《綱目拾遺》

【主治】赤白帶下，熱淋尿血，腸風下血。

【用法】豆腐鍋巴一兩、川連一錢，同搗為丸，如梧桐子大。每服五錢。赤帶，蜜糖滾水吞下；白帶，砂糖湯

下；熱淋尿血，白湯下；腸風下血，陳酒下。

83. 魚膽敷眼膏（黃連配鯉魚膽）

【**來源**】《聖濟總錄》

【**主治**】目飛血赤脈及痛。

【**用法**】鯉魚膽五枚、黃連（去鬚，搗為末）半兩，上取膽汁調黃連末，納瓷盒中，於飯上蒸一次取出，如乾即入少許蜜，調似膏。日五七度，塗敷目眥。

84. 法煮蓖麻子（黃連配蓖麻子）

【**來源**】《楊氏家藏方》卷二

【**主治**】諸癇病，不問年深日久。

【**用法**】蓖麻子（去皮，取仁）二兩、黃連（去鬚，銼如豆大）一兩，上用銀器，以水一大碗，慢火熬，水盡即添，熬三日兩夜為度，取出，去黃連，只用蓖麻子，風乾不得見日，用竹刀將蓖麻子每枚切開四段。每服二十段，計蓖麻子五粒，食後用荊芥湯送下，一日二次。

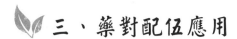

三、藥對配伍應用

1. 黃連配知母

黃連大苦大寒，不僅能燥泄胃腸之濕熱，又能清瀉心胃之實火，且解毒；知母味苦性寒，入胃經可涼胃熱，瀉火存陰，為苦潤清熱滋陰要藥。二藥配對，一燥一潤，相使為用，瀉火而不傷陰，尤長於瀉心胃之實熱。共奏清熱瀉火，滋陰生津之功。適用於 ① 暑熱耗津，身熱汗多，心煩口渴；② 胃火亢盛所致口渴多飲，消穀善饑者；③ 心火上炎之不寐，口糜等症。

黃連常用 3〜6 克，知母為 6〜9 克。黃連、知母配用，見於《丹台玉案》除煩清心丸，與天冬、麥冬、朱砂同用，主治膽虛氣滯，化火擾心，膽怯心驚，煩躁口苦之證；《百家配伍用藥經驗採菁》記載：鄒鑫和將此藥對用於治療肝火犯肺，陣陣劇咳、夜間尤甚、煩躁、兩脅疼痛、甚則痰中帶血者，效佳。對於心火上炎之不寐，口糜等症，亦可配伍應用。

二藥與黃芩、柴胡、龍膽草、麥冬等藥同用，可治膽氣上溢的膽癉，口中常苦，小便赤澀；與生地黃、黃芩、甘草同用，可治太陽、少陽合病，伏陽上衝，變為狂病；與山梔、防風、牛蒡子、石膏等藥同用，可治心經火旺，酷暑時生天瘡，發及遍身者；與竹葉、荷梗、西瓜翠衣、西洋參等藥同用，可治暑熱傷人，體倦氣少，口渴汗多。然藥對味苦性寒，脾胃虛寒者忌用。

2.黃連配香附

黃連大苦大寒，善清中焦濕熱，為瀉實火，解熱毒之要藥，尤長於瀉心胃實熱，止濕熱痢疾；香附辛散苦降，芳香性平，善於疏肝理氣解鬱，通調三焦氣鬱，為理氣解鬱之良藥。二藥配對，一疏一清，行氣瀉火，心火去，而鬱滯散，胸痛除。共奏清心瀉火，行氣解鬱之功。

適用於 ① 肝鬱犯胃，心煩痞塞，嘈雜吞酸；② 火鬱胸脅滿悶疼痛諸證；③ 血病，氣病，痰病，火病。

黃連常用 3〜6 克，香附為 6〜12 克。黃連、香附配對，出自《古今醫統》卷二十六引《活人心統》的香連丸，主治肝鬱犯胃，心煩痞塞，嘈雜吞酸。《韓氏醫通》黃鶴丹，主治外感、內傷、血病、氣病、痰病、火病；

《壽世保元》清熱解鬱湯，二藥與梔子、乾薑、陳皮、川芎等藥同用，主治胃脘積有鬱熱，刺痛不可忍；二藥與赤芍、玄參、丹參、益母草等藥同用，可治心悸、煩躁易怒，多汗畏熱，經閉；與蒼朮、枳殼、梔子等藥同用，可治胃脘鬱熱，刺痛不可忍；與竹茹、蘇葉、生薑同用，可治妊娠嘔吐。然藥對味苦性寒，脾胃虛弱者慎用。

3.黃連配石膏

黃連大苦大寒，既能燥泄胃腸之濕熱，又能清瀉心胃之實火，為瀉實火，解熱毒之要藥；石膏辛甘大寒，為清解肺胃實熱之要藥，並能除煩止渴。二藥配對，相輔相助，清熱瀉火除煩之力增強。

適用於　① 胃火亢盛所致的口渴多飲，消穀善饑，口瘡、牙齦腫痛者；② 心火熾盛，煩熱神昏，口渴欲飲，或心煩不寐等症。

黃連常用 2～10 克，石膏為 6～30 克。黃連、石膏配用，見於《外台秘要》引申師方，與黃芩、梔子等藥同用，主治傷寒八九日，壯熱無汗，鼻乾口渴，煩躁不眠，甚至神昏之證；《醫宗金鑒》清熱瀉脾散，二藥與生地、黃芩等藥同用，主治小兒鵝口瘡；《脾胃論》清胃散，二藥與升麻、丹皮等藥同用，主治陽明胃熱，邪痛難忍；《萬病回春》牛蒡芩連湯，二藥與黃芩、牛蒡子等藥同用，主治大頭瘟毒；《仙拈集》卷一的石連散，主治胃熱嘔吐。二藥與王不留行、茯苓等藥同用，可治濕熱下結之帶下色黑、氣腥者；與生地黃、赤芍、紅花同用，可治溫病氣血兩燔，高熱昏譫，發斑吐血。然藥對性大寒，過服久服傷脾胃，脾胃虛寒者忌用。

4. 黃連配吳茱萸

黃連味苦性寒，清熱燥濕，瀉火解毒，清心除煩；吳茱萸辛苦且熱，辛散溫通苦降，入中焦，長於溫暖脾胃陽氣以散寒止痛，又能降胃氣而止嘔。二藥配對，寒熱並用，辛開苦降，「黃連為主，以實則瀉子之法，以直折其上炎之勢；吳茱萸同類相求，引熱下行，並以辛燥，開其肝鬱」（《刪補名醫方論》）。共奏清瀉肝火，降逆和胃，開鬱散結之功。另外黃連清腸止痢，吳茱萸溫中行氣，兩藥合用，還有清熱燥濕止痛之能。

適用於 ① 肝火橫逆犯胃，脅痛，吞酸噯腐，口苦咽乾者；② 濕熱下痢等症；③ 便血、痔瘡腫痛等症。

黃連常用 3～9 克，吳茱萸 1～6 克。二藥相配之比，應根據肝熱之輕重，痰濕之有無斟酌用量。若胃陰虧，重用黃連，輕用吳茱萸反佐，並配用石斛；若胃寒者，則重用吳茱萸，輕用黃連反佐，並可配黨參。黃連、吳茱萸配對，出自《丹溪心法》左金丸，主治肝火犯胃，嘈雜吞酸，嘔吐脅痛，筋疝痞結，霍亂轉筋。《聖濟總錄》甘露散，主治暑氣；《朱氏集驗方》戊己丸，主治諸痢腹痛後重；《幼幼新書》卷二十九的赤龍丸，主治冷熱痢；葉天士治肝胃病常用二藥與白芍同用，能清能降，能散能養，肝胃同治，體用並調，治療胃痛吐酸，腹痛腹瀉。

二藥與白芍、陳皮同用，可治肝火之脅肋刺痛，往來寒熱，頭目作脹，泄瀉淋閉；與橘絡、旋覆花、鬱金同用，可治梅核氣；與白芍、黃芩同用，可治濕熱瀉痢，腹痛較劇；與柴胡、枳實等藥同用，可治肝胃不和；與金鈴子、玄胡同用，可治肝胃鬱熱。然藥對味苦燥，易耗氣動

火，不宜久用；脾胃不和，胃氣上逆的嘔吐忌用。

5. 黃連配葛根

黃連味苦性寒，堅陰止瀉，可瀉有餘之實火，清腸中邪熱；葛根甘辛而平，輕揚升散，既能解陽明肌腠外邪而發表，又能鼓舞脾胃清陽之氣上行而生津。二藥配對，相使為用，辛開苦降，正如劉完素曰：「蓋治痢惟宜辛苦寒藥，辛能發散，開通鬱結，苦能燥濕，寒能勝熱，使氣宣平而已。」共奏解肌清熱，堅陰止痢之功。

適用於 ① 濕熱瀉痢，熱重於濕；② 麻疹發疹期，皮疹已出，紅腫劇烈者。

黃連常用 3～6 克，葛根為 10～15 克，清熱生津宜用鮮葛根，劑量可適當增大；升陽止瀉用於脾虛腹瀉宜煨用。黃連、葛根配用，出自《傷寒論》葛根黃芩黃連湯，主治表證未解，誤下，邪陷陽明引起的熱痢。《症因脈治》的葛根清胃湯，二藥與升麻、生地黃、山梔等藥同用，治療霍亂吐瀉後，心下煩悶，渴而引飲，口乾舌燥者；《麻科活人書》的化毒清表湯，二藥與薄荷、連翹、玄參等藥同用，治療麻疹發疹期，皮疹已出，紅腫劇烈者。然藥對辛開苦降，胃寒者慎用，夏日表虛汗多尤忌。

6. 黃連配木香

黃連味苦性寒，燥濕清熱，涼血解毒而清腸止痢；木香辛苦性溫，通理三焦，既能行腸胃結氣而消脹止痛，又能芳香化濕而健脾開胃。二藥配對，苦辛通降，寒溫並施，相濟為用，共奏清熱燥濕，行氣導滯之功。適用於 ① 濕熱瀉痢、腹痛、裏急後重、痢下赤白症；② 細菌性痢疾或腸炎。黃連常用 3～6 克，木香為 6～9 克。

黃連、木香配對，見於《太平惠民和劑局方》香連丸，主治下痢赤白，裏急後重。《壽世保元》觀音救子方，二藥為末，烏梅肉搗為丸，主治大便下血；《普濟方》觀音散，主治赤白痢；《聖惠方》卷九十三的黃連丸，主治小兒冷熱痢。現代臨床常將此藥對，與黃芩同用，可治濕熱痢；與丹皮、赤芍、地榆炭等藥同用，可治血痢；與芍藥同用，可治濕熱痢而致的腹痛；與訶黎勒同用，可治久痢膿血。然藥對味苦性燥，痢疾早期忌用，前人相告，香連治痢，不宜早用，因木香有收斂止澀作用，痢疾早期切忌止澀，先宜通下導滯，選枳實導滯丸，後用香連丸，效果則佳。

7. 黃連配黃柏

黃連、黃柏皆為苦寒瀉火，燥濕解毒之佳品。然黃連治上焦，長於瀉心火而除煩消痞；黃柏治下焦，長於瀉腎火而除下焦濕熱。二藥配對，黃連得黃柏相助，功專於下，加強清熱燥濕解毒的作用，清腸止痢，獨有奇功；黃柏得黃連燥濕解毒力強，尤以治下焦濕熱瘡毒之證為佳。共奏燥濕解毒，清腸止痢之功。

適用於 ① 濕熱蘊結所致的瀉痢、下痢膿血等；② 濕熱火毒所致的腫瘍、潰瘍、瘻管糜爛創面及癰瘡、瘡疹等症；③ 濕熱下注、腿足濕腫熱痛。

黃柏常用 6 克，黃連為 6 克。黃柏、黃連配用，出自《傷寒論》白頭翁湯，以治熱痢，確效。故劉完素曰：「惟黃柏黃連性冷而燥，能降火去濕而止瀉痢，故治痢以之為君。」現代藥理也證實，二藥均含小檗鹼成分，對痢疾桿菌有顯著的抗菌作用，聯合應用，其抗菌力遠較單味應用

為強。二藥與梔子同用，可治濕熱火毒所致的腫瘍、潰瘍、瘺管糜爛創面及癰瘡、瘡疹等症；《肘後方》二藥等分，末之，煮豬肥肉汁，漬瘡訖，粉之，可治男子陰瘡損爛。然藥對性苦寒，凡虛寒久痢者禁用，寒濕痢忌用。

8. 黃連配龍骨

黃連味苦性寒，清熱燥濕、解毒；龍骨甘澀性寒，澀腸止瀉。二藥配對，一清一斂，相輔相成，除熱毒而不傷正，止下痢而不留邪，共奏清熱解毒，燥濕止痢之功。

適用於 ① 傷寒熱病後，下痢膿血；② 狂躁不寧的精神分裂症。

黃連常用 5～10 克；龍骨為 15～20 克，打碎先煎。黃連、龍骨配對，見於《太平聖惠方》龍骨丸，與黃柏、訶子等藥同用，主治小兒濕熱痢疾。延久不癒，腹痛，裏急後重者；《普濟方》普賢丸，與吳茱萸、莪朮等藥同用，主治脾胃虛弱，飲食不化，大便溏泄。二藥與龍腦、芒硝等藥為末外敷，可治胃火上炎，牙齦出血，吃食不得；與大黃、礞石等藥同用，可治肝火過旺的狂躁不寧的精神分裂證〔上海中醫藥雜誌，1984；（10）：12〕；然藥對性苦寒，易傷脾胃。脾胃虛寒者忌用。

9. 黃連配連翹

黃連大苦大寒，苦能燥濕，寒能清熱，既有清熱泄火之功，又兼解毒療疔之效；連翹味苦性寒，輕清而浮，既能透達表邪外出，又能解除裏熱，並有解毒消腫散結之功效。二藥配對，相須為用，瀉火解毒，散結消腫之功增強。適用於熱毒熾盛所致疔瘡癰疽，局部紅腫熱痛者。

黃連常用 3～6 克，連翹為 6～12 克。黃連、連翹配

對，最早見於《外科正宗》黃連解毒湯，主治癰腫瘡毒。二藥與黃柏、生地黃等藥同用，可治火毒熾盛，癰疽疔瘡，紅腫熱痛；與當歸、赤芍等到藥同用，可治熱毒結聚，瘡瘍腫硬，皮色不變。與牛蒡子、黃芩、黃柏、甘草等藥同用，可治疔毒入心，內熱口乾，煩悶恍惚，脈實者；與大黃、赤芍、枳殼、甘草等藥同用，可治下焦熱毒熾盛，大便下血，大腸痛不可忍，肛門腫起；與薄荷、菊花、葛根、天花粉等藥同用，可治邪火熾盛，頭痛、目赤，咽痛，口舌生瘡；與菊花、蟬蛻、蒺藜、玄參等藥同用，可治風熱邪火所致的目赤腫痛。然藥對大苦大寒，易化燥傷陰，熱傷陰津明顯，舌質紅絳而乾，不宜使用；若火熱熾盛，陰液已傷，需瀉火以救陰液，亦不宜久用，必要時要與生津養陰之品合用。脾胃虛弱者忌用，以防伐傷脾胃，邪去正虛。

10. 黃連配黃芩

黃連大苦大寒，為瀉實火，解熱毒之要藥；黃芩味苦性寒，苦能燥濕，寒能清熱，為清瀉實火之常用藥。黃連長於瀉心胃實熱，止濕熱痢疾；黃芩善清肺火且行肌表，清大腸之熱。二藥配對，以泄中、上二焦邪熱為見長，清熱燥濕，瀉火解毒之功益甚。另外，黃連有清熱止嘔之能；黃芩具涼血安胎之功，二藥合用，共奏清熱安胎之功。適用於 ① 熱病高熱煩躁，神昏譫語者；② 濕熱中阻，氣機不暢，脘腹痞滿，噁心嘔吐者；③ 濕熱瀉痢，腹痛，裏急後重者；④ 癰腫疔瘡，腸風下血者；⑤ 妊娠惡阻或胎動不安者。

黃連常用 3～9 克，黃芩為 6～12 克。黃連、黃芩合

用，出自《傷寒論》半夏、乾薑、甘草三瀉心湯，葛根湯，葛根黃芩黃連湯等方。分別用於治療濕熱中阻之胸膈痞悶，嘔吐、濕熱泄瀉等症。《醫宗金鑒》以此藥對組方，名曰二黃湯，主治上焦火旺而致的面紅目赤，五竅熱盛及生瘡毒者；《外台秘要》黃連解毒湯，二藥與梔子同用，主治三焦火盛證。然藥對味苦性寒，過服久服傷脾胃，脾胃虛寒者忌用。

11.黃連配厚朴

黃連味苦性寒，善清心胃二經火熱，不僅能燥泄胃腸之濕熱，又能清瀉心胃之實火；厚朴辛苦性溫，芳香溫燥，入脾胃經既能燥化脾胃之濕，又能行脾胃之氣滯。二藥配對，辛開苦降，溫清並施，使濕熱得清，脾胃調和，清升濁降，中焦氣機得以調暢。共奏清熱燥濕，行氣寬中之功。適用於 ① 外感濕溫、暑濕停止中焦，腹脹瀉痢諸證；② 濕熱霍亂，症見上吐下瀉，胸脘痞悶，心煩躁擾，小便短赤，舌苔黃膩，脈滑數。

黃連常用 3～10 克，厚朴為 3～10 克。黃連、厚朴配對，見於《普濟方》卷一三三引《德生堂方》黃連厚朴湯，主治傷寒。發熱煩渴、自得病二日後，大便自利，日夜不止。《證類》卷十三的厚朴湯，主治水穀痢久不癒，腸中鳴。二藥與白頭翁、黃柏、秦皮等藥同用，可治濕熱痢疾；與蒼朮、白蔻仁同用，可治濕濁中阻，鬱而發熱，煩悶嘔吐；與石菖蒲、半夏、蘆根、焦山梔同用，可治濕熱霍亂，上吐下瀉；與白頭翁、黃柏、秦皮、茯苓、乾薑等藥同用，可治赤痢下血，裏急後重。然藥對性苦，孕婦慎用，寒霍亂者忌用。

12.黃連配酸棗仁

黃連苦寒，入心經，清心瀉火除煩；酸棗仁甘酸，入心、肝經，既養心血安心神，又養肝血除虛煩。二藥配對，一苦寒，一甘酸，酸得苦合，增泄熱之效；苦得酸甘化陰則不化燥。共奏養心血，瀉心火，安心神之功。

適用於心血不足，心火亢旺，心神不安之煩躁不寐，甚至徹夜不寐，或口腔糜爛，口苦，或伴心悸等症。

黃連常用 3～5 克，酸棗仁為 10～15 克。黃連、酸棗仁配對，程門雪經驗：心陰或腎陰不足，心火有餘而煩躁者，黃連用量宜小，與酸棗仁同用，以得其酸制，認為補心體宜酸，強心宜辛（《程門雪醫案》）。二藥與阿膠、遠志、夜交藤、白芍等藥同用，可治頑固性失眠〔雲南中醫雜誌，1988；9（5）：34〕然藥對甘酸苦寒，易傷脾胃，脾胃虛寒者慎用。

13.黃連配麥冬

黃連苦寒清燥，清泄心胃之火以袪邪；麥冬味甘性寒，入肺胃既能清補肺胃陰虛，又歸心經以清心除煩而安神。二藥配對，清補結合，燥潤並用，既清心胃之火不傷陰，又養陰而不留邪，扶正袪邪，共奏清心胃、養陰液、除煩熱之功。適用於 ① 心陰不足，心經有熱之煩躁口苦，膽怯心驚等症；② 胃中嘈雜似饑，惡嘔欲吐，煩渴引飲，胃陰不足，火旺盛者；③ 消渴不止，煩渴引飲，小便數，四肢無力者。

黃連常用 3～6 克，火盛明顯者，適當增量；麥冬為 12～15 克，陰傷嚴重，麥冬量宜加大，清養肺胃之陰宜去心，清心除煩不宜去心。黃連、麥冬配對，見於《醫學

心悟》生地八物湯，與生地黃、知母、山藥、黃芩等同用，主治中消多食。二藥與犀角、生地黃、金銀花、連翹等藥同用，可治身熱夜甚，煩燥不寐，斑疹隱隱；與地骨皮、黃芩、半夏、赤芍等藥同用，可治心膽實熱，口舌生瘡，驚悸煩渴；與當歸、茯苓、朱砂、甘草等藥同用，可治膽怯心悸，煩躁口苦；與人參、知母、五味子、烏梅肉等藥同用，可治上消證，飲水多而食少。然藥對味苦性寒，脾虛便溏者忌用。

14. 黃連配細辛

黃連大苦大寒，清泄心胃之火；細辛味辛性溫，辛散外寒而解表，溫散裏寒而止痛。二藥配對，辛苦共施，寒熱並進，辛以散火，苦以降泄，細辛引黃連達少陰腎經，黃連引細辛達少陰心經，共奏清宣心腎鬱火之功。

適用於 ① 心經火盛，口舌生瘡，疼痛難忍者；② 胃火上衝之齒痛齦腫，口臭牙痛等症。

黃連常用 6 克，細辛為 3 克。黃連、細辛配對，見於《本草述鉤元》，與黃柏等分研末撒布患處，主治口舌生瘡。也可治療胃火上衝之齒痛齦腫，口臭牙痛等症。二藥與黃芩、菊花、薄荷同用，可治風火牙痛；與生石膏、升麻等藥同用，可治胃火牙痛。然藥對辛散苦燥，腎虛牙痛忌用。

15. 黃連配朱砂

黃連味苦性寒，善入心經，瀉火解毒，為清降心火之要藥；朱砂甘寒質重，寒能清熱，重能鎮怯，入心經，既能清泄心火，又能鎮心安神。二藥配對，相輔相成，心火降，則心明安，共奏清心降火，除煩安神之功。

適用於 ① 心火亢盛的心神不安，驚悸不眠，胸中煩熱等症；② 外用治瘡瘍腫毒。

黃連常用 6～9 克，朱砂為 0.3～1 克，兌服。黃連、朱砂配對，見於《醫學發明》朱砂安神丸，與炙甘草、生地黃、當歸同用，主治心火偏亢，陰血不足之心煩失眠、多夢、心悸怔忡。二藥與生地黃、炙甘草同用，可治心火偏亢，心神煩亂，驚悸失眠；與知母、天冬、麥冬同用，可治膽怯心悸，煩躁口苦；與當歸、甘草、生薑汁同用，可治妊娠陰虛火擾，煩悶不安，心悸膽怯；與當歸、茯苓、冰片等藥同用，可治心經蘊熱，驚悸不安。

然藥對性寒，過服久服易傷脾胃，脾胃虛弱者、腎功能不正常者忌用。

16.黃連配肉桂

黃連味苦性寒，入上焦瀉心火，制陽亢，驅心中之陽下降至腎而不獨盛於上；肉桂辛甘大熱，氣厚純陽，入下焦，能助腎中陽氣益命門之火，蒸腎中之陰以氣化而上濟於心。二藥配對，一寒一熱，一陰一陽，相反相成，可使腎水和心火升降協調，彼此交通，共奏引火歸元，交通心腎之功。李時珍曰：「一冷一熱，一陰一陽，陰陽相濟，最得制方之妙，所以有成功而無偏勝之害也。」

適用於 ① 心腎不交之心悸怔忡，入夜尤甚，多夢失眠，心煩不安，難以入睡等症；② 神經官能症。

黃連常用 3～9 克，肉桂為 3～6 克。黃連、肉桂配對，出自《韓氏醫通》，後名交泰丸。治心腎不交，怔忡失眠等症。二藥與人參、熟地、白朮、山茱萸同用，可治心腎不交，心甚煩躁，晝夜不能寐者；與熟地、山茱萸、

當歸、炒棗仁、白芥子、麥冬同用，可治心腎不交，健忘失眠。然藥對水火既濟，寒熱互制，心火上炎，陰血不足之失眠、肝血不足，心失所養的虛煩失眠忌用。

17.黃連配阿膠

黃連味苦性寒，善瀉心火而除煩熱；阿膠味甘質潤，入腎滋陰、養血而潤燥。二藥配對，清補並施，腎水得養則能上濟於心，使心火不亢，心火得降則心神自寧，水火既濟，心腎交合，共奏清熱滋陰，養血安神之功。適用於① 陰虛陽熱上亢或熱病傷陰，身熱心煩不得臥，舌紅苔乾脈數者；② 腸中熱毒蘊結，損傷血絡而致赤痢膿血症。

黃連常用 6 克；阿膠為 10～15 克，入湯劑應烊化後兌服。黃連、阿膠配對，出自《傷寒論》，方名黃連阿膠湯。主治少陰病，得之二三日，心中煩，不得臥者。二藥與生地黃、白頭翁、貫眾炭、銀花炭等藥同用，可治女人痢疾數月，始則赤白相雜，繼而純便膿血；與黃芩、酸棗仁、炙遠志、白芍、夜交藤等藥同用，可治頑固性失眠；與黃柏、梔子同用，可治少陰病二、三日以上，經病已去，心中煩，不得臥；與黃柏、烏梅等藥同用，可治熱毒瀉痢。然藥對苦寒而質潤，脾胃虛寒、胃納不佳，或寒濕痰滯者忌用。

18.黃連配茯苓

連苦寒降泄，入心經，能上清心火；茯苓甘淡滲利，能升能降，而助腎水。《本草綱目》曰：「茯苓氣味淡而滲，其性上行，生津液，開腠理，滋水源而下降利小便。」二藥配對，相使為用，可使心火下降，腎水上騰，水火既濟，共奏清熱生津，寧心安神之功。

適用於 ① 心火亢盛，腎水不足，水火不能互濟的消渴證；② 心經蘊熱，驚悸不安。

黃連常用 2～10 克，茯苓常用 10～30 克。黃連、茯苓配對，出自《普濟方》水火既濟丸，主治上盛下虛，心火燥，腎水枯竭，不能交濟而成渴證者。陳士鐸茯苓、黃連 2：1 劑量，治療小腸熱極，止在心頭上一塊出汗，不啻如雨，四肢他處無汗（《辨證錄》卷六）。二藥與補骨脂同用，可治心腎之氣不足，思想無窮，小便白淫；與當歸、麥冬、甘草、朱砂等藥同用，可治心經熱盛，驚悸不安；與當歸、白芍、生地黃、川芎等藥同用，可治血虛驚悸怔忡、不寐；與牛黃、朱砂、生地黃、當歸、人參等藥同用，可用於急驚風、驚退後的調理。然藥對苦寒滲利，易傷陰液，陰虛津虧者不宜用·

19.黃連配藿香

黃連味苦性寒，善清中焦胃腸之濕熱，為止嘔止痢之良藥；藿香辛散而不峻烈，微溫化濕而不燥熱，既醒脾化濕，又降氣和胃，為溫中止嘔之要藥。二藥配對，性味雖殊，而同入中焦脾胃，一除熱中之濕，一除濕中之熱，濕化則陽氣通，熱清則中焦暢，脾胃升降有序，則嘔吐自平。適用於 ① 濕熱中阻所致身熱不暢、嘔吐噁心、胸脘痞悶、下痢不暢、舌苔黃白相兼之證；② 神經性嘔吐。

黃連常用 5～10 克，藿香為 10～15 克，鮮者加倍。熱重者重用黃連，濕重者重用藿香。黃連、藿香配用，《中華臨床中藥學》謂：胃熱嘔吐者，以藿香、黃連與竹茹、陳皮等藥同用，以清熱和胃，降逆止嘔。《中藥臨床應用大全》載二藥與半夏水煎，頻頻飲服，治療神經性嘔

吐 10 餘例，均有效。然藥對苦燥辛散，胃弱作嘔、陽明
胃實邪實作嘔作脹忌用。

20.黃連配紫蘇

黃連苦寒，入心胃經，尤善降心胃實火之上衝；紫蘇
芳香，歸肺經，通降順氣寬中，化濁醒脾而止嘔，尤其辛
通肺胃之氣鬱。二藥配對，寒溫並施，辛開苦降，平調寒
熱，共奏清熱和胃，理肺暢中之功。

適用於 ① 外感風寒或脾胃氣滯兼見嘔惡、腹瀉偏於
裏熱者；② 濕熱阻困上、中二焦，噁心嘔吐，胸悶不舒
之證；③ 胃中氣滯熱鬱，胃失和降而感胃脘痞滿，噫
氣，嘔惡，不寐，眩暈等症；④ 肝胃鬱熱，胃氣上逆所
致的妊娠惡阻，胎動不安證。

黃連常用 3～6 克，紫蘇葉為 3～6 克，不宜久煎。
將二藥分煎，蘇葉汁稍冷，和入黃連汁中，小量頻呷。嘔
吐劇烈時，宜溫服。黃連、紫蘇配對，見於《溫熱經緯》
卷四的蘇葉黃連湯，與陳皮、砂仁同用，主治濕熱證，肺
胃不和，嘔吐不止，妊娠惡阻。二藥與藿香、大腹皮等藥
同用，可治寒熱錯雜，偏於寒者的嘔吐；與枳實、天冬、
麥冬、石斛同用，可治肝胃不和，胃陰虛的口乾咽乾；與
半夏、茯苓、竹茹、柿蒂等藥同用，可治肺胃不和，嘔吐
偏熱者。然藥對苦溫辛散，有耗氣傷陰之弊，氣弱表虛及
陰虛發熱者忌用。

21.黃連配半夏

黃連苦寒降泄，清泄胃熱而燥濕，以開中焦氣分之熱
結；半夏辛散苦燥溫通，性沉降，長於燥脾濕而化痰濁，
降胃氣而止嘔吐，以開中焦氣之濕結。二藥配對，寒熱互

用以和其陰陽，辛開苦降以調其升降。且清熱無礙祛濕，燥濕無妨清熱，有相輔相成之妙用，共奏清熱化痰，散結止嘔之功。適用於 ① 濕熱痰濁，鬱結不解所致的胸脘滿悶，痰多黃稠，苔黃膩，脈弦滑等症；② 寒熱互結，氣機失暢所致的心下痞悶，按之作痛；③ 胃熱嘔吐，或乾嘔痰少。

黃連常用 6～9 克，半夏為 6～12 克。舌苔黃濁而熱偏重者，重用黃連；苔膩黃白而濕偏重者，重用半夏。黃連、半夏配用，見於《傷寒論》半夏瀉心湯，與黃芩、乾薑等藥同用，主治寒熱阻滯中焦，氣機不暢，心下痞滿，噁心嘔吐。二藥與黃芩、枳實、杏仁同用，可治陽明暑溫，脈滑數，不食不饑不便，濁痰凝聚，心下痞者；與黃芩、枳實、生薑同用，可治陽明濕溫，嘔甚而痞者；與黃芩、滑石、通草、竹瀝、薑汁等藥同用，可治氣分濕熱，包絡清竅，神昏譫語，舌苔膩者。然藥對苦燥，中焦虛寒之胸脘痞脹者忌用。

22. 黃連配龍膽草

黃連味苦性寒，清熱燥濕，瀉火解毒，尤長於瀉心胃實熱；龍膽草大苦大寒，瀉肝膽實火，清下焦濕熱，功專力宏。二藥配對，相須為用，共奏清熱燥濕，瀉火解毒之功。適用於 ① 肝經熱盛、熱極生風所致的高熱驚厥、手足抽搐；② 肝火上炎所致目赤腫痛、視物不清或暑行目澀，赤眼暴發等症；③ 濕熱痢疾。

黃連常用 6 克，龍膽草為 9～12 克。黃連、龍膽草配對，見於《世醫得效方》以生龍膽（搗汁）1 合，黃連（浸汁）1 匙，和點之，主治暑行目澀。《小兒藥證直訣》涼

驚丸，二藥與牛黃、鉤藤、青黛、麝香、冰片同用，主治肝經熱盛、熱極生風所致的高熱驚厥，手足抽搐。然藥對味苦性寒，脾胃虛寒者忌用，陰虛津傷者慎用。

23.黃連配竹茹

黃連寒清苦降，以清熱燥濕，消痞除煩為用；竹茹甘淡微寒，善於滌痰，止嘔，清熱除煩，以清化痰熱，止呃開鬱見長。二藥配對，共奏清熱燥濕化痰，降逆止嘔除煩之功。適用於 ① 胃熱所致的噎膈，噁心，乾嘔等症；② 痰熱中阻，鬱結不解所致的嘔吐痰涎，胸脘煩悶，吞酸吐水之證；③ 中焦濕熱而致的嘔吐，口苦吞酸等症；④ 膽氣虛弱，痰火上擾而致的心煩失眠、驚悸不寧等症。

黃連常用 3～6 克，竹茹為 6～12 克。黃連、竹茹配用，見於《溫熱經緯》黃連橘皮竹茹半夏湯，與橘皮、半夏同用，主治痰熱中阻，煩悶嘔逆等症。二藥與石膏、桂枝等同用，可治胃熱嘔吐；與半夏、枳實、陳皮、茯苓等藥同用，可治肝胃不和，痰熱內擾的虛煩不眠，驚悸不安，或嘔吐呃逆，口苦。然藥對性寒，胃寒嘔吐者忌用。

24.黃連配升麻

黃連苦降性寒，清熱解毒，長於瀉胃之火；升麻甘辛微寒，輕清升散，既能清熱解毒透表，又能瀉陽明胃火，還可升脾胃清陽之氣。二藥配對，清中有散，升中有降，升麻疏散風熱載黃連上行以解毒，黃連苦降制升麻輕升之性無升太過之弊，使上炎之火得散，內鬱之熱得降，共奏清熱瀉火，疏散風熱之功。適用於 ① 風熱疫毒上攻之大頭瘟證；② 胃有積熱所致的口舌生瘡，口腔黏膜潰爛，牙齦腫痛及喉痹乳蛾等症；③ 急黃，高熱煩渴，神昏譫

語。

黃連常用 6 克，升麻為 6 克。黃連、升麻配對，見於《千金方》卷六的黃連升麻散，二藥用量比例為 6：10，主治口熱生瘡；《普濟方》卷三六五的升麻散，二藥用量比例為 1：1，主治小兒口瘡。二藥與黃芩、牛蒡子、板藍根等藥同用，可治風熱疫毒所致的大頭瘟；與生地黃、當歸、牡丹皮同用，可治胃有積熱，牙痛、牙齦潰爛，唇舌頰腮腫痛；與犀角、梔子、茵陳等藥同用，可治急黃高熱，神昏譫語。然藥對性寒辛涼，陰虛、氣虛者慎用。

25.黃連配生薑

黃連味苦性寒，入心、肝、胃、大腸經，功在瀉火解毒，清胃止嘔，消痞除滿；生薑味辛性溫，入肺、胃、脾經，解毒散寒，溫中止嘔，為「嘔家聖藥。」二藥配對，寒熱並投，辛開苦降，共奏清熱化痰，降逆止嘔，消痞除滿之功。

適用於 ① 寒熱交結，心下痞滿疼痛，夜臥不安等症；② 胃內鬱熱所致的胃脘疼痛，嘔吐，嘈雜噯氣等症。

黃連常用 3～6 克，生薑為 10～16 克。黃連、生薑配對，見於《聖濟總錄》卷七十四的薑連散，主治脾虛久瀉有熱，痢疾裏急後重，現代臨床還可用於寒熱交結，心下痞滿疼痛，夜臥不安等症。二藥與橘紅、竹茹、柿蒂、人參同用，可治胃火上衝所致的呃逆，身熱煩渴，口乾唇焦；與人參、吳茱萸、香附、沉香等藥同用，可治痰涎壅甚，心下痞硬，嘔吐不止，脅下脹痛；與黃芩、半夏、枳實、白芍同用，可治太陰脾瘧，寒起四末，不渴不嘔，熱聚心胸；與生地黃、人參、黃芩、半夏同用，可治狐惑

病。然藥對辛開苦降，單純的胃寒嘔吐、胃熱嘔吐慎用。

26.黃連配羌活

黃連味苦性寒，不僅能燥泄胃腸之濕熱，又能清瀉心胃之實火，且能解熱毒，療口瘡；羌活辛以散風，輕清上揚，直達頭面，可祛風邪，止頭痛。二藥配對，宣洩清解，相輔相成，共奏解表清裏，宣洩解毒之功。

適用於 ① 風熱頭痛，發熱，咽紅者；② 口瘡、口糜有表證者，症見形寒發熱，少汗，口糜口瘡、流涎、心煩，口苦口乾等。

黃連常用 2～10 克，羌活為 3～6 克，羌活一般用小劑量，取其宣散作用，黃連酒炒可減其寒，治上焦火證。黃連、羌活配用，見於《蘭室秘藏》羌活湯，與黃芩、天花粉等藥同用，主治風熱頭痛；川芎散，與川芎、黃芩、防風、柴胡同用，主治風熱頭痛，發熱咽紅者。然藥對偏於苦寒，易傷脾胃，脾胃虛寒者忌用。

27.黃連配枳實

黃連味苦性寒，瀉火解毒，上清心胃之熱，下泄大腸之毒；枳實辛苦微寒，上能破氣除痞，下可寬腸理氣。二藥配對，清消結合，從上而治，一泄心胃之熱，一破氣消積，共收泄熱消痞之功；從下而治，一除大腸濕熱火毒，一寬腸調氣，共奏瀉火寬腸療痔之功。

適用於 ① 濕熱積滯所致瀉痢腹痛，裏急後重，瀉利不止，苔黃膩者；② 痰濕中阻致胸陽痹塞，胸痛，心下痞者；③ 痔瘡、瘺管、便秘諸症。

黃連常用 6 克，枳實為 3～6 克。黃連、枳實配對，見於《古今醫鑒》卷五的立效散，二藥用量比例為 2：1，

主治痢，腹痛，赤白相兼，噤口痢；泄瀉。《症因脈治》卷四的黃連枳殼湯，二藥用量比例為 1：1，主治積熱便結，內熱煩躁，口苦舌乾，小便赤澀，夜臥不寧，腹中脹悶，胸前苦濁，大便不行，脈右關細數，由大腸積熱所致；《醫方類聚》卷一八四引《經驗方》的枳殼丸，二藥用量比例為 1：1，主治腸風下血。

　　二藥與黃芩、大黃、陳皮、神麴同用，可治傷於肉食麵食，脘腹痞滿，心膈不快；與半夏、陳皮、茯苓、白朮等藥同用，可治心下痞滿，壅滯不散，煩熱喘促不安；與大黃、茯苓、白朮、澤瀉等藥同用，可治濕熱食積，內阻腸胃，胸脘痞悶，下痢泄瀉。然藥對性苦寒，非邪實脹滿者不宜用之，孕婦忌用。

28. 黃連配大黃

　　黃連、大黃二藥均苦寒泄熱。但功效不盡相同，黃連清熱燥濕、瀉火解毒，偏重於心胃上、中焦，守而不走；大黃沉降，力猛善行，走而不守，直達下焦，善能蕩滌胃腸實熱積滯而長驅直下；入血分既能清瀉血分實熱而涼血，又能通利血脈以消散瘀血。二藥配對，相須為用，一走一守，瀉火、清熱、解毒、涼血之力大增，既清氣分實熱，又瀉血分火毒，同時還具有下結除滯、滌腸通便之功。適用於 ① 腸胃濕熱積滯，痢疾初起，腹痛，裏急後重者；② 血熱妄行之吐血、衄血、咯血者；③ 火邪上炎所致的目赤腫痛，咽喉腫痛，牙齦腫痛等症。

　　黃連常用 6 克，大黃為 9 克，後下。黃連、大黃配對，出自《傷寒論》大黃黃連瀉心湯，主治心下痞，按之濡，其脈關上浮者。《醫宗金鑒》卷四十二的大黃黃連

湯，主治痢疾裏熱盛，上衝心作嘔、噤口者。二藥與黃芩同用，可治面紅目赤，煩熱痞滿，尿赤便秘；與黃芩、附子同用，可治熱痞兼表陽虛，心下痞滿，惡寒汗出；與黃芩、枳殼、當歸、甘草同用，可治痘後患痢，熱甚者；與連翹、薄荷、菊花、川芎等藥同用，可治邪火熾盛，頭痛目赤，咽痛，口舌生瘡；與當歸、龍膽草、梔子、黃柏等藥同用，可治肝膽實火，頭暈目眩，神志不清；與芍藥、當歸、檳榔、木香等藥同用，可治濕熱痢，腹痛便膿血。現代臨床上多用於一些感染性疾病，如流腦、日本腦炎、急性肝炎，膽系感染等屬於火熱亢盛者，確效。然藥對性苦寒，脾胃虛弱者慎用，孕婦、月經期、哺乳期忌用。

29.黃連與附子

黃連為苦寒瀉火解毒的要藥，尤長於瀉心胃實熱，止濕熱痢疾；附子辛溫燥烈，氣味俱厚，走而不守，通行十二經，上能助心陽以通脈，中暖脾胃以健運，下補腎陽以復散失之陽氣，外固衛陽以祛寒。二藥配對，辛苦相投，寒熱並用，以附子之熱制黃連之苦寒敗胃之弊或伐胃之過，以黃連之寒制附子走而不守之性，陰陽相濟，共奏清熱瀉火，溫經散寒之功。

適用於 ① 寒熱互結所致的心下痞滿，脘腹脹悶作痛，泄瀉不暢，嘔惡心煩而兼見陽虛不固，汗多惡寒，肢冷脈弱等症；② 泄瀉、痢疾寒熱錯雜者。

黃連常用 6 克，附子為 6 克，宜先煎 30～60 分鐘，至口嘗無麻辣感為度。黃連、附子配用，見於《傷寒論》附子瀉心湯，與大黃、黃芩同用，主治熱痞兼表陽虛，心下痞滿，按之柔軟不痛，惡寒汗出。

　　二藥與生薑、大棗同用，可治肝火犯胃，胃脘痛甚，嘔吐酸水；與炒梔子、陳皮、川芎、香附、枳實等藥同用，可治胃脘積有鬱熱、刺痛不可忍。然藥對「交水火於頃刻」，陰虛陽亢者及孕婦忌用。

30. 黃連配乾薑

　　黃連味苦性寒，瀉火解毒，清熱燥濕寬腸而止瀉痢；乾薑味辛性熱，開結散寒，溫脾暖胃而化痰飲。二藥配對，辛開苦降，寒熱並用，共奏除寒濕，清熱積，開痞結，止瀉痢之功。適用於 ① 中焦寒熱互結，心下痞滿，嘈雜泛酸，腸鳴腹瀉者；② 脾氣虛寒，陰火上逆，口舌生瘡者；③ 泄瀉、痢疾諸疾。

　　黃連常用 6 克，乾薑為 6 克。若熱多寒少，則多用黃連，少佐乾薑；如熱少寒多，則多用乾薑，少佐黃連。黃連、乾薑配用，見於《千金要方》駐車丸，與當歸、阿膠同用，主治久痢傷陰，下痢膿血，虛坐努責，臍腹疼痛，身體煩熱，舌紅，苔少，脈沉細而數。

　　二藥與白頭翁、秦皮、當歸、石榴皮等藥同用，可治心下痞滿，壅滯不散，煩熱喘促不安；與當歸、阿膠、赤石脂等藥同用，可治膿血痢，繞臍疼痛；與龍骨、木香、赤芍、訶黎勒等藥同用，可治冷熱痢，心腹痛。然藥對性苦燥，陰虛有熱、孕婦忌用。

31. 黃連配烏梅

　　黃連苦寒，苦能燥濕，寒能清熱，善除脾胃大腸濕熱，為治濕熱瀉痢的要藥；烏梅酸澀性平，清涼收斂，斂肺澀腸，生津開胃。二藥配對，酸苦合用，清熱燥濕不傷陰，生津澀腸不礙邪，共奏清熱瀉火，解毒固腸，調中止

痢之功。適用於 ① 久瀉久痢，濕熱未盡，陰液已傷；②心火亢旺，心煩不寐，口瘡口糜者；③ 蛔厥，腹痛時止，心煩嘔惡，常自吐蛔，手足厥冷。

黃連常用 6 克，烏梅為 3～10 克，止瀉宜炒炭。黃連、烏梅配對，見於《肘後方》黃連丸，主治下痢膿血。二藥與當歸、訶黎勒同用，可治日久氣痢不止，或輕或重；與當歸、阿膠、地榆、木香等藥同用，可治血痢日久不癒，或下血水，營血大傷，腸有濕熱者；與當歸、龍骨同用，可治多年休息痢疾；與陳皮、枳殼、木香、罌粟殼同用，可治五色痢；與細辛、乾薑、蜀椒、黃柏等藥同用，可治蛔厥證，腹痛時止，常自吐蛔。然藥對酸澀收斂，初痢初瀉者忌用。

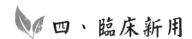 # 四、臨床新用

1. 治細菌性痢疾

單味黃連各種製劑（粉劑、乾浸膏、糖漿、煎劑、小檗鹼）口服液及/或用其浸液、混懸液灌腸或用以黃連為主的各種複方如香連丸、黃連丸等口服治療千餘例菌痢患者表明，黃連製劑有顯效快、療程短、副作用少等優點。黃連製劑與氯黴素、合黴素及 ST－SG 替接療法相比，療效相近。重症脫水患者比磺胺安全，無副作用。住院日期也比磺胺或氯黴素組為短。合成小檗鹼並用甲氧苄氨嘧啶治療急性菌痢 257 例，治癒 250 例，比四環素並用痢特靈組 130 例，治癒 47 例，顯著優越，且耐藥性減少〔中國藥理與應用人民衛生出版社，1983.974〕。

2. 治慢性腹瀉

以黃連 250 克，山梔子 125 克，白礬 125 克，將上藥加水 8000 毫升，煎成 5000 毫升；留渣再加水 8000 毫升，煎成約 5000 毫升，再次煎液混合置瓦缸中令其生長黴菌備用，使用時，加萬分之五的冰片攪勻，並用碳酸氫鈉調整 pH 值達 6.8 即可應用，早晚從肛門灌入 100～200 毫升，持續升至腹瀉停止。共觀察 50 例慢性腹瀉病人，經用黃連黴液灌腸治療 15 日至 15 個月，治癒（症狀消失，內窺鏡複查，局部病變消失及正常或接近正常）30 例，好轉（症狀消失或基本消失，未作內窺鏡複查，或內窺鏡複查仍胡病灶）15 例，無效（與治療前相同，無改善）15 例，有效率占 75%，治癒率占 60%〔新中醫，1989；（9）：36〕。

3. 治非特異性潰瘍性直腸炎

黃連 3 克，明礬 2 克，馬勃 5 克，雞子黃 1 枚。每劑水煎 2 次，每次取汁 100 毫升，以甘油灌腸器保留灌腸。灌腸後臥床休息 2 小時，臥床體位一般以藥液盡可能浸漬創面為好，便後給藥尤佳。經治 10～30 日，痊癒 18 例，好轉 2 例〔江蘇中醫，1988；9（5）：11〕。

4. 治輪狀病毒性腸炎

取黃連 33.3 克，鐵莧菜 1667 克，甘草 222.2 克，共研細末，分裝 1000 個膠囊，每粒重 1.92 克，嬰兒每次 1～2 粒，1 日 3 次，幼兒每次 3 粒，1 日 3 次，同時予「口服補液鹽」溶液（ORS）必要時靜滴林格氏乳酸鈉溶液。治療輪狀病毒性腸炎患者 132 例，結果：總有效率 90.9%〔中醫雜誌，1986；27（6）：29〕。

5. 治霍亂

小檗鹼對輕、中度霍亂患者控制腹瀉有效。實驗治療證明小檗鹼能顯著延長霍亂毒素誘發的腹瀉潛伏期，抑制腸液形成，因此建議作為治療霍亂的輔助藥。並能對抗局部注射霍亂素引起的實驗性炎症。有報導，霍亂初期服黃連療效特別好〔中藥藥理與應用人民衛生出版社，1983.974〕。

6. 治肺結核

小檗鹼治療 30 例，每次口服 0.3 克，每日 3 次，3 月為 1 個療程，有一定療效。一般早期浸潤者，一月即開始吸收，浸潤進展期也有一定好轉〔中藥通訊，1958；4（11）：384〕。小檗鹼對初治患者與長期化療病灶未吸收病人也有不同程度的吸收〔四川醫學院學報，1959；（1）：102〕。

7. 治萎縮性鼻炎

用 0.1%小檗鹼葡萄糖溶液作雙下鼻甲注射，或用浸有 10%黃連液的紗條填塞患者鼻腔，治療萎縮性鼻炎，每日 1 次，7～10 日為 1 個療程，用後嗅覺恢復，結痂，分泌物減少〔醫學研究，1976；（2）：30～32〕。

8. 治宮頸糜爛

用不帶糖衣的黃連素片、海螵蛸各等量，分別研成細末，混勻備用。在非月經和非妊娠期，用窺陰器擴開陰道、宮頸，然後用 0.1%新潔爾滅液嚴格消毒，拭淨宮頸和陰道分泌物，用藥物噴霧器將上述藥粉噴在宮頸糜爛部位。隔日 1 次，5 次為 1 個療程。用藥期間禁房事，月經和妊娠期間不得用藥。結果治療 298 例，總有效率 98%。

停藥 6 個月後複查，維持療效者 295 人，1 年後複查，維持療效者 293 人〔北京中醫，1991；（6）：33〕。

9.治心律失常

口服黃連素 0.3～0.5 克，日 3～4 次，治療室性快速心律失常 50 例（其中多數為難治性的）。結果有效率為 60%，顯效率 40%〔中華內科雜誌，1959；7（6）：514〕。

10.治高血壓病

小檗鹼治療原發性高血壓、急性腎炎及先兆子癇的高血壓症共 19 例，每日劑量為 0.74～4.0 克，療效迅速，安全，對早期及二期患者較好，三期及重症較差，對急性腎炎及伴有心絞痛、冠脈循環功能不全或支氣管炎的高血壓患者有雙重療效。另報導單用小檗鹼治高血壓 88 例，每日劑量 0.6～1.8 克，有效率為 70%～93.3%，配伍心安平治療，療效更好〔中華內科雜誌，1959；7（6）：514〕。

11.治糖尿病

除嚴格飲食控制外，口服黃連素每次 0.4 克，每日 3 次，1～3 個月為 1 個療程，治療Ⅱ型糖尿病 30 例，用藥後血糖下降時間：1 週 4 例，2 週 7 例，3 週 14 例，5 例效果不顯著。25 例「三多一少」症狀消失，體力增強，8 例合併高血壓者基本恢復正常，與血糖下降時間大致相同；25 例治療後血清胰島素較治療前顯著上升（P<0.01）〔河北中醫，1990；12（3）：10〕。

第八章

溫中將領——山薑

　　山薑，為薑科多年生草本植物薑的根莖。主產於四川、廣東、廣西、湖北、貴州、福建等地，均係栽培。冬季採收，洗淨後，除去鬚根，切片生用稱生薑；切片曬乾或低溫烘乾稱乾薑；以乾薑砂燙至鼓起，表面棕褐色，或炒炭至外表色黑，內呈棕褐色入藥，稱炮薑。

　　乾薑，始載於《神農本草經》，列為中品；生薑首載於《名醫別錄》，總結漢代至魏晉時名醫的用藥經驗，將生薑分條立名；炮薑首出於《珍珠囊》，金元時期方始。《本草綱目》引王安石《字說》云：「薑能強禦百邪，故謂之薑。」生薑味性溫，歸肺、脾、胃經。主要功效為發汗解表，溫中止嘔，溫肺止咳；乾薑味辛性熱。歸脾、胃、心、肺經。主要功效為溫中散寒，回陽通脈，溫肺化飲；炮薑味苦澀性溫。歸脾、肝經。主要功效為溫經止血，溫中止痛。生薑溫中止嘔，乾薑溫中散寒，炮薑溫中止痛，山薑故有溫中將領之名。

　　【主要成分】生薑含揮發油，主要為薑醇、薑烯、水芹烯、莰烯、檸檬醛、芳樟醇等。尚含辣味成分薑辣素及

多種氨基酸。薑辣素分解則變成油狀辣味成分薑烯酮和結晶性辣味成分薑酮、薑　酮的混合物。另外尚含六氫薑黃素。

乾薑含揮發油約 2%～3%，油中主要含薑烯、金合歡醇，α及-β-水芹烯，薑醇、烯、沒藥烯，α-薑黃烯、龍腦及 1，8-桉葉油素等；另含辛辣成分薑辣素、薑酮、薑烯酮、二氫薑酚、六氫薑黃素。

炮薑含揮發油，其中有薑烯、水芹烯、莰烯、薑烯酮、薑辣素、薑酮、龍腦、薑醇、檸檬醛等。尚含樹脂、澱粉。

【主治病證】生薑：① 用於風寒感冒。② 用於胃寒嘔吐。③ 用於風寒咳嗽。④ 解半夏、天南星及魚蟹毒。

乾薑：① 用於脘腹冷痛，寒嘔，冷瀉。② 用於亡陽證。③ 用於寒飲咳嗽，形寒背冷，痰多清稀之證。

炮薑：① 用於虛寒性吐血、便血、崩漏等。② 用於虛寒腹痛、腹瀉等。

【配伍規律】生薑配蘇葉，發表散寒，理氣和中，治風寒感冒或魚蟹中毒、嘔吐腹瀉；生薑配黃芩，清熱燥濕，調胃和中；生薑配陳皮，健脾燥濕，和中止嘔，治中氣不和，嘔吐不止；生薑配竹茹，清熱止嘔和中，治胃虛有熱之嘔吐；生薑配竹瀝，清熱化痰，宣肺止咳，治痰熱咳嗽；生薑配大棗，溫補脾胃，調和中氣，治脾胃不和和虛寒證。

乾薑配花椒，倍增溫散中焦寒邪之力，治寒凝腹痛；乾薑配人參、白朮，既散胃寒，又補益脾氣，治脾胃虛寒之腹痛、嘔吐、泄瀉；乾薑配黃連，取黃連清解胸膈之

熱，乾薑溫散脾胃之寒，治上熱下寒之腹痛證，並治寒熱夾雜之嘔吐、泄瀉；乾薑配川芎、當歸，取乾薑溫散寒凝以通脈，川芎、當歸活血祛瘀以止痛，治寒凝血瘀之少腹積塊疼痛、痛經；乾薑配花椒、附子，散寒止痛力強，治胸痹痛甚，心痛徹背，背痛徹胸；乾薑配茯苓，既散寒邪又化水濕，治下焦寒濕阻滯之腎著證，症見「腰以下冷痛，腹重如帶五千錢」；乾薑配半夏，散寒化痰止嘔，治胃寒痰飲嘔吐；乾薑配人參、半夏，既補中益氣，又溫中止嘔，治脾胃虛寒，妊娠嘔吐不止；乾薑配細辛、五味子，既開肺氣、散肺寒，又斂肺氣、止咳喘，治肺寒痰飲之咳嗽氣喘；乾薑配附子，相須為用，回陽通脈，治亡陽證；乾薑配赤石脂，溫中散寒，澀腸止瀉，治脾腎陽虛，下利便膿血；乾薑配附子、大黃，溫補脾陽，攻下寒積，治冷積便秘、腹滿痛、手足不溫。

　　炮薑配桃仁，溫經止血，活血不留瘀，治產後寒凝血瘀之惡露不盡、少腹疼痛者；炮薑配阿膠，一收澀一補血，治氣血不足，血不歸經之吐血、下血不止；炮薑配棕櫚炭，收斂止血之力增強，治婦人虛寒崩漏不止；炮薑配炒大黃，一溫一寒，一守一通，溫不助熱，寒不傷陽，相反相成，共奏溫清止血之功，治脾虛失統，虛中夾實，寒中有伏熱之血證；炮薑配高良薑，溫中散寒止痛之功增強，治脾胃傷冷，脘腹冷痛者。

　　【用法用量】生薑煎服，3～10克，或搗汁服；乾薑煎服，3～10克。炮薑煎服，3～6克。發散表邪，止咳、止嘔用生薑；溫中散寒、回陽通脈，溫肺化飲用乾薑，溫經止痛、止血用炮薑。

【使用注意】1.本品辛散燥熱，陰虛有熱者忌服，以免損陰助熱。正如《本草經疏》總結的「久服損陰傷目。陰虛內熱、陰虛咳嗽吐血、表虛有熱汗出、自汗盜汗、臟毒下血、因熱嘔惡、火熱腹痛，法並忌之」。

2.本品溫通血脈，失血患者及月經量多者忌用，孕婦慎用。

3.本品可使血壓升高，高血壓患者不宜多用。

【藥理研究】

1.對消化系統的影響

生薑對消化道有輕度刺激作用，可使腸張力、節律及蠕動增加。10%煎劑對大鼠實驗性胃黏膜損傷有保護作用〔孫慶偉，賴新華‧生薑對大鼠胃黏膜細胞的保護作用‧中草藥，1986；17（2）：43〕。10%～50%薑汁有鎮吐效果，鎮吐有效成分為薑酮及薑烯酮的混合物〔日本藥理學雜誌，1959；49（3）：73〕。乾薑有抑制小腸運動及止嘔作用〔笠原正義，等‧半夏和乾薑的藥理作用‧國外醫學‧中醫中藥分冊，1984；（4）：30〕。炮薑水煎液對胃潰瘍有抑制作用，而乾薑無明顯作用〔吳皓，等‧乾薑、炮薑對大鼠實驗性胃潰瘍的影響‧中國中藥雜誌，1990；15（5）：278〕。

2.對中樞神經系統的影響

生薑油能抑制小鼠自發活動，延長戊巴比妥睡眠時間，有降溫、抗驚厥作用〔張竹心，王貴林‧生薑油對中樞神經的抑制作用‧中草藥1988；19（9）：23〕。乾薑有鎮靜鎮痛作用〔笠原正義，等‧半夏和乾薑的藥理作用‧國外醫學‧中醫中藥分冊，1984；（4）：30〕。

3.對血液系統的影響

6-薑烯酮能抑制血小板聚集。對環脂氧合酶有濃度依賴性抑制〔未川守等‧關於生薑藥理學研究（第Ⅳ報）-6-薑醇對於花生四烯酸代謝的作用‧國外醫學‧中醫中藥分冊，1987；9（3）：32〕。炮薑和薑炭的醚提取物能顯著縮短凝血時間，而生薑與乾薑的醚提取物無此作用〔葉定江，等。薑的不同炮製品的成分研究‧中國中藥雜誌 1989；14（5）：278〕。炮薑、薑炭水煎液、炮薑醚提取物混懸液等，對小鼠凝血時間的影響作用受環境溫度影響，溫度下降時炮薑凝血作用增強，呈現線性量效關係。生薑與乾薑水煎擴醚提取物無此作用〔吳浩，等‧薑炮製品對小鼠凝血作用的影響‧中國中藥雜誌‧1993；18（3）：147〕。

4.對肝膽的影響

生薑油能有效預防和治療由四氯化碳引起的小鼠、大鼠肝損傷後所出現的生化指標變化〔中成藥，1989；11（8）：25〕。其丙酮提取液對大鼠十二指腸給藥，能促進膽汁分泌增加〔Johji Yamahara etal‧生薑的利膽作用及其有效成分‧國外醫學‧中醫中藥分冊，1986；8（1）：24〕。

5.抗炎作用

生薑油在 0.25～0.4 毫升/公斤灌胃給藥條件下，能顯著抑制大、小鼠實驗性炎症〔張竹心，王貴林，劉連生‧生薑油的抗炎作用研究‧中草藥，1989；（12）：17〕。

6.對內分泌系統的作用

乾薑及其揮發油能興奮垂體－腎上腺皮質軸功能〔駱和生，王建華主編‧中藥方劑的藥理學與臨床研究進展‧

廣州：華南理工大學出版社·1991：307〕·

一、單方應用

1.《中華臨床中藥學》單用本品煎湯；或取生薑 10 克，洗淨搗如泥狀，加入紅糖適量，開水沖泡，調勻溫服，治風寒感冒輕證。

2.《本草衍義》載，卒發嘔逆者嚼生薑二、三片可止。

3.《千金要方》用生薑 1000 克取汁，加入白糖 500 克，二味同煎至 500 克，日 3 服，治長年咳嗽不止者。

4.《本草匯言》用生薑 60 克，飴糖 30 克，水煎半碗，徐徐溫飲，治冷痰嗽。

5.用生薑 50 克，浸泡於 50%的白酒 500 毫升中，密閉 15 日，製成生薑酊，局部外搽，對面部雀斑有效〔新疆中醫，1988；（2）：封四〕。

6.用生薑汁局部反覆塗搽，可治脂溢性皮炎〔四川中醫，1987；（5）：30〕。

7.以生薑 1 塊（約 10 克）嚼後咽下，可緩解內耳眩暈患者之嘔吐、眩暈〔四川中醫，1985；（4）：14〕。

8.鮮生薑 45 克，加紅糖 30 克，共搗為糊狀，每日 3 次分服，7 日為 1 個療程，治急性細菌性痢疾〔山東醫刊，1966；（6）：29〕。

9.取鮮生薑 60 克，配羊角辣椒 60 克，置 95%的酒精 300 毫升內，浸泡 10～15 日，去渣，裝瓶備用，用棉球蘸藥液塗搽患處，每日 1～2 次，治凍瘡未潰者〔新中

醫，1978；（5）：15〕。

10.取五分硬幣大小的鮮生薑片，在臨上車前敷在內關穴（男左女右）上，再用膠布（或傷濕止痛膏）包紮固定，治暈車〔大眾醫學，1980；（9）：7〕。

11.取鮮生薑適量，剖開備用。用剖開生薑面反覆自左向右交替塗擦患側上下齒齦，直至齒齦部有燒灼感或有發熱感為止。每日2～3次，7日為1個療程。治面癱〔新中醫，1989；（8）：封三〕。

12.取生薑適量，洗淨，切成薄片。用生薑擦患處發熱，再取1片薑蘸細鹽少許，塗擦患處5次，擦至患處皮膚略呈淡紅色，然後抹上一層細鹽。每日3次，擦後禁用水洗，用藥1週即可。治花斑癬〔廣西中醫藥，1987；（3）：39〕。

13.取生薑適量，搗爛榨汁。用藥棉蘸薑汁敷於患處，灼傷輕者，敷藥1次即可。嚴重者可用薑汁紗布濕敷24～48小時，創面乾淨後自行結痂，脫落痊癒。治水、火燙傷〔臨床藥物新用聯用大全〕。

14.用老生薑切成0.2公分厚薄片，每次用6～10片敷於患側陰囊，蓋上紗布，兜起陰囊，每日或隔日換藥1次。治急性睪丸炎〔湖南中醫中藥實驗選集，1959.94〕。

15.口含1片鮮生薑在牙痛處，可減輕或消除牙痛。或用老生薑10克，鮮藕節20克，共搗爛，加水200毫升，煎至100毫升，加入蜂蜜25克，一次服用。治牙痛〔中國中藥雜誌，1992；（6）：372〕。

16.老生薑50克，搗爛，酒炒，乘溫暖敷雙膝上，每日敷2小時，治遺精〔廣西中醫，1989；（3）：32〕。

17.用茶油浸泡生薑，外敷局部，治Ⅱ度、Ⅲ度褥瘡〔中醫雜誌，1991；（7）：13〕。

18.生薑搗爛，置紗布上，包疊成小方塊，敷於雙膝眼，或大椎、間使穴，或單敷大椎穴，每穴用藥 15～30克，一般於瘧疾發作前 4～6 小時敷藥，經 8～12 小時取下，治瘧疾〔武漢新醫藥，1972；（1）：27〕。

19.生薑 120 克，磨碎後以開水淬汁，調入蜂蜜 120克，一次頓服或於半小時內服完，小兒減量，1 日 1～2次，治蛔蟲性腸梗阻〔中級醫刊，1982；（10）：30〕。

20.生薑 150～200 克，去皮後取汁，與生蜂蜜 60～100 克拌勻，一次頓服，小兒酌減。治膽道蛔蟲〔廣西中醫藥，1983；（6）：15〕。

21.《補缺肘後方》用乾薑末，溫酒服方寸匕，須臾，六七服，瘥。治卒心痛。

22.《千金方》乾薑（炮）末，飲服二錢，治中寒水瀉。

23.《外台秘要》乾薑炒黑為末，臨發時以溫酒服三錢匕。治脾寒瘧疾。

24.《千金方》乾薑為末，童子小便調服一錢。治吐血不止。

25.《補缺肘後方》乾薑切豆大，每米飲服六七枚，日三夜一。治寒痢青色。

26.《諸症辨疑》乾薑一兩。炒紫，末，醋調敷周圍，留頭。治癰疽初起。

27.《姚氏集驗方》以炮薑為末，米飲下，治血痢不止。

二、藥對方應用

1. 治中散（乾薑配吳茱萸）

【來源】《千金要方》卷十六

【主治】胃冷，食後吐酸水。

【用法】乾薑、吳茱萸各二兩，上為末。每服方寸匕，以酒送下，一日二次。

2. 退陰散（乾薑配川烏）

【來源】《普濟本事方》

【主治】陰毒傷寒；中寒臍腹冷痛。

【用法】川烏頭、乾薑等分，切炒，放冷為散。每服一錢，水一盞，鹽一撮，煎取半盞，溫服，得汗解。

3. 薑桂散（乾薑配桂枝）

【來源】《醫略六書》卷三十

【主治】產後血痢，脈緊細者。

【用法】桂心一兩半（醋炒黑）、乾薑一兩半（醋炒黑），上為散。每服二錢，荊芥灰一錢，煎湯調下。

4. 半夏乾薑散（乾薑配半夏）

【來源】《金匱要略》

【主治】乾嘔，吐逆、吐涎沫。

【用法】半夏、乾薑等分，杵為散，取方寸匕，漿水一升半，煮取七合，頓服之。

5. 未名方（乾薑配貝母）

【來源】《德生堂方》

【主治】紫白癜斑。

【用法】貝母、乾薑等分為末，如澡豆，入密室中浴擦，得汗為妙。

6. 艾薑丸（乾薑配艾葉）

【來源】《永類鈐方》

【主治】老小白痢。

【用法】艾葉陳者四兩、乾薑炮去灰二兩，搗為細末，用醋調陳倉米粉，打糊為丸。

7. 未名方（乾薑配五靈脂）

【來源】《事林廣記》

【主治】卒暴心痛。

【用法】五靈脂（炒）一錢半，乾薑（炮）三分，為末。熱酒服，立癒。

8. 大戟散（乾薑配大戟）

【來源】《聖濟總錄》卷八十

【主治】水腫喘急，小便澀及水蠱。

【用法】大戟（去皮，細切，微炒）二兩，乾薑（炮裂）半兩，上為散。每服三錢匕，用生薑湯調下，良久以糯米飲壓之。以小便利為度。

9. 薑茶散（乾薑配茶葉）

【來源】《聖濟總錄》卷四十

【主治】霍亂後煩躁，臥不安。

【用法】乾薑（炮，為末）二錢匕、好茶末一錢匕，上以水一盞，先煎茶末令熟，即調乾薑末服之。

10. 未名方（乾薑配胡黃連）

【來源】《衛生總微論方》卷十五

【主治】小兒疳瀉、冷熱不調。

【用法】綿薑一兩炮為末，胡黃連半兩，為末，每服半錢。

11.二薑丸（乾薑配高良薑）

【來源】《太平惠民和劑局方》卷三引（吳直閣增諸家名方）

【主治】心脾疼痛；一切冷物所傷。

【用法】乾薑（炮）、良薑（去蘆頭）各等分，上為細末，麵糊為丸，如梧桐子大。每服十五丸至二十丸，食後橘皮湯送下。妊娠婦人不宜服。

12.二神散（乾薑配丁香）

【來源】《證治準繩》

【主治】小兒傷冷、體寒腹痛及痘瘡難發難壯。

【用法】丁香九粒、乾薑（煨）一錢，研為末，每服五分。量兒大小輕重用之，白湯調下。蓋被片時，令脾胃暖，陰反陽回，則痘變順。

13.神方腳氣丸（乾薑配橘皮）

【來源】《魏氏家藏方》卷八

【主治】腳氣。

【用法】橘皮四兩、乾薑二兩，上以蜜半斤，煉化，去上沫，下藥在內熬膏，可丸即丸如梧桐子大。每服三十丸，薑湯送下，不拘時候。

14.薑朴丸（乾薑配厚朴）

【來源】《普濟方》卷二《鮑氏方》

【主治】中寒洞泄。

【用法】乾薑、厚朴各等分，上為末，煉蜜為丸，如梧桐子大。任下三十丸。

15.白芍藥散（乾薑配白芍）

【來源】《景岳全書》

【主治】婦人赤白帶下，臍腹疼痛。

【用法】白芍二兩炒，乾薑半兩炒，為細末，每服三錢，空心溫米湯調下，晚又進一服，十日見效。

16.甘草乾薑湯（乾薑配甘草）

【來源】《傷寒論》

【主治】傷寒脈浮，自汗出，小便數，心煩，微惡寒，腳攣急，反與桂枝，欲攻其表，此誤也。得之便厥，咽中乾，煩躁吐逆者。

【用法】甘草四兩（炙）、乾薑二兩（炮），以水三升五合，去滓，分溫再服。

17.梔子乾薑湯（乾薑配梔子）

【來源】《傷寒論》

【主治】傷寒醫以丸藥大下之，身熱不去，微煩者。

【用法】梔子十四枚擘、乾薑二兩，以水三升半，煮取一升半，去滓，分二服，溫進一服，得吐者，止後服。

18.桃花丸（乾薑配赤石脂）

【來源】《太平惠民和劑局方》

【主治】冷痢腹痛，下白凍如魚腦。

【用法】赤石脂煅，乾薑炮，等分為末，蒸餅和丸。量大小服，日三服。

19.未名方（乾薑配禹餘糧）

【來源】《勝金方》

【主治】赤白帶下。

【用法】禹餘糧火煅醋淬、乾薑等分，赤下乾薑減

半，為末。空心服二錢匕。

20.**茅薑煎**（乾薑配茅根）

【**來源**】《仙拈集》卷二

【**主治**】勞傷溺血。

【**用法**】茅根、乾薑（炒）各三錢，加蜜一匙，水煎服。

21.**茅根湯**（炮薑炭配茅根）

【**來源**】《雜病源流犀燭》卷十七

【**主治**】溺血。

【**用法**】茅根、薑炭各等分，加蜜一匙，水二杯，煎一杯服。

22.**薑椒湯**（乾薑配川椒）

【**來源**】《外台》卷九引《古今錄驗》

【**主治**】咳嗽，及短氣脅痛。

【**用法**】生薑、椒（去目、汗）各一兩，以水五升，煮取三升，每服一合。

23.**未名方**（乾薑配海螵蛸）

【**來源**】《孫真人千金方》

【**主治**】治婦人血瘕痛方。

【**用法**】乾薑一兩、烏賊魚骨一兩，右二味治篩為散，酒服之方寸匕，日三。

24.**未名方**（乾薑配牡蠣）

【**來源**】《初虞世古今錄驗方》

【**主治**】水病囊腫。

【**用法**】牡蠣（煅）粉二兩，乾薑（炮）一兩，研末，冷水調糊掃上。須臾囊熱如火，乾則再上。小便利即

癒。

25.**未名方**（乾薑配瞿麥）

【**來源**】《聖惠方》

【**主治**】目生翳障。

【**用法**】瞿麥、乾薑炮為末，井華水調服二錢，日二服。

26.**眾蛇毒方**（乾薑配雄黃）

【**來源**】《孫真人千金方》

【**主治**】眾蛇毒。

【**用法**】雄黃、乾薑右幹篩，和射莽，著竹筒中帶行，有急用。

27.**芫花煎**（乾薑配芫花）

【**來源**】《備急千金要方》

【**主治**】新久咳嗽。

【**用法**】芫花、乾薑各二兩。二藥研末，用白蜜一升，文火煎如糜狀，每服如棗核許，日三次，夜一次。

28.**太清散**（乾薑配銅青）

【**來源**】《濟生續方》

【**主治**】暴風客熱，目赤睛疼，隱澀難開。

【**用法**】銅青半兩，別研；薑粉末二錢半。共研細和勻，每用少許，沸湯泡，放溫頓洗之。（造薑粉法：臘月間用生薑洗切碎，於砂盆內，擂爛，以新麻布濾汁，澄腳，取粉，陰乾。）

29.**未名方**（生薑配吳茱萸）

【**來源**】《肘後方》

【**主治**】寒疝往來。

【用法】吳茱萸一兩，生薑半兩，清酒一升，煎溫分服。

30.桂薑散（生薑配桂枝）

【來源】《聖濟總錄》卷五十六

【主治】心疼，冷氣撩刺，痛不可忍。

【用法】桂（去粗皮）一兩、生薑（片切，焙乾）二兩，上為散。

每服二錢匕。溫酒調下。

31.薑桂散（生薑配肉桂）

【來源】《醫略六書》卷三十

【主治】產後呃逆，脈緊細者。

【用法】肉桂三兩（去皮）、生薑一兩半，上為散。每服三錢，水煎，去滓溫服。

32.小半夏湯（生薑配半夏）

【來源】《金匱要略》

【主治】嘔家本渴，渴者為欲解，今反不渴，心下有支飲故也。

【用法】半夏一升、生薑半斤，以水七升，煮取一升半，分溫再服。

33.生薑半夏湯（生薑汁配半夏）

【來源】《金匱要略》

【主治】病人胸中似喘不喘，似嘔不嘔，似噦不噦，徹心中憒憒然無奈者。

【用法】半夏半升、生薑汁一升，以水三升，煮半夏取二升，內生薑汁，煮取一升半，小冷，分四分，日三夜一服。止，停後服。

34.**星薑湯**（生薑配南星）

【**來源**】《仁齋直指》卷七

【**主治**】風痰。

【**用法**】圓白南星（半兩者）一個、老生薑三錢半，上各切片，以水三盞，瓷器內煎取其半，逐漸溫服。

35.**未名方**（生薑配貝母）

【**來源**】《集效方》

【**主治**】憂鬱不伸，胸膈不寬。

【**用法**】貝母去心，薑汁炒研，薑汁麵糊丸。每服七十丸，征士鎖甲煎湯下。

36.**知母散**（生薑配知母）

【**來源**】《扁鵲心書·神方》

【**主治**】一切煩熱，口乾作渴，飲水，屬實熱者。

【**用法**】知母五錢（鹽水炒，研末）、生薑三片，水一盞，煎六分，溫服。

37.**未名方**（生薑配艾葉）

【**來源**】《千金方》

【**主治**】糞後下血。

【**用法**】艾葉、生薑煎濃汁，服三合。

38.**連鬚蔥白湯**（生薑配蔥白）

【**來源**】《傷寒活人書》卷十八

【**主治**】傷寒頭痛如破者。

【**用法**】連鬚蔥白（寸切）半斤，生薑二兩，上以水二升，煮一升，去滓，溫作二三服。

39.**調鼎湯**（生薑配五味子）

【**來源**】《衛生家寶湯方》

【主治】咳嗽。

【用法】五味子二斤生者，乾者用二兩揀淨，生薑一斤，右二件同搗為粗末，入蜜四兩同蒸九遍，濾去滓，入瓷器中貯。每服一匙，沸湯點服。入生木瓜四兩亦佳。

40.梅薑飲（生薑配烏梅）

【來源】《衛生鴻寶》卷五

【主治】臨月胎上逼下，嘔噦欲死。

【用法】烏梅肉十枚、生薑三片，煎湯灌下。用童便灌下亦佳。

41.薑茶飲（生薑配茶葉）

【來源】《醫方集解》

【主治】赤白痢及寒熱瘧。

【用法】生薑、陳細茶，每味約三錢，濃煎服，或微炒煎。

42.薑蜜湯（生薑配蜂蜜）

【來源】《普濟方》卷一九六引《百一選方》

【主治】諸疸，或小便如血。

【用法】蜜半盞、生薑十片，用新汲水一盞，煎服。逐日常服二次，小便漸白，及出血，黃疸遂癒。

43.薑附散（生薑配香附）

【來源】《赤水玄珠》卷四

【主治】膈氣不通，胸膈間結塊，大如拳，堅如石，嘔吐噁心，飲食不下。

【用法】香附子一斤、生薑三斤，生薑搗汁，浸香附一宿，曬乾再浸，再曬，發薑汁盡為度，為末。每服二錢，米飲調下。

44.橘皮湯（生薑配橘皮）

【來源】《金匱要略》

【主治】男女傷寒並一切雜病嘔噦，手足逆冷者。

【用法】橘皮四兩、生薑半斤，以水七升，煮取三升，溫服一升，下嚥即癒。

45.二生湯（生薑配木瓜）

【來源】《聖濟總錄》卷一七六

【主治】小兒吐逆不止。

【用法】生木瓜、生薑（不去皮）各等分，上藥切作薄片，量兒大小，以水一盞，煎至五分，去滓溫服。

46.厚朴湯（生薑配厚朴）

【來源】《景岳全書》

【主治】心腹脹滿。

【用法】厚朴四五錢薑汁炒，加生薑五七片，水煎溫服。

47.二宣湯（生薑配甘草）

【來源】《衛生家寶湯方》

【主治】胃冷生痰，致頭目眩暈，吐逆。

【用法】生薑三斤半連皮切，甘草二兩，每一寸銼斷，不須橫紋者，恐大甜，用水二升煮三五沸，次下生油一兩，不得攪動，煮候水乾，便就銚內炒候透裏紫色，勿令焦。若為末，每服一錢，入鹽沸痰點眼。

48.未名方（生薑配梔子）

【來源】《丹溪纂要》

【主治】胃脘火痛；五臟諸氣。

【用法】大山梔子七枚或九枚，炒焦，水一盞，煎七

分，入生薑汁飲之，立止。

49.未名方（生薑配青黛）

【來源】《醫學正傳》

【主治】心口熱痛。

【用法】薑汁調青黛一錢服之。

50.未名方（生薑配白芷）

【來源】《袖珍方》

【主治】疔瘡初起。

【用法】白芷一錢，生薑一兩，擂酒一盞，溫服取汗，即散。

51.青金丸（生薑配萊菔子）

【來源】《萬病回春》

【主治】哮喘用厚味發者。

【用法】蘿蔔子淘淨蒸熟曬乾為末，薑汁浸，蒸餅為細丸。每服二十粒，津送下。

52.未名方（生薑配大棗）

【來源】《本草綱目》

【主治】脾燥胃濕證候。

【用法】以乾棗去核緩火逼燥為末，量多少入少生薑末，白湯點服。

調和胃氣甚良。

53.苓薑飲（生薑配土茯苓）

【來源】《仙拈集》卷四

【主治】楊梅結毒，及玉莖爛完者。

【用法】土茯苓一斤、生薑四兩，分數次煎服，不十日癒。其潰處以藥汁調麵糊敷之。

54. 未名方（生薑配杏仁）

【來源】《聖惠方》

【主治】卒咳嗽，日夜不止。

【用法】杏仁五兩湯浸去皮尖，麩炒微黃，生薑二兩去皮切，入煉蜜和搗，丸如梧桐子大。每服二十丸，以粥飲下，日四服。

55. 未名方（生薑配百部）

【來源】《本草綱目》

【主治】暴咳嗽。

【用法】用百部、生薑各搗汁等分，煎服二合。

56. 未名方（生薑配僵蠶）

【來源】《勝金方》

【主治】一切風痰。

【用法】白僵蠶七個（直者），細研，薑汁一茶腳，溫水調灌之。

57. 開元固氣丸（生薑配地骨皮）

【來源】《集驗良方拔萃》卷二

【主治】各種疝氣初起，寒熱疼痛，如欲成囊癰者。

【用法】新鮮地骨皮（即枸杞子根皮）、生薑各四兩，共搗如泥，以絹包於囊上。其癢異常，一夕即消，永不再發。

58. 未名方（生薑配淡竹葉）

【來源】《婦人良方》

【主治】《救急》療婦人產後餘血不盡，血流入腰腳疼痛，胸滿氣急，兩脅痛方。

【用法】生薑一斤、淡竹葉一升（切），上二味，以

水二升，煮取一升，去滓，分溫二服。

59. 未名方（生薑配地膚子）

【來源】《聖濟總錄》

【主治】雷頭風腫，不省人事。

【用法】地膚子同生薑研爛，熱酒沖服，取汗即癒。

60. 未名方（生薑配砂仁）

【來源】《簡便方》

【主治】上氣咳逆。

【用法】砂仁洗淨炒研，生薑連皮等分搗爛，熱酒食遠泡服。

61. 薑糖煎（生薑配砂糖）

【來源】《養老奉親書》

【主治】老人上氣咳嗽，喘急，煩熱，不下食，食即吐逆，腹脹滿。

【用法】生薑汁五合、砂糖四兩，上相和，微火溫之，一二十沸即止。每度含半匙，漸漸下汁。

62. 治小兒嗽方（生薑配牛乳）

【來源】《孫真人千金方》

【主治】小兒嗽。

【用法】生薑汁、牛乳各五合，右煎取三五合，分為二服。

63. 推車散（生薑配蜣螂）

【來源】《風勞臌膈四大證治》

【主治】噎膈。

【用法】用生薑（蒲包裹，三月三日浸糞坑中，至六月六日取起，曬乾）、蜣螂（取活者，以線懸當風處），

二味等分。白滾湯送下一錢，三四服，其關自開。然後依證調理可也。

64.**薑膠膏**（生薑配水膠）

【**來源**】《醫學衷中參西錄》上冊

【**主治**】肢體受涼疼痛，或有凝寒阻遏血脈，麻木不仁。

【**用法**】鮮薑自然汁一斤、明亮水膠四兩，同煎成稀膏，攤於布上。貼患處，旬日一換。熱腫疼者，斷不可用。

65.**二汁飲**（生薑汁配甘蔗汁）

【**來源**】《景岳全書》

【**主治**】反胃。

【**用法**】甘蔗汁二分，薑汁一分，二味和勻。每溫服一碗，日三服則吐止。

三、藥對配伍應用

1. 生薑配麻黃

生薑、麻黃皆屬辛溫之品，同入肺經。然麻黃開宣肺氣以平喘，發汗力強；生薑散肺寒而止咳，又能溫運脾土，以除痰飲生成之源，發汗力弱。二藥配對，相須為用，共奏發汗解表，溫肺平喘而止咳之功。

適用於 ① 風寒感冒，惡寒發熱，無汗，兼兼咳嗽痰多，或食少納差，噁心嘔吐者；② 風寒入肺，氣失宣降，咳嗽喘急，痰白而稀等症。

生薑常用 6～15 克，麻黃為 3～9 克。生薑、麻黃配

對，見於《聖濟總錄》卷四十八的麻黃生薑湯，與五倍子、杏仁、甘草、石膏等藥同用，主治肺氣喘急；《蒲輔周醫療經驗》加減黃陳九寶湯，二藥與紫蘇、陳皮等藥同用，主治風寒襲肺的咳嗽喘急，痰白而稀者。二藥與桂枝、羌活、香薷等藥同用，可治急性腎炎水腫之風寒者。

現代臨床多用於風寒感冒，惡寒，發熱，無汗兼見咳嗽痰多，或食少納差，噁心嘔吐等症。然藥對味辛性溫，能使血壓升高，高血壓患者慎用，失血患者及月經量多而感冒者，應忌用。

2. 生薑配半夏

生薑、半夏性味相同，辛溫燥散，均具降逆、止嘔、和胃、化痰之功。二藥配對，協同為用，半夏降逆止嘔為主，生薑化水止嘔為輔，且又具溫中化飲之功，以見「佐」效；半夏降氣化痰，「使」意顯見，各自兼雙職，藥半功倍，堪稱配伍一絕。另外，半夏為有毒之品，生薑可制半夏之毒，自屬相畏配對，制其所短，展其所功，更好地發揮和胃降逆作用。

適用於 ① 水飲停胃而見嘔吐清水痰涎，苔白膩等症；② 胸中似喘非喘，似嘔非嘔，似呃非呃，煩悶不舒；③ 外感受風寒，咳嗽痰多。

半夏常用 6～10 克，生薑為 10 克。半夏、生薑配對，見於《金匱要略》卷中的生薑半夏湯及小半夏湯，前者主治痰飲，頭暈目眩，心中悶亂，面目浮腫，喘嘔不定；後者主治痰飲內停，嘔吐、反胃，呃逆，霍亂，心下痞，不寐。《雞峰普濟方》卷十八的大半夏丸，主治痰涎；《仙拈集》卷一的薑半飲，主治噫氣。二藥與杏仁、

蘇葉、陳皮等藥同用，可治外感風寒，咳嗽痰多；與茯苓同用，可治痰飲上逆嘔吐，胸脘痞悶，眩暈心悸等；與山楂、神麴同用，可治飲食停滯的嘔吐；與蘇葉、白朮、黃芩、竹茹同用，可治妊娠惡阻；與附子同用，可治冷痰咳嗽；與白朮、桂枝同用，可治痰飲咳嗽、心悸；與人參、鱉甲等藥同用，可治支氣管哮喘，突發性陣咳作喘，咯黏液樣白沫痰者。

現代臨床將此藥對常用於水飲停胃證。然藥對性溫燥，陰虛內熱及熱盛之證忌用，熱痰、燥痰不宜用。

3. 生薑配陳皮

生薑味辛性溫，能溫胃散寒，降逆止嘔；陳皮苦辛性溫，能理氣健脾，和胃止嘔。二藥配對，陳皮得生薑，溫陽散寒有助理脾除濕；生薑得陳皮，則和胃燥濕，理氣降逆止嘔之功增強。另外，陳皮燥濕化痰，生薑溫散寒飲，故合用能化痰散飲。適用於 ① 寒濕阻中，胃氣不降之呃逆，嘔吐；② 痰濕阻肺，咳喘痰多。

生薑常用 6～12 克，陳皮為 6～12 克。生薑、陳皮配對，出自《傷寒論》橘皮湯，主治乾嘔噦，若手足厥者；《聖濟總錄》薑橘湯，主治傷寒乾嘔，噎膈飲食不下；《普濟方》橘薑飲，主治身熱頭昏重，夾濕傷寒暑等；《衛生總微》卷十三的薑橘丸，主治乳哺失宜，脾胃失和。現代臨床常將此藥對，與枳實同用，治胸痹，胸中氣塞短氣；與棗肉同用，治反胃吐食；與竹茹同用，治嘔吐呃逆，腹脹食少；與厚朴、木香同用，治脾胃氣滯所致的脘腹脹滿，噁心嘔吐，不思飲食；與旋覆花、薑半夏、代赭石同用，治嘔吐、胸悶，食少等症。然藥對辛溫苦

燥，易傷津助熱，舌赤少津、內有實熱、陰虛燥咳者慎用。

4. 生薑配蔥白

生薑辛散溫通，發表散寒；蔥白味辛性溫，發汗解肌以散在外之風寒，且通上下之陽氣以除在內之陰寒而利大小便。二藥配對，相須為用，共奏散寒解表之功。適用於外感風寒所致的頭痛、發熱、惡寒等症。

生薑常用 6～12 克；蔥白為 3～5 根。蔥白、生薑配用，見於《類證活人書》，二藥水煎溫服，主治風寒感冒初起；《肘後方》蔥豉湯，針對數種傷寒初起，一時難以分別者。大蔥 1 根，生薑 15 克，與茴香末 10 克，混勻後炒熱，以紗布包裹，敷於臍部，可治小兒消化不良，腹痛而吐瀉輕證；二藥與附子、烏頭、蓖麻仁同用，製成黑膏藥，外貼患處，可治風寒痹證，跌打損傷，筋骨疼痛。然藥對，辛溫，表虛易汗者勿食。

5. 生薑配紫蘇

紫蘇、生薑皆為辛溫解表藥。然紫蘇氣薄能通，味薄能泄，可散表邪而清頭目，泄肺氣而通腠理，專於解肌發表；生薑能發散在表之風寒。二藥配對，相須為用，發汗解表之力倍增。另外，二藥均有解魚蟹之毒的作用，合而用之，則解毒效果更佳。適用於 ① 外感風寒表證；② 傷風傷濕傷食；③ 虛寒嘔吐。

生薑常用 3～12 克，紫蘇為 6～12 克，治魚蟹中毒30～60 克。紫蘇、生薑配用，見於《金匱要略》半夏厚朴湯，與半夏、厚朴、茯苓等同用，主治梅核氣之咽中如有物阻，咯之不出，吞之不下，胸脅滿悶作痛，或濕痰咳

嗽，或嘔；《世醫得效方》香紫散，與蒼朮、蔥同用，主治四時傷寒傷風，傷濕傷食而氣滯不行，脘腹作脹，或咳嗽痰多者；《太平惠民和劑局方》白朮散，與白朮、陳皮等藥同用，主治虛寒嘔吐。二藥與豆豉、蔥頭同用，可治風寒感冒初起，其證淺表者；與荊芥、防風等藥同用，可治風寒表實感冒。然藥對性辛溫，溫病初起，感冒風熱，胃熱火升而嘔逆者，均應忌用。

6. 生薑配桂枝

生薑、桂枝皆為辛溫之品，然桂枝散寒解表以宣通肺氣，溫經通陽；生薑行陽分而祛寒解表，宣肺氣而解鬱調中。二藥配對，相須為用，發汗解表之功倍增，且生薑還能溫中和胃散寒，與溫陽化飲的桂枝合用可產生蠲除水飲之功。適用於 ① 風寒感冒兼見咳嗽痰多，或食少納差，噁心嘔吐者；② 胃中停飲所致的胃痛，嘔惡呃逆，泛吐青水者。

生薑常用 6～12 克，生薑宜切片，治嘔逆可搗汁與煎劑合用，桂枝為 3～9 克。生薑、桂枝配用，見於《金匱要略》小建中湯，與芍藥、飴糖同用，主治虛寒腹痛；《傷寒六書》再造散，與附子同用，主治陽虛感冒；《聖濟總錄》桂薑散，溫酒調下，主治心疼，冷氣療刺，痛不可忍。二藥與烏頭、芍藥等藥同用，可治寒疝腹中痛，逆冷，手足不仁，若身疼痛；與桂枝、芍藥、陳皮等藥同用，可治寒氣腹痛，二便清利。然藥對辛溫助火，熱邪內盛或陰虛火旺者忌用。

7. 生薑配枳實

生薑辛散而溫，益脾胃，溫中止嘔除濕，且能止咳消

痞滿，主升散；枳實苦泄沉降，為行氣通滯之要藥，主降。二藥配對，集宣降行散於一體，共奏溫中止嘔，行氣消痞之功。

適用於 ① 水飲、宿食停積於胸脘所致的胸痹，脘悶，氣逆嘔吐諸症；② 脾虛痰戀致心下堅痞，胃脘疼痛。

生薑常用 10～15 克，枳實為 3～10 克。生薑、枳實配用，見於《金匱要略》橘枳薑湯，與橘皮同用，主治寒邪痰飲，停留胸膈，胸中氣塞，短氣痞悶的胸痹。二藥與白朮、陳皮同用，可治脾虛痰戀的心下堅痞，胃脘疼痛；與瓜蔞皮、陳皮、桂枝、神麴同用，可治水飲食滯於胸脅胃脘，胸痹脘痞，短氣，氣逆，嘔吐。

然藥對辛散苦降，現代藥理研究：二藥均有升高血壓的作用，高血壓患者不宜多用。

8. 生薑配吳茱萸

生薑與吳茱萸均具有降逆，散寒止痛作用，然吳茱萸辛苦性熱，溫肝暖脾，行氣降逆，作用偏於散裏寒；生薑味辛性溫，解表散寒，溫中降逆，作用則偏於散表寒。二藥配對，一表一裏，肝脾同調。共奏溫肝散寒，行氣止痛之功。適用於寒凝肝脈之少腹冷痛，疝痛，痛經等症。

生薑常用 6～9 克，吳茱萸為 6～10 克。生薑、吳茱萸配用，出自《金匱要略》吳茱萸湯，與人參、大棗同用，主治胃虛停飲，肝氣犯胃上衝之頭痛、乾嘔、吐涎沫。然藥對味辛苦性熱，能助火傷陰，故熱盛及陰虛內熱者忌用。

9. 生薑配大棗

生薑味辛性溫，功專散寒解表，溫中和胃；大棗味甘

性溫，功長補中益氣，養血安神，緩和藥性。二藥配對，生薑辛散力強，得大棗則散而不過，大棗甘守力多，得生薑則守而不滯，剛柔相濟，共奏溫胃益氣，緩中補虛之功。適用於脾胃虛弱之食少，體倦，乏力等症。

生薑常用 3～10 克，大棗為 3～10 克。生薑、大棗配對，與解表藥同用，生薑助衛氣發汗，大棗補益營血，防止汗多傷營，可收調和營衛之功；與補益藥同用，生薑和胃調中，大棗補脾益氣，合用能調補脾胃，增加食慾，促進藥物吸收，可提高滋補效能。

生薑、大棗配用，見於桂枝湯、葛根湯、越婢湯、越婢加朮湯、越婢加半夏湯、防風湯、杏蘇散、射干麻黃湯、藿香正氣散、麻黃連翹赤小豆湯、桂花枝加黃耆湯、瓜蔞桂枝湯、烏頭桂枝湯、平胃散、四神丸、四七湯、小柴胡湯、大柴胡湯、柴胡截瘧飲，大青龍湯、防己黃耆湯、生薑甘草湯、小建中湯、六君湯、補氣運脾湯、炙甘草湯、參蘇飲、參附湯、八珍湯、黃耆建中湯、歸脾湯、地黃飲子、竹茹湯、吳茱萸湯、丁香透膈散、旋覆代赭湯、不換金正氣散、半夏白朮天麻湯、胃苓湯、溫膽湯、橘皮竹茹湯、調營飲、通竅活血湯等 43 方中、二藥、與甘草、人參同用，可治治肺痿咳唾涎沫不止，咽燥而渴；與桂枝、芍藥、炙甘草同用，可治外感風寒表虛證之發熱頭痛，汗出惡風，鼻流清涕，口不渴；與柴胡、黃芩、半夏、人參、炙甘草（小柴胡湯）同用，可治傷寒少陽病之往來寒熱，胸脅苦滿期，心煩喜嘔，口苦咽乾、目眩；與白朮、人參、當歸、熟地等藥同用，可治氣血兩虛證。藥對用途廣泛，無嚴格禁忌證。

10.生薑汁配竹瀝

生薑汁善豁痰利竅通神明；竹瀝味甘大寒，功能清熱滑痰，鎮驚利竅，然竹瀝究為純陰之品，須籍陽藥鼓動其勢，方能通上下，直達病所，以發揮最佳療效。正如朱丹溪謂「竹瀝滑痰，非薑汁不能行經絡」。二藥配對，可起協同作用，其消痰利竅之力倍增。適用於熱痰壅肺，中風痰湧及痰熱癲狂之症。

生薑汁常用 10～15 克，竹瀝為 30～50 克。生薑汁、竹瀝配用，見於《千金要方》三物竹瀝湯，與生葛汁同用，主治風痱四肢不收，心神恍惚，不知人，不能言等症；《全幼心鑒》，二藥配牛黃調服，主治小兒驚風。然藥對性寒滑，寒痰忌用。

11.生薑皮配大腹皮

生薑皮味辛性涼，和脾行水，宣散肺氣，長於治皮膚水腫，小便不利；大腹皮味辛微溫，下氣寬中，利水消腫，長於治濕阻氣滯的周身浮腫，小便不利。二藥配對，宣上通下，下病上取，氣機調則水腫消，共奏宣散肺氣，利水消腫之功。適用於 ① 風水證，周身浮腫，小便不利；② 脾氣鬱滯，風濕客搏，頭面虛腫，心腹脹痛，上氣喘促，食少倦怠。

生薑皮常用 3～10 克，大腹皮為 3～10 克。生薑皮、大腹皮配用，見於《麻疹活人全書》五皮飲，與五加皮、陳皮、茯苓皮同用，主治水腫而身痛。二藥與蘇葉、防風、秦艽、茯苓等藥同用，可治外感風寒，腰以上腫者；與赤小豆、赤茯苓、防己等藥同用，可治濕熱下甚，腰以上腫者；與五加皮、地骨皮、茯苓皮等藥同用，可治脾氣

鬱滯，四肢腫滿，上氣喘促；與桑白皮、陳皮、茯苓皮同用，可治妊娠水腫。然藥對辛散下行，脾虛便溏者宜慎用。

12.乾薑配麻黃

乾薑味辛性熱，歸肺、脾、胃經，有溫肺化飲之功，既能溫散肺中寒邪而利肺氣之肅降，使水道通調而痰飲可化，又能溫脾胃去濕濁而絕生痰之源；麻黃辛溫微苦，擅入肺經，發汗解表，利水平喘。二藥配對，一為溫裏藥，一為解表藥，麻黃宣肺泄邪以治標，乾薑溫肺化飲而治本，標本兼顧，共奏溫肺散寒，止咳平喘之功。

適用於 ① 寒飲咳喘，形寒背冷，痰多清稀之證；② 外有表寒，內有水飲證，症見惡寒發熱，無汗，咳痰量多而稀，苔薄白，脈浮緊。

乾薑常用 6～10 克，麻黃為 6～10 克。乾薑、麻黃配用，見於《傷寒論》小青龍湯，與芍藥、細辛、桂枝、半夏等藥同用，主治風塞客表，水飲內停，惡寒發熱，無汗，喘咳，痰多而稀，功痰飲咳喘，不得平臥，或身體疼痛，頭面四肢浮腫，舌苔白滑，脈浮。二藥與石膏、桑白皮、半夏、桂枝同用，可治肺脹，心下有水氣，咳而上氣，煩躁而喘，脈浮者；與茯苓、陳皮、半夏同用，可治痰飲較盛，喘咳不止；與葶藶子、萊菔子、厚朴同用，可治痰停胸脘，滿悶咳喘。然藥對味辛性熱，陰虛乾咳，肺虛咳喘、腎虛喘促者忌用。

13.乾薑配大黃

乾薑味辛性熱，能祛脾胃寒邪，助脾胃陽氣而溫中散寒；大黃苦寒沉降，通腑泄濁而清熱瀉火，既能清泄血分

之熱，且小量大黃能啟脾開胃，「安五臟」。二藥配對，脾胃同治，各展其長，寒熱平調，相輔相成，共奏溫脾散寒，清胃瀉熱之功。適用於 ① 寒熱互結之胃脘痛，症見胃脘灼熱疼痛，吞酸嘈雜，大便黏滯不爽；② 脾陽不足，冷積便秘，手足不溫；③ 寒實冷積，卒然心腹脹痛，氣急口噤，大便不通。

乾薑常用 3～10 克，大黃為 3～12 克。乾薑、大黃配用，見於《備急千金要方》溫脾湯，與附子、人參、甘草同用，主治脾陽不足，冷積便秘，或久痢赤白，腹痛，手足不溫，脈沉細。二藥與巴豆同用，可治腹脹冷痛，痛如錐刺，大便不通；與人參、附子、桂心同用，可治冷積便秘而見沖逆的症候；與附子、厚朴、桂心同用，可治腸胃冷積，寒重積輕，腹痛腹瀉，休作無時；與人參、當歸、附子、芒硝同用，可治寒積便秘，腹痛，臍下絞結，繞臍不止。然藥對寒熱平調，單純的胃熱證或單純的腸虛寒證，不可應用。

14. 乾薑配黃柏

乾薑味辛性熱，辛散火結而溫心陽通脈；黃柏味苦性寒，清熱瀉火，尤善清泄腎經之相火而堅陰。二藥配對，辛開苦降，以黃柏堅陰降火為主藥，少佐乾薑辛散火邪，有陽升陰降之妙用。適用於陰虛火旺所致的咽乾久咳、乾咳無痰等症。

乾薑常用 1.5克，黃柏為 9 克。乾薑、黃柏配用，見於《喉證指南》柏薑散，二藥研極細末，吹之，主治陰虛火盛之喉證。二藥與知母、龜板、生地黃、五味子等藥同用，可治腎陰虧虛的咽乾久咳無痰等症。然藥對味苦性

燥，實火喉證忌用。

15.乾薑配高良薑

乾薑與高良薑皆為辛熱之品，均長於溫中散寒。然乾薑祛寒力較強，偏重於溫脾祛寒；高良薑止痛作用較大，偏重于溫胃止痛。二藥配對，相須為用，既可發揮協同作用，又各取所長，發揮脾胃兼治之效，增強溫脾散寒和暖胃止痛之功。適用於脾胃虛寒之脘腹冷痛，噁心嘔吐，大便稀溏等症。

乾薑常用 6～9 克，高良薑為 6～9 克。乾薑、高良薑配對，見於《太平惠民和劑局方》二薑丸，主治冷氣腹痛；《聖濟總錄》二薑散，主治脾虛寒瘧。二藥與香附、厚朴同用，可治脘腹冷痛，嘔吐泄瀉，與半夏、丁香同用，可治胃寒氣逆，嘔吐清水；與黨參、白朮同用，可治脾胃虛寒，脘腹冷痛、嘔吐泄瀉。

然藥對辛熱性燥，胃火嘔吐、心虛作痛、實熱、虛熱明顯者均忌用；妊娠婦人不宜服。

16.乾薑配丁香

乾薑味辛性熱，辛散溫通，逐寒溫經發表，健脾燥濕，化痰止嘔；丁香味辛性溫，既能暖脾胃，快氣機而散寒止痛，又能溫腎助陽，降濁氣之上逆。二藥配伍，辛散溫通，共奏溫中健脾，順氣降逆之功。

適用於 ① 脾胃陽虛，氣逆不順，呃逆嘔吐等症；② 寒客脾胃，脘腹疼痛，腸鳴泄瀉等。

乾薑常用 3 克，丁香為 3 克。乾薑、丁香配對，出自《景岳全書》歸氣飲，主治呃逆腹痛等症。《三因極一病證方論》桂苓丸，二藥與肉桂、附子、木香、茯苓、肉豆

蔻同用，主治脾胃虛寒，瀉痢清穀之證。二藥與砂仁、白朮同用，可治脾胃虛寒，食少吐瀉；與半夏、高良薑同用，可治胃寒氣逆，嘔吐清水之證；與肉桂、木香、茯苓同用，可治脾胃虛寒，瀉痢清穀；與五倍子、吳茱萸外敷患兒臍部，上覆蓋塑膠布，用膠布固定，可治小兒腹瀉；與附子、肉桂、巴戟天同用，可治腎陽不足所致的陽痿、陰冷、寒濕帶下。現代臨床仍多用於胃氣虛寒引起的呃逆嘔吐等症。然藥對辛溫性燥，有傷陰助火之弊，熱病、陰虛內熱、孕婦等不宜使用。

17.乾薑配厚朴

乾薑味辛性熱，溫中散寒，運脾化濕，可使脾胃樞機運轉有序；厚朴芳香，苦辛性溫，以下氣化濕除滿為主。二藥配對，協同為用，共奏溫中化濕，行氣消脹之功。適用於胃寒時痛，泛吐清水，舌苔白滑，脈濡滑等症。

乾薑常用 6～10 克，厚朴為 6～10 克。乾薑、厚朴配對，見於《聖濟總錄》厚朴湯，主治脾胃虛寒，洞泄下痢之證。《內外傷辨惑論》厚朴溫中湯，與陳皮、甘草、茯苓、草豆蔻、木香同用，主治寒濕中阻，脘腹脹滿，便溏；《婦人良方大全》厚朴丸，主治妊娠洞泄寒中。現代臨床將此藥對常用於急、慢性胃炎、腸炎、消化不良。婦人帶下屬寒濕氣滯者。然藥對辛溫辛燥，有傷陰助火之弊，陰虛內熱、孕婦等不宜使用。

18.乾薑配山梔

乾薑辛熱性燥，善逐裏寒，長於溫中回陽；山梔苦寒清降，瀉火除煩，長於清心肺之火。二藥配對，一寒一熱，辛開苦降，既能清上溫下，平調寒熱，又能辛開苦

泄，調暢氣機，共奏清熱除煩，溫中散寒之功。

適用於 ① 誤下傷中，脾虛生寒而兼鬱熱不除所致之心煩，腹滿，便溏等症；② 心下痞結、咽膈噎塞，日久不癒，即成反胃之證。

乾薑常用 3～12 克，山梔為 6～12 克。乾薑、山梔配對，出自《傷寒論》梔子乾薑湯。主治傷寒，身熱不去，微煩者。後世醫家多有發揮，《增補內經拾遺》的一笑散，主治心疝心痛及寒痛；《楊氏家藏方》的二氣散，主治陰陽痞結，咽膈噎塞，狀如梅狀，妨礙飲食，久而不癒，即成翻胃；《聖惠方》的乾薑散，主治赤白痢。二藥與黨參、淮山藥、茯苓、白朮等藥同用，可治傷寒下後，身熱微煩，腹痛便溏；與薤白、豆豉同用，可治赤白痢；與半夏、厚朴、枳殼等藥同用，可治陰陽痞結，咽膈噎塞，狀如梅核。然藥對辛開苦泄泄，陰虛火旺者忌用。

19.乾薑配甘草

乾薑味辛性熱，功善溫中散寒，治療胃寒證，無論是外寒內侵之實寒證，還是脾胃陽氣不足之虛寒證均可適用；甘草味甘性平，功善益氣補中，常用於治療脾氣虛弱，中氣不足。二藥配對，相得益彰，共奏溫中散寒，健脾益氣之功。適用於寒性胃脘痛，腸鳴腹瀉，胸背徹痛，眩暈，喘咳，婦女經期腹痛等症。

乾薑常用 3～15 克，甘草（炙）為 3～10 克。乾薑、甘草配對，見於《金匱要略》甘草乾薑湯，主治肺痿，吐涎沫而不咳者。現多用於脾胃陽虛，手足不溫，口不渴，煩躁吐逆等症；甘薑苓朮湯，與茯苓、白朮同用，主治腰以下冷痛，腹重如帶五千錢。二藥與麻黃、桂枝、半夏、

五味子等藥同用，可治外感風寒，鬱而化熱證；與人參、白朮同用，可治中焦虛寒證之自利不渴，嘔吐，腹痛喜溫喜按，腹滿食少；與竹茹、半夏、生薑、大棗同用，可治胃熱嘔吐，症見嘔吐酸腐，食入即吐，脘腹脹滿，口臭而渴，噯氣厭食，舌黃脈數；與細辛、茯苓、五味子同用，可治肺寒痰飲證之咳嗽吐痰，痰白清稀，喜唾，胸滿氣喘。然藥對溫燥，胃陰虛患者忌用。

20.乾薑配赤石脂

乾薑味辛大熱，溫中袪寒力宏；赤石脂甘澀性溫，長於澀腸固脫，收斂止血，兼暖脾胃而調中。二藥配對，相使為用，補斂結合，標本兼顧，共奏溫脾散寒，澀腸止瀉之功。

適用於　①　脾胃陽虛、胃腸不固之久瀉久痢，或二痢膿血，色暗不鮮者；②　小兒脫肛。

乾薑常用 10 克，赤石脂為 10～15 克，打碎先煎。乾薑、赤石脂配對，見於《傷寒論》桃花湯，與粳米同用，主治久痢不癒，便膿血，色暗不鮮，小便不利，腹痛喜按喜溫，舌淡苔白，脈遲弱或微細；《千金翼方》乾薑丸，二者用量比例為 5：3，主治胃中冷，不能食，或食飽不消等症；《小兒衛生總微論方》的赤石脂丸，二者用量比例為 1：1，主治脾陽虛之泄瀉虛滑無度。現代臨床將此藥對，與高良薑、五靈脂同用，可治泄瀉不止；與當歸、龍骨、牡蠣、附子等藥同用，可治冷白滯痢腹痛；與黃連、當歸、阿膠、龍骨等藥同用，治赤白痢，日夜不絕；與附子、黨參、牡蠣同用，治虛寒泄瀉或下痢便血等症。然藥對性辛熱，陰虛有熱、濕熱積滯者忌用。

21.乾薑配訶子

乾薑味辛大熱，既能散脾胃之寒，為溫暖中焦之主藥，又能溫散肺寒而化痰飲，為治療寒飲伏肺之要藥；訶子苦酸且澀，既能斂肺下氣以正咳平喘，又能澀腸止瀉，下氣消脹。二藥配對，一辛一酸，一散一斂，溫肺斂肺治其上，澀腸止瀉治其下，肺與大腸相表裏，共奏溫肺暖脾，澀腸止瀉之功。適用於 ① 腸胃虛寒，泄瀉，飲食不化，腸鳴腹痛，脫肛不收等症；② 瀉痢日久不止，羸不進食，冷熱不調，下痢赤白。

乾薑常用 3～10 克，訶子為 3～5 克。乾薑、訶子配用，見於《家藏經驗方》斷下丸。二藥與炮附子、阿膠、龍骨、赤石脂同用，可治泄瀉不止、久痢不瘥；與肉豆蔻、高良薑、茯苓、肉桂同用，可治臟腑久虛下寒，泄瀉不止，腸滑不禁；與高良薑、肉豆蔻、石榴皮、附子等藥同用，可治臟腑停寒，腸胃虛弱，腹痛泄瀉；與黃連、肉豆蔻、赤石脂、吳茱萸等藥同用，可治腸胃受濕，泄利頻作，米穀不化，腹脹腸鳴；與細辛、龍骨、黑附子、石榴皮等藥同用，可治脾腎陽虛，泄瀉稀薄，滑脫不禁，下肢不溫。然藥對味酸且澀，濕熱痢疾，泄瀉初起禁用。

22.乾薑配烏梅

乾薑味辛性熱，入脾胃則溫中散寒，入肺經則溫散肺寒而化痰飲；烏梅酸澀而平，入肺經能斂肺止咳，入脾、大腸經，澀腸止瀉，並有安蛔止痛，和胃止嘔之功。二藥配對，一散一斂，一開一合，肺脾同治，共奏溫中散寒，澀腸止瀉之功。適用於 ① 瀉痢日久，腹中冷痛，瀉下清稀，舌淡苔白，脈沉細或遲；② 蛔厥證，腹痛時作，心

煩嘔惡，得食則吐，常自吐蛔，手足厥冷。

乾薑常用 3～10 克，烏梅為 6～12 克。乾薑、烏梅配用，見於《傷寒論》烏梅丸，與細辛、當歸、蜀椒、黃連等藥同用，主治腹痛時作的蛔厥證。二藥與當歸、黃耆、白朮、龍骨同用，可治白痢頻發；與艾葉、訶子、黃連、白朮等藥同用，可治腸胃虛弱，冷熱不調，泄瀉腸鳴，日夜無度；與罌粟殼、肉豆蔻同用，可治虛寒瀉痢，日久不止；與蜀椒、炙艾、赤石脂同用，可治久痢久瀉，腹中冷痛，兩足不溫。然藥對味酸性熱，外有表邪及骨有實熱積滯者忌用。

23.乾薑配細辛

乾薑既能溫暖脾胃，又能溫肺化飲；細辛辛溫走竄，溫肺氣，散肺寒，化肺飲，平喘逆。二藥配伍，乾薑化飲偏於溫暖脾胃，而細辛化飲則偏於宣降肺氣。藥對相須為用，共奏外散風寒，溫肺化飲之功。適用於寒飲咳喘，痰多清稀者。

乾薑常用 5～10 克，細辛為 6～10 克。乾薑、細辛配用，見於《傷寒論》苓甘五味薑辛湯，與甘草、茯苓、五味子同用，可治肺寒痰飲證之咳嗽吐痰，痰白清稀，喜唾，胸滿氣喘；小青龍湯，與桂枝、半夏、麻黃、五味子等藥同用，主治溢飲浮腫，咳嗽喘滿者。朱建孝經驗：二藥與苓桂朮甘湯同用，可治心臟病寒飲氾濫之際；與六君子湯同用，可治脾虛痰飲內盛；與吳茱萸湯同用，可治肝寒犯胃射肺的嘔、痰、涎三者並見，卻不見氣喘者；與真武湯同用，可治寒飲在腎，咳喘痰飲極盛，舌質反見光紅；與陽和湯同用，可治陽虛痰喘之輕證；與金水六君煎

（重用熟地）同用，可治陰虛水泛為痰〔中醫雜誌，1987；（9）：68〕然藥對辛散燥熱，氣虛多汗、陰虛火旺、肺熱咳喘者忌用。

24.乾薑配陳皮

乾薑味辛性熱，溫中散寒，溫肺化飲；陳皮辛苦性溫，理氣健脾，燥濕化痰。二藥配對，一杜生痰之源，一溫貯痰之器，相輔相助。共奏健脾燥濕，溫肺化飲之功。

適用於 ① 寒痰咳嗽，痰多清稀者；② 中焦虛寒，脘腹冷痛。

乾薑常用 3～10 克，陳皮為 6～12 克。乾薑、陳皮配對，見於《魏氏家藏方》神方腳氣丸，二藥蜜化為丸，薑湯送下，主治腳氣；《聖濟總錄》四順散，與甘草、杏仁同用，主治肺寒久嗽；《太平聖惠方》乾薑丸，與葛根、枳殼、白朮、甘草同用，主治酒癖兩脅痛，時嘔吐；《三因極一病證方論》云：「若治寒痰咳嗽，陳皮常配乾薑、細辛等藥同用。」二藥與半夏、麻黃、生薑、杏仁等藥同用，可治肺寒咳嗽，痰多清稀者；與附子、肉桂、人參、白朮等藥同用，可治寒邪直中陰經，惡寒，四肢冷厥，戰慄腹疼，吐瀉不渴，蜷臥沉重，或手指甲唇青，或口吐涎沫，或脈來沉遲無力。然藥對，辛散燥熱，孕婦慎用，陰虛有熱者忌用。

25.乾薑配五味子

乾薑味辛性熱，溫燥辛散，性主動，溫肺散寒以蕩貯痰之器，溫中燥濕以絕生痰之源；五味子味酸性溫，酸澀收斂，性主靜，上斂肺氣，下納腎氣。二藥配對，一動一靜，一開一合，即與肺司開合之機宜相合，又可互制其短

而展其所長，溫散並行，散不傷正，斂不留邪，開合相濟，共奏利肺氣，化痰飲，平喘逆，止咳嗽之功。

適用於 ① 寒飲內停之喘咳，症見咳痰清稀，氣逆短促，喜唾，苔白滑，脈沉遲；② 外感風寒，內有停飲之證，症見惡寒發熱，無汗，咳喘，胸痞，脈浮。

乾薑常用 6～10 克，五味子為 3～10 克。乾薑、五味子配用，出自《金匱要略》苓甘五味薑辛湯，與茯苓、甘草、細辛同用，主治寒飲咳嗽之咳痰量多，清稀色白，胸膈不快，舌苔白滑，脈弦滑等症。楊濟在《臨證用藥配伍指南》中云：「乾薑配五味子，治寒痰停飲，咳逆上氣之證；乾薑配細辛、五味子，治肺寒咳嗽，痰多清稀等症；乾薑配細辛、五味子、麻黃，治寒濕性痰喘；乾薑配細辛、五味子、麻黃、甘草，治風寒痰喘。」二藥與細辛同用，可治肺寒咳嗽，痰多清稀等症；與細辛、麻黃同用，可治寒濕性痰喘；與細辛、麻黃、甘草同用，可治風寒痰喘；與茯苓、細辛、甘草同用，可治寒飲內畜，咳嗽胸悶，痰多色白；與麻黃、桂枝、細辛、半夏等藥同用，可治風寒客表，水飲內停。然藥對味酸性燥，表邪未解，內有實熱，咳嗽初起，肺虛咳喘忌用。

26. 乾薑配白朮

乾薑味辛性熱，善補脾胃之陽，為溫中散寒之佳品；白朮甘苦而溫，其氣芳烈，甘補脾，苦能燥濕，為健脾燥濕之常藥。二藥配對，一主助陽散寒，一主健脾燥濕，合而相使為用，共奏溫中健脾，散寒除濕之功。

適用於 ① 脾陽不足，寒濕困中之口淡而黏，嘔吐泄瀉等症；② 風寒濕痹，關節腫脹疼痛。

乾薑常用 6～9 克，白朮為 6～24 克，乾薑、白朮配用，見於《傷寒論》理中湯，與人參、甘草同用，主治脾胃虛寒，腹痛、泄瀉清稀，嘔吐或腹滿食少。二藥與附子、人參、甘甘草同用，主治脾胃冷弱，心腹絞痛，手足厥冷、體冷微汗；與人參、甘草、茯苓、半夏同用，主治脾胃虛寒，痰涎內停，嘔吐少食，咳唾痰涎。與桂枝、人參、甘草同用，主治太陽病，外證未除。而數下之，遂協熱而利，利下不止，心下痞硬，表裏不解者。然藥對性溫而燥，陰虛有熱、胃陰不足、舌苔光剝、口乾唇燥，津液虧損者不宜使用。

27. 炮薑配大戟

炮薑苦澀性溫，入脾經，溫中止瀉；大戟味苦性寒，瀉水逐飲，消腫散結，力猛有毒。二藥配對，寒溫相制，以炮薑辛溫制大戟苦寒之性，共奏溫陽化濕，攻水逐飲之功。適用於脾腎陽虛所致之臌脹，小便不利，畏寒便溏，舌質淡黯，苔白膩，脈虛緩或沉細等症。

炮薑常用 2～6 克，大戟醋製為 1.5～3 克，入丸散服。炮薑、大戟配用，《實用中藥學》謂「大戟苦寒，瀉水利濕，苦寒易傷中焦陽氣；炮薑性熱，守而不走，專於溫中祛寒，二藥相配，一寒一熱，一行一守，溫中行水，又無傷中焦，適用於水氣腫脹、小便不利之證。」，然藥對攻水逐飲，孕婦忌用，反甘草。

28. 炮薑配蒲黃

炮薑苦澀性溫，守而不走，長於溫經止血；蒲黃甘緩性平，無寒熱偏勝之弊，既收澀止血，又活血化瘀。二藥配對，相使為用，共奏溫經止血，化瘀止痛之功。適用於

脾腎虛寒，失於固攝之便血。

炮薑常用 6～10 克，蒲黃為 6～10 克，包煎。蒲黃、炮薑配用，見於《觀聚方要補》斷紅飲，與當歸、阿膠、川芎等藥同用，可治衝任虛寒，崩漏下血。然藥對味苦性溫，熱傷血絡的便血忌用。

29.炮薑配大黃

炮薑苦澀性溫，溫中止痛，溫經止血，「守而不走」。大黃味苦性寒，入血分，通腑瀉熱，祛瘀止血。二藥配對，一溫一寒，一守一通，溫不助熱，寒不傷陽，相反相成，共奏溫陽攝血，化瘀止血之功。適用於陽虛伏熱之血證。

炮薑常用 3～6 克，大黃（炒黑）1.5～3 克。炮薑、大黃配用，喬仰先認為：治療脾虛失統，虛中夾實，寒中有伏熱之血證，用之有較好療效〔上海中醫藥雜誌，1983；（2）：5〕。王少華經驗：治療虛寒性遠血證，以黃土東加大黃 1.5 克，炮薑 3～6 克，以溫陽攝血，化瘀止血，有較好療效〔遼寧中醫雜誌，1988；（2）：27〕。然藥對炮薑用量偏重，味苦性溫，血分實熱，熱邪迫血妄行所致的各種出血，以及氣虛所致出血各證，不可應用。

30.炮薑配桃仁

炮薑苦澀微溫，入脾、肝經，能溫經止血，澀大腸又能溫中止痛止瀉；桃仁味苦性甘，入肝經，功擅活血祛瘀，性平質潤，可濡血燥，通調大便。二藥配對，一澀一通，相須為用，共奏溫經止血，活血不留瘀之功。適用於產後寒凝血瘀之惡露不盡、少腹疼痛者。

炮薑常用 3～6 克，桃仁為 5～10 克，搗碎入煎。炮

薑、桃仁配用，見於《傅青主女科》生化湯，與當歸、川芎、甘草同用，主治婦女產後惡露不行，少腹疼痛。然藥對性溫通，孕婦慎用。

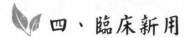

四、臨床新用

1. 治腰麻和硬膜外麻醉術後尿瀦留

鮮生薑 500 克，乾辣椒 100 克，斑蝥 18 克，搗爛，加入 75%的乙醇 3000 毫升，浸泡 10 日，濾液加樟腦 12 克，溶解後備用。當患者膀胱充盈，有尿意而排不出小便時，用棉籤蘸藥液在恥骨聯合部位塗搽並按摩，共治 40 例，均在 5～7 分鐘即可自行排尿，反覆應用仍有效且無副作用〔中國醫院藥學雜誌，1987；(12)：562〕。

2. 治風濕痛及軟組織傷痛

鮮薑油（由新鮮薑的根莖經蒸餾製取的揮發油）1 毫升、吐溫-80 200 毫升、氯化鈉 8 克，制為鮮薑注射液，每安瓿 2 毫升，肌內或穴位注射，1 次 2～4 毫升，1 日 1 次。主治風濕性關節炎、類風濕性關節炎，關節疼痛及軟組織損傷疼痛〔上海市藥品標準，1980 年版〕。

3. 治支氣管擴張咯血

生薑搗汁，調和肉桂末 3 克，硫黃 18 克，冰片 9 克，敷於雙足湧泉穴，包紮固定，每日 1 次。經臨床觀察，可顯著增強止血效果〔中醫雜誌，1996；(9)：567〕。

4. 治慢性胃炎

用蒲公英 25～50 克，延胡索 10～30 克，乾薑 3～9

克，每日 1 劑，水煎服。偏熱重用蒲公英，偏寒重用乾薑，偏氣滯血瘀或疼痛明顯重用延胡索。治療 100 例，痊癒 38 例，好轉 56 例，無效 6 例〔陝西中醫，1994；15（1）：3〕。

5. 治消化性潰瘍

用乾薑、黃連、黃芩、黨參、砂仁、廣木香、炙甘草等，每日 1 劑，水煎服。治療 77 例，治癒 54 例，顯效 13 例，好轉 6 例，無效 4 例〔四川中醫，1994；12（1）：23〕。

6. 治急性胃腸炎

將《傷寒論》乾薑黃芩黃連人參湯製為散劑，每服 10 克，每日 3 次，治 60 例，全部治癒〔實用醫學雜誌，1988；4（1）：39〕。

7. 治小兒腹瀉

取乾薑、吳茱萸各 10 克，蒼朮、小茴香各 5 克，共研細末，每次用 1～2 克敷臍中，並用傷濕止痛膏封貼。治療 86 例，痊癒 65 例，好轉 17 例，無效 4 例〔廣西中醫藥，1991；14（3）：106〕。

8. 治化療性腎衰

用乾薑、附子、甘草、紅參，食慾不振加炒白朮、陳皮，冷水泡 30 分鐘後，文火煎 30 分鐘，加生大黃，煎片刻。煎 2 次取液 400 毫升分 2 次服，每日 1 劑。治療 32 例，結果腎功能恢復正常 24 例，部分恢復正常 6 例，無效 2 例〔安徽中醫學院學報，1994；13（3）：26〕。

9. 治乳腺囊性增生

用炮乾薑、肉桂、熟地、鹿角膠、炒白芥子、麻黃、

甘草等，隨症加減，每日 1 劑，水煎服。治療 62 例，痊癒 38 例，有效 17 例，無效 7 例〔新中醫，1997；29（2）：18〕。

10.治蛔蟲性腸梗阻

用乾薑 20 克，烏梅、大黃各 30 克，蜂蜜 100 克，製為內服或灌腸液使用，並結合西醫對症處理，治療 80 例，79 例在 6～48 小時內排便排蟲，其中 6～24 小時解除腸梗阻者 56 例，一般在 3～5 日內痊癒出院〔浙江中醫雜誌，1988；23（3）：102〕。

11.治褥瘡

用乾薑粉（高壓滅菌）10 克，生薑自然汁（高壓滅菌）40m 毫升新鮮蛋清 60m 毫升生理鹽水 40 毫升攪勻，紗布浸泡外敷，效果滿意〔新中醫，1990；(8)：18〕。

12.治肛裂

取乾薑、烏梅炭、冰片按 4：5：3 的比例研成細末，按 1：5 比例加入凡士林，攪拌均勻製成栓劑，置裂口處，外覆紗布，隔日換藥 1 次，另用花椒水薰洗患處 1～2 次。治療 72 例，治癒 70 例〔四川中醫，1986；4（3）：52〕。

13.治痛痹

用乾薑 60 克，木瓜 25 克，烏頭 20 克，乾辣椒 30 克，加水 2000 毫升煮沸 30～40 分鐘，乘熱薰患部，並以藥汁熱敷，效果滿意〔四川中醫，1986；(1)：40〕。

第九章

女科主帥——香附

　　香附，為莎草科多年生草本植物莎草的根莖。全國大部分地區均產，主產於廣東、河南、四川、浙江、山東等地。秋季採挖，燎去毛鬚，曬乾。生用，或醋炙用。用時碾碎。

　　香附，始載於《名醫別錄》，列為中品，原名莎草。至《新修本草》始稱「莎草根名香附子」乃因其根相附連續而生，可以製香料，故名香附子。《本草綱目》謂其「生則上行胸膈，外達皮膚；熟則下行肝腎，外徹腰足；炒黑則止血。得童便浸炒則入血分而補虛；鹽水浸炒則入血分而潤燥；青鹽炒則補腎氣；酒浸炒則行經絡；醋浸炒則消積聚；薑汁炒則化痰欲。」譽其配伍「得參朮則補氣；得歸芍則補血；得木香則流滯和中；得檀香則理氣醒脾；得沉香則升降諸氣，得芎藭蒼朮則總解諸鬱；得梔子黃連則能降火熱；得茯神則交濟心腎；得茴香故紙則引氣歸元；得厚朴半夏則決壅消脹；得紫蘇蔥白則解散邪氣；得三棱莪朮則消磨積塊；得艾葉則治血氣、暖子宮。乃氣病之總司，女科之主帥也。」味辛、微苦、微甘，性平。歸肝、脾、三焦經。主要功效為疏肝理氣，調經止痛。

【**主要成分**】香附含揮發油，其成分因產地而異。國產香附揮發油約 0.3%～1%。油中主要成分為 β- 蒎烯、香附子烯、α 香附酮、β- 香附酮、α- 莎香醇、β- 莎香醇等；日本產香附揮發油則含香附醇、香附烯、α- 香附醇、廣藿香酮、香附醇酮。其中香附烯係由香附烯 I 和香附 II 組成，均為萜類化合物。此外，尚含生物鹼、強心甙及黃酮類和維生素 C 等。最近報導本品尚含綠葉酮，木期科酮及少量單　類化合物 1.8- 桉葉青、檸檬烯、對傘花烴等。

【**主治病證**】① 用於氣滯脅痛，腹痛。② 用於肝鬱月經不調，痛經，乳房脹痛。

【**配伍規律**】香附配柴胡，疏肝理氣、止痛，治肝氣鬱結之胸脅脹痛、痛經、乳房脹痛；香附配川楝子，疏肝泄熱、行氣止痛，治肝經鬱熱氣滯之脘脅脹痛、痛經；香附配高良薑，疏肝理氣，散寒止痛，治寒凝氣滯、肝氣犯胃之胃脘疼痛；香附配砂仁，理氣和胃止嘔，治脾胃氣滯之脘腹脹滿、噯氣吞酸、痰滯嘔吐，或宿酒不解、食慾不振；香附配烏藥、沉香，行氣除脹、散寒止痛，治寒凝氣滯之心腹滿悶脹痛；香附配當歸，疏肝理氣、和血調經，治肝鬱氣滯之月經不調、痛經；香附配艾葉，溫經散寒、暖宮調經，治下焦虛寒之宮冷不孕、月經不調、帶下過多、痛經；香附配青皮、橘葉，疏肝理氣、散結止痛，治肝氣鬱滯之乳房結塊脹痛；香附配蘇葉，疏肝和胃、理氣止痛，治肝胃不和之脘腹痞脹、食慾不振；香附配蒼朮，疏肝健脾、燥濕散滯，治肝脾不調、氣滯濕阻之脘腹脹痛、痞悶、納呆。

【用法用量】煎服，6～12克。醋製止痛力強。

【使用注意】血虛氣弱者不宜單用，陰虛血熱者慎服。

【藥理研究】

1.對神經系統作用

香附醇提取物能減少小鼠的自發活動，消除大鼠的條件性回避反射，對去水嗎啡引起的嘔吐有保護作用〔王浴生·中藥藥理與應用·第1版·北京：人民衛生出版社·1983：709〕。其揮發油能增強苯巴比妥的麻醉作用，延長東莨菪鹼的麻醉時間。還能解熱、鎮痛〔劉國卿，等·香附揮發油藥理研究，中國藥科大學學報，1989；20（1）：48〕。

2.雌激素樣作用

香附揮發油能使陰道上皮完全形化〔王浴生·中藥藥理與應用·第1版·北京：人民衛生出版社·1983：709〕。

3.對心血管作用

香附能強心和減慢心率，還能降低血壓〔劉國卿，等·香附揮發油藥理研究，中國藥科大學學報，1989；20（1）：48〕。

4.抗菌、抗炎作用

香附對福氏與宋氏痢疾桿菌、銅綠假單胞菌、金黃色葡萄球菌、核盤黴真菌、疫黴屬真菌等有抑制作用〔方文賢，等·醫用中藥藥理學·北京；人民衛生出版社·1998：868〕。能抗炎，解熱〔Dandiya PC et al Ann Rey Pharmacol，1974；14：115〕。

5. 對消化道作用

香附能抑制腸道平滑肌〔劉國卿，等·香附揮發油藥理研究，中國藥科大學學報 1989；20（1）：48〕增加膽汁流量，利膽保肝〔隋豔華，等·香附、青皮、刺梨、茵陳、西南獐芽菜對大鼠膽汁分泌作用的比較·河南中醫，1993；（1）：19〕。

一、單方應用

1. 《丹溪治法心要》童便調香附末服之，治吐血。

2. 《本事方》香附子為末。每服二錢，清米湯飲調下。治下血不止或成五色崩漏。

3. 《婦人良方》用香附半斤，醋煮，焙為末，醋和丸桐子大。每服三四十丸，米飲下。治元臟虛冷，月經不調，頭眩，少食，渾身寒熱，腹中急痛，赤白帶下，心怔氣悶，血中虛寒，胎氣不固。

4. 《經驗良方》用香附末，以棉杖送下，治耵耳出汁。

5. 《外科發揮》取香附為末，酒和，量瘡大小，作餅敷患處，以熱熨斗熨之。未成者內消，已成者自潰。若風寒濕毒，宜用薑汁做餅。治瘰癧流注腫塊，或風寒襲於經絡，結腫或痛。

6. 將生香附約 10 克洗淨碾碎，和雞蛋或鴨蛋 1 個煎炒，隔日或隔 2～4 日吃 1 次，5～8 次為 1 個療程，治扁平疣〔福建醫藥雜誌，1980；（1）：51〕。

7. 用鮮香附 30～60 克，水煎，早晚空腹分服，治絲

蟲病，對於發熱、急性淋巴腺炎和淋巴管炎有控制作用
〔浙江中醫藥，1958；（12）：30〕。

8. 生附子（鮮品）80～100 克，乾品酌減，水煎至適
量，每日不拘時間服用，1 月為 1 個療程，治療尿路結石
32 例，排石時間最短 6 日，最長 78 日，平均 42 日，總
有效率 81.3%〔浙江中醫學院學報，1996；20（3）：23～
24〕。

二、藥對方應用

1. 艾附丸（香附配艾葉）
【來源】《集簡方》
【主治】男婦心氣痛、腹痛、少腹痛、血氣痛不可忍
者。
【用法】香附二兩、艾葉半兩，以醋湯同煮沸，去艾
葉炒為末，米醋糊丸梧子大。每白湯下五十丸。

2. 香枳湯（香附配枳殼）
【來源】《明醫指掌》卷九
【主治】妊娠實證，氣不清爽，心腹脹滿或痛。
【用法】香附五錢（炒）、枳殼四錢（炒），上藥研
末。每服二錢，白湯送下。

3. 青囊丸（香附配烏藥）
【來源】《韓氏醫通》卷下引邵康節方
【主治】婦人頭痛有痰。
【用法】香附子（略炒）不拘多少，烏藥（略炮，減
附三分之一）。上為細末，水醋煮為丸。如梧桐子大。隨

證引用，如頭痛，茶送下；痰，薑湯之類，多用酒下為妙。

4. 補肝散（香附配夏枯草）

【**來源**】《簡要濟眾》

【**主治**】肝虛目睛疼、冷淚不止、筋脈痛，及眼羞明怕日。

【**用法**】用夏枯草半兩、香附一兩，為末，每服一錢，清茶調下。

5. 交感丹（香附配茯神）

【**來源**】《瑞竹堂經驗方》

【**主治**】凡中年精耗神衰，蓋由心血少，火不下降；腎氣憊，水不上升，致心腎隔絕、營衛不和，上則多驚；中則痞塞、飲食不下；下則虛冷遺精。愚醫徒知峻補下田，非唯不能生水滋陰，而反見衰悴。但服此方半年，摒去一切暖藥、絕嗜欲。然後習秘固溯流之術，其效不可殫述。

【**用法**】香附子一斤（新水浸一宿，石上擦去毛，炒黃），茯神（去皮木）四兩為末，煉蜜丸彈子大。每服一丸，趁早細嚼，以降氣湯下。降氣湯由香附子如上法半兩，茯神二兩，炙甘草一兩半為末，點沸湯服前湯。

6. 莎草根散（香附配茯苓）

【**來源**】《聖濟總錄》卷五十八

【**主治**】消渴累年不癒者。

【**用法**】莎草根（去毛）一兩、白茯苓（去黑皮）半兩，上二味，搗羅為散。每服三錢，陳粟米飲調下，不拘時候。

7. 未名方（香附配海藻）

【來源】《瀨湖集簡方》

【主治】癲疝脹痛及小腸氣。

【用法】香附末二錢，以海藻一錢煎酒，空心調下，並食海藻。

8. 蠲痛散（香附配荔枝核）

【來源】《婦人良方》

【主治】婦人血氣刺痛。

【用法】荔枝核（燒存性）半兩、香附子（去毛，炒）一兩，為細末。鹽湯、米飲調下二錢，不拘時候服。

9. 未名方（香附配浮海石）

【來源】《本草綱目》

【主治】小腸疝氣。

【用法】用海石、香附等分，為末。每服二錢，薑湯調下。

10. 茴香散（香附配茴香）

【來源】《楊氏家藏方》卷十九

【主治】小兒外腎腫大，脹閉作痛。

【用法】香附子（用去殼巴豆二七粒同炒焦，去巴豆不用）、茴香（炒）各一兩，上為細末。每服半錢，乳食空，煎紫蘇葉湯調下。如是三歲以上服一錢。

11. 如神散（香附配赤芍）

【來源】《聖惠方》

【主治】赤白帶下及血崩不止。

【用法】香附子、赤芍藥等分為末，每服二錢，鹽一撚，水二盞，食前溫服。日二次，十服見效。

12.**芎附飲**（香附配川芎）

【**來源**】《丹溪心法》卷二

【**主治**】衄血。

【**用法**】川芎二兩、香附四兩，上藥為末。每服二錢，茶湯調下。

13.**五靈脂散**（香附配五靈脂）

【**來源**】《醫學綱目》卷二十二

【**主治**】中暑，肚腹疼不已。

【**用法**】五靈脂、香附各等分，上為末。白湯調服。

14.**二神散**（香附配蒲黃）

【**來源**】《衛生家寶湯方》

【**主治**】治吐血便血尿血及婦人血崩不止。

【**用法**】香附子一兩（燒存性），蒲黃一分（炒），右為末，每服三錢，取大眼桐皮，刮去青取白皮，濃煎湯調下一二服立止。

15.**玉芝散**（香附配代赭石）

【**來源**】《朱氏集驗方》卷十

【**主治**】血崩。

【**用法**】香附子（半生半炒）、代赭石，上為末。用酒調下。大瘕崩者煎服。

16.**立應散**（香附配棕櫚皮）

【**來源**】《濟陰綱目》

【**主治**】婦人血海崩敗，又治腸風下血。

【**用法**】香附三兩（一半生一半炒）、棕櫚皮一兩（燒存性），上為細末。每服五錢，酒與童便各半盞，煎七分，溫服無時。如腸風，不用童便。

17.**香附地榆湯**（香附配地榆）

【**來源**】《普濟方》卷二一五引《指南方》

【**主治**】尿血。

【**用法**】香附子（切）、新地榆（切）各不拘多少，上藥各濃煎湯一盞，先呷香附子三五呷，地榆湯以盡為度，未效再進。

18.**香附散**（香附配白及）

【**來源**】《青囊秘傳》

【**主治**】皮膚色白木硬之症。

【**用法**】香附一斤、白及四兩，上為末。蔥白、生薑汁調服。或再將麩皮炒熱熨，隨症用。

19.**神仙附益丹**（香附配益母草）

【**來源**】《古今醫鑒》卷十一引徐憲副方

【**主治**】婦人百病。

【**用法**】香附米一斤（童便浸透，取出，水洗淨，露一宿，曬乾，再浸，再露，再曬，如此二次，用好醋浸透過宿，曬乾為末）、益母草十二兩（長流水洗淨，烘乾為末），上用香附四兩、北艾一兩，煮汁三分，醋七分，將前二味和合為丸，如梧桐子大。每服五七十丸，空心、臨臥淡醋湯送下。

20.**神仙丸**（香附配薑黃）

【**來源**】《增補內經拾遺方論》卷三引《保生備錄》

【**主治**】膚脹。

【**用法**】薑黃、香附（炒），上為細末。每服五六錢，空心淡鹽湯調服；或以溫酒調服。

21. **香草湯**（香附配甘草）

【**來源**】《聖濟總錄》卷六十八

【**主治**】吐血。

【**用法**】莎草根（去毛）五兩、甘草一兩（銼，炙），上為粗末。每服二錢匕，水一盞，煎至七分，去滓溫服。

22. **星附丸**（香附配天南星）

【**來源**】《雜病源流犀燭》卷十四

【**主治**】老人、小兒痃癖，往來疼痛。

【**用法**】南星、香附各等分，上為末，生薑汁糊為丸。每服二三十丸，生薑湯送下。

23. **烏附丸**（香附配烏頭）

【**來源**】《醫方大成》卷一引《澹寮方》

【**主治**】肌體肥壯及有風痰者。

【**用法**】川烏二十個、香附半斤（薑汁淹一宿，炒），上焙乾，為末，酒糊為丸。每服十數丸，溫酒送下。

24. **香草散**（香附配草烏）

【**來源**】《串雅外編》卷一

【**主治**】瘧疾。

【**用法**】香附（醋浸透，銅鍋炒）一兩半、草烏（麵同炒，去麵）五錢，上為末。每用一分，臨發時先含舌上，滾湯下，老弱七八厘，小兒五厘。極重二服即癒。

25. **獨步散**（香附配高良薑）

【**來源**】《白飛霞方外奇方》

【**主治**】凡人胸膛軟處一點痛者，多因氣及寒起，或致終身，或子母相傳，俗名心氣痛。非也！乃胃脘有滯爾。唯此獨步散治之甚妙。

【用法】香附米（醋浸略炒，為末）、高良薑（酒洗七次，略炒，為末），上各封收。用時和勻，以熱米柬加生薑汁一匙，鹽一捻，調下。如病因寒而得者，用高良薑二錢，香附末一錢；如病因怒而得者，用高良薑一錢、香附末二錢；如病因寒怒兼有者，用高良薑一錢五分、香附末一錢五分。高良薑酒洗七次焙研，香附末醋酸洗七次焙研，和勻。以熱米湯入薑汁一匙，鹽一撮，凋下立止。不過七八次除根。

26.未名方（香附配商陸）

【來源】《本草單方》

【主治】濕水腫以指畫肉上隨散不成者。

【用法】用白商陸、香附子炒乾出火毒，以酒浸一夜，日乾為末。每服二錢，米飲下，或以大蒜同商陸煮沸汁服亦可。

其莖葉作蔬食，亦治腫疾。

27.升降六一湯（香附配藿香）

【來源】《內經拾遺》卷二

【主治】氣鬱於中，瘦腫頸痛，胸滿腹脹，名曰厥逆。

【用法】藿香一兩，香附炒五兩，為末，每以白湯點服一錢。

28.鍬罩散（香附配紫蘇）

【來源】《中藏經》

【主治】胎氣不安。

【用法】香附子炒為末，濃煎紫蘇湯服一二錢。（一方加砂仁）

29.**香清餅**（香附配半夏）

【**來源**】《外科全生集》卷四

【**主治**】小兒口疳。

【**用法**】生香附、生半夏各等分，上為粗末，蛋白調作餅。

貼男左女右湧泉穴。一週時癒。

30.**柏香丸**（香附配側柏葉）

【**來源**】《銀海指南》

【**主治**】胬肉攀睛，或眼生血瘡。

【**用法**】側柏葉（同大黃拌蒸數次）、香附（製），水泛丸。每服二錢。

31.**香橘散**（香附配橘核）

【**來源**】《女科指掌》

【**主治**】產後呃逆。

【**用法**】香附、橘核（酒炒），上為末。每用五錢，水煎，去滓服。

32.**未名方**（香附配蓮房）

【**來源**】《婦人良方》

【**主治**】產後血崩。

【**用法**】蓮房五個，香附二兩，各燒存性，為末。每服二錢，米飲下，日二。

33.**香荊散**（香附配荊芥）

【**來源**】《三因極一病證方論》卷十二

【**主治**】肛門脫出，大人小兒悉主之。

【**用法**】香附子、荊芥穗各等分，上為末，每用三匙，水一大碗，煎十數沸，淋洗患處。

34.**香礬散**（香附配明礬）

【**來源**】《濟陰綱目》

【**主治**】血崩。

【**用法**】香附子（醋浸一宿，炒焦存性為末）一兩、白礬末二錢，上研勻。米飲調，空腹服，神效。一方用荷葉調，尤妙。

35.**榴附飲**（香附配石榴皮）

【**來源**】《朱氏集驗方》卷十

【**主治**】產後瀉。

【**用法**】酸石榴皮（米醋炒）、香附子，上為末。每服二錢，米飲調下。

36.**香附餅**（香附配麝香）

【**來源**】《醫學心悟》卷五

【**主治**】乳癰及一切癰腫。

【**用法**】香附（細末，淨）一兩、麝香二分，上為末。以蒲公英二兩煎酒，去滓，以酒調藥，頓熱敷患處，即時消散。

37.**醋附丸**（香附配米醋）

【**來源**】《景岳全書》

【**主治**】元臟虛冷，月候不調，腹中急痛，赤白帶下，渾身寒熱，胎氣壅滯不固。

【**用法**】香附米半斤，醋煮焙乾為末，以醋糊為丸桐子大。每服三四十丸，米飲下。

38.**香鹽散**（香附配青鹽）

【**來源**】《濟生方》

【**主治**】蚛齲宣露，一切齒疾。

【**用法**】大香附子炒令極黑，三錢（兩）；青鹽半兩，別研。共為細末，和勻，用如常法。乃鐵甕先生良方。

39.香附子散（香附配細辛）

【**來源**】《御藥院方》卷九

【**主治**】牙齒疼痛，往來不歇。

【**用法**】香附子四兩、細辛半兩，上為粗末。每用二錢，以水一盞，煎至八分，去滓，稍熱漱冷吐。

40.辰香散（香附配朱砂）

【**來源**】《觀聚方要補》卷三

【**主治**】氣滯上逆，寒熱頭痛。

【**用法**】香附子十錢、辰砂三錢，上為末。白湯攪服。

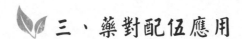

三、藥對配伍應用

1. 香附配白芍

香附辛苦甘平，疏肝解鬱，調經止痛；白芍味酸性寒，為補血養陰之品，並能柔肝止痛。二藥配對，一理肝氣，一養肝血，香附辛香之氣助白芍以養血和血，白芍酸柔之味養血柔肝，且瀉肝氣之亢盛。氣血兼施，動靜相宜，共奏疏肝理氣，養血調經之功。適用於 ① 肝鬱氣滯，胸脅脹痛，痛無定處，脘悶噯氣，精神抑鬱，情緒不寧，善太息等證；② 婦女情志不暢，肝氣不舒、氣血不和所致的經行腹痛、脅脹腹脹等；③ 男性乳房發育不良。

香附常用 10～15 克，白芍為 10～20 克。香附、白芍配用，見於《景岳全書》柴胡疏肝散，與柴胡、枳實、川

芎等藥同用，主治肝鬱氣滯之胸脅脹痛，脘悶噯氣、精神抑鬱、情緒不寧等症；楊濟在《臨證用藥配伍指南》中謂：二藥與炙甘草、枳實、柴胡、川芎等藥同用，治肝氣鬱滯之脅肋脹痛等症；與鬱金、黃芩、山梔、丹皮等藥同用，可治肝鬱兼熱，經前腹痛，性急易怒；與艾葉、當歸、肉桂、續斷等藥同用，可治子宮虛寒不孕，月經不調；與熟地、當歸、川芎、白朮等藥同用，可治月經不調，腹脹腹痛，乳房作脹；與橘核、貝母、麥芽、半夏等藥同用，可治男性乳房發育不良。

然藥對苦酸性寒，脾胃虛弱吐酸水者慎用，瘀血所致的月經不調，脅痛腹脹忌用。

2. 香附配烏藥

香附味辛能散，微苦能降，微甘能和，性平不寒，芳香走竄，善行血分，為理氣解鬱，調經止痛之要藥；烏藥辛開溫散，善行氣分，溫腎散寒，行氣止痛。二藥配對，一肝一腎，氣血兼治，直奔下焦，共奏理氣散瘀，和血止痛之功。適用於 ① 下焦乍寒乍痛，腹脹腸鳴，腹瀉諸證；② 肝炎症見午後腹脹者，痢疾症見裏急後重者；③ 婦女經期或產後，小腹疼痛屬氣血不和者；下焦乍寒乍痛，腹脹腸鳴，腹瀉諸症。

香附常用 6～12 克，烏藥為 3～10 克。香附、烏藥配對，見於《韓氏醫通》青囊丸，主治婦人胃脘痛及氣鬱諸病；《萬氏女科》卷一的四製香附丸，主治因抑鬱而致經閉者；《慎齋遺書》香附散，主治全身脹痛，氣血凝滯者。二藥與瓜蔞、沒藥、當歸、皂角刺、鬱金同用，可治經期乳房作脹，結核腫硬等；與砂仁、木香、玄胡、甘草

同用，可治黏連性腸梗阻；與木瓜、威靈仙、當歸、牛膝、雞血藤等藥同用，可治乾性坐骨神經炎。然藥對味辛性溫，易耗氣傷陰，若已見氣虛或氣鬱化火之象，則當慎用。

3. 香附配黃連

香附辛散苦降，芳香性平，為理氣解鬱之良藥，主治肝氣鬱滯所致的胸脅脘腹脹痛；黃連大苦大寒，寒能清熱，善清中焦濕熱，為瀉實火，解熱毒之要藥，尤長於瀉心胃實熱，止濕熱痢疾。二藥配對，一疏一清，行氣瀉火，心火去，而鬱滯散，胸痛除。共奏清心瀉火，行氣解鬱之功。適用於 ① 肝鬱犯胃，心煩痞塞，嘈雜吞酸；② 火鬱胸脅滿悶疼痛諸證；③ 血病、氣病、痰病、火病。

香附常用 6～12 克，黃連為 3～6 克。香附、黃連配對，出自《古今醫統》卷二十六引《活人心統》的香連丸，主治肝鬱犯胃，心煩痞塞，嘈雜吞酸。《韓氏醫通》黃鶴丹，主治外感、內傷、血病、氣病、痰病、火病；《壽世保元》清熱解鬱湯，二藥與梔子、乾薑、陳皮、川芎等藥同用，主治胃脘積有鬱熱，刺痛不可忍；現代臨床將此藥對，與赤芍、玄參、益母草同用，治心悸、煩躁易怒，多汗畏熱，經閉；與蒼朮、枳實、梔子等藥同用，治胃脘鬱熱，刺痛不可忍；與竹茹、蘇葉、生薑同用，治妊娠嘔吐。然藥對味苦性寒，脾胃虛弱者慎用。

4. 香附配藿香

香附辛散滯氣，苦降逆氣，芳香疏散，性平無寒熱之偏，為疏理脾胃氣結之良品；藿香辛香疏散，發表而不峻烈，微溫芳香，化濕而不燥熱，外散表邪，和中止嘔。二

藥配對，理氣與化濕兼備，氣行則濕散，濕去則氣疏。相輔相成，共奏芳化暢中，理氣和胃之功。適用於濕鬱或氣鬱致濕，症見脅痛脘脹，嘔吐酸水，不思飲食等。香附常用 6～10 克；藿香為 6～12 克，不宜久煎。

香附、藿香配對，見於《雞峰普濟方》卷三十的二和散，主治心胃氣痞，飲食不進。《魏氏家藏方》卷二的六一湯，主治氣鬱中外，胸滿腹脹、膺中頸痛。現代臨床常將此藥對與甘草同用，治妊娠嘔吐；與砂仁同用，治妊娠嘔吐及氣滯脘悶的胃納不佳；與砂仁、蘇梗同用，治妊娠嘔吐。然藥對辛溫香燥，內有熱邪、陰虛證不宜使用。

5. 香附配蒼朮

香附辛散苦降，疏肝理氣解鬱，通調三焦氣滯，為行氣止痛之要藥；蒼朮芳香辛散，苦溫燥烈，長於燥濕健脾而化痰，開發水穀之氣。二藥配對，一升一降，能散其邪，和其中，共奏燥濕化痰，行氣解鬱之功。

適用於 ① 氣鬱、濕鬱、痰鬱；② 胸膈痞悶，脘腹脹痛，飲食不化，噯氣嘔吐。

香附常用 6～12 克，蒼朮為 5～10 克。香附、蒼朮配用，見於《丹溪心法》越鞠丸，與川芎、神麴、梔子同用，主治氣鬱所致的胸膈痞悶，脘腹脹痛，噯腐吞酸、噁心嘔吐，飲食不消等症。二藥與陳皮、半夏、赤茯苓、砂仁等藥同用，可治氣鬱、痰鬱、濕鬱；與陳皮、茯苓、枳實、黃連、當歸、炒萊菔子、山楂等藥同用，可治氣、血、火、濕、食諸鬱；與柴胡、半夏、厚朴、陳皮等藥同用，可治情志所傷，肝鬱橫逆，或脾虛濕阻而致木旺乘土，肝胃失和之脘脅脹滿疼痛，嘔吐泛酸。然藥對辛散苦

降，有耗氣傷津之弊，氣陰兩虛，陰虛火旺，氣虛多汗者忌用。

6. 香附配地榆

香附辛行苦降甘緩，芳香走竄，善行氣散結，緩急止痛；地榆味苦酸，性微寒，涼血泄熱，收斂止血。二藥配對，地榆清熱涼血以止血之出，香附行氣調血以除熱之源。共奏清熱涼血，行氣止痛之功。

適用於小便不暢，尿血。

地榆常用 10～15 克，香附為 6～12 克。香附、地榆配對，與蒼朮、赤芍、澤瀉、茯苓等藥同用，可治婦女赤白。然藥對性寒沉降，崩漏便血屬虛寒者應慎用。

7. 香附配元胡

香附為氣分之藥，《本草綱目》謂其功能「利三焦，解六鬱，消飲食積聚，痰飲痞滿……婦人崩漏帶下，月事不調，胎前產後百病。」然最善理氣開鬱，活血調經；元胡辛苦性溫，功能活血祛瘀，兼能行氣，通滯散結，行氣止痛。二藥配對，一走氣分，一走血分，氣行則血行，血暢則氣順，既可疏肝理氣解鬱，又可活血化瘀，氣血並治，共奏行氣止痛之功。適用於肝鬱氣滯，血行不暢，症見胸脅脹痛，乳脹，脘腹痞滿，疝氣疼痛及婦女痛經。

香附常用 6～10 克，元胡為 3～10 克。香附、元胡配用，見於《濟生方》，與當歸、橘紅同用，主治婦女血氣，腹中刺痛，月經不調；《臨證用藥配伍指南》謂二藥「與烏藥、柴胡、炒萊菔子同用，治脅痛腹脹」。二藥與木香、砂仁等藥同用，可治中虛胃痛氣滯者。

近代臨床報導：二藥與柴胡、鬱金、王不留行、路路

通等藥同用，可治肝鬱不孕證；與當歸、紅花同用，可治婦女痛經、產後瘀滯腹痛；與川芎、川楝子、柴胡、當歸等藥同用，可治氣鬱血滯，衝任失調的經來腹痛，月經不調，乳房作脹者；與當歸、益母草、白芍同用，可治經行腹痛；然藥對辛苦而溫，血虛氣弱者不宜單用，陰虛血熱者慎用。

8. 香附配當歸

香附辛平，通行三焦，尤長於疏肝解鬱，理氣止痛，為理氣解鬱之要藥；當歸辛甘性溫，既能補血和血，又能活血通絡，為治理血分諸疾之常藥。二藥配對，一主氣分，一主血分，氣血並治，共奏理氣活血，調經止痛之功。適用於 ① 氣滯血瘀所致的婦女痛經；② 肝鬱氣滯致脅肋脹痛或痛經等。

香附常用 10 克，當歸為 10～15 克。香附、當歸配對，見於《沈氏尊生書》香附芎歸湯，與川芎、熟地黃等藥同用，主治肝氣鬱滯，經行衍期；《杏苑生春》卷八的歸附丸，主治月經不調。

二藥與艾葉、肉桂、吳茱萸等藥同用，可治胞宮虛寒，月經不調，腹痛不孕，白帶過多；與川芎、川楝子、柴胡、延胡索等藥同用，可治氣鬱血滯，衝任失調的經來腹痛，月經不調，乳房作脹者；與延胡索、益母草、白芍同用，可治經行腹痛；與川芎、澤蘭、赤芍、柴胡同用，可治婦女氣滯血瘀的痛經；與川芎、白芷、柴胡同用，可治偏頭痛。

然藥對中當歸助濕滑腸，香附雖能部分制約其偏性，但凡濕盛中滿、大便溏泄者仍宜慎用。

9.香附配川芎

香附辛散苦降甘緩，性平無寒熱之偏，為治氣滯證的主藥；川芎辛散溫通，走而不守，行血中之氣，為血中之氣藥。蓋血隨氣而行，氣行順暢則血也和暢，氣逆而鬱則血也凝滯。二藥配對，氣血並調，共奏理氣解鬱，活血止痛之功。適用於 ① 氣鬱血滯所致的脅痛，頭痛或痛經等；② 肝氣鬱滯所致的脘腹脹痛、胸脅痛、疝痛、月經不調等。

香附常用 10 克，川芎為 10 克。香附、川芎配對，見於《中藏經》香芎散，主治一切頭風，《百一選方》卷九的芎附飲，主治偏正頭痛。二藥與荊芥、石膏、甘草同用，可治一切頭痛；與白芷、白芍、白芥子、柴胡等藥同用，可治偏頭痛。蒲輔周經驗：二藥合用，肝膽氣鬱才能推動。故肝膽氣機鬱滯證用為要藥。胸脅脹痛、月經延期、痛經、閉經、經期頭痛等均可隨證選用。關節痹痛、腰痛屬肝鬱氣血鬱滯者也宜（《蒲輔周醫療經驗》）。然藥對辛香溫燥，陰虛火旺、肝陽上亢的頭痛、婦女月經過多及出血性疾病，均不宜使用。

10.香附配丹參

香附辛香氣濃，能走善降，為疏肝理氣，調經止痛良藥；丹參味苦微寒而潤，苦能降泄，微寒清熱，入心肝二經血分，有活血化瘀而不傷氣血之特點，且能涼血消癰，養血安神。二藥配對，一氣一血，氣血並治，共奏行氣化瘀，通絡止痛之功。適用於 ① 氣滯血瘀之心腹疼痛，痛經，閉經等症；② 跌打損傷瘀阻疼痛。

香附常用 6～12 克，丹參為 10～30 克，香附、丹參

配用，見於《醫學心悟》益母勝金丹，與茺蔚子、益母草、白朮同用，主治一切月經不調病證。二藥與當歸、紅花、益母草等藥同用，可治月經不調，閉經、痛經、崩漏帶下；與紅花、赤芍、桃仁等藥同用，可治少腹血瘀之宮外孕。朱良春經驗：血瘀氣滯的痛經，常用丹參、香附配當歸、川芎、益母草、澤蘭、威靈仙、桃仁、赤芍等（《朱良春用藥經驗》）；董建華經驗：辨證以虛為主而夾有實邪，即使當補，也當清補、疏補，而非純補、壅補、膩補。如胃陰不足之胃脘痛，症見胃脘灼痛或隱痛，口乾納少，大便乾結，舌紅少苔等，常用自己配製的加味益胃湯治療。以沙參、麥冬、石斛甘涼濡潤，養陰生津；生白芍、烏梅、生甘草酸甘化陰；酌配川楝子、香附、丹參和血而止痛（《中國百年百名中醫臨床家從書‧董建華》）。然藥對辛散苦泄，無瘀滯者忌用。

11. 香附配赤芍

香附辛散溫通，入肝經氣分，善肝氣之鬱結，味苦疏泄以平肝氣之橫逆，故為疏肝解鬱，調經行氣止痛之要藥，李時珍稱其為「氣病之總司，女科之主帥」；赤芍味苦性寒，入肝經血分，活血通經，散瘀消癥，行滯止痛。二藥配對，一氣一血，氣血並調，共奏行氣活血，祛瘀調經之功。適用於七情所傷，衝任鬱滯，血不歸經，崩漏帶下赤白之證。

香附常用 6～9 克，赤芍為 6～9 克。香附、赤芍配對，見於《袖珍方》如神散，主治婦人血崩不止，赤白帶下。二藥與益母草、當歸、威靈仙、桃仁等藥同用，可治血瘀氣滯的痛經；與蒼朮、地榆、澤瀉、茯苓等藥同用，

可治婦女赤白帶下。然藥對性苦燥，有耗氣散血之弊，血虛氣少者忌用。

12.香附配薄荷

香附辛能通行，苦能降泄，微甘緩急，氣味芳香，功具疏肝解鬱，調暢氣機；薄荷味辛性涼，輕靈芳香，疏散風熱，辟穢化濁，也可疏理肝氣。二藥配對，相得益彰，共奏疏肝解鬱，溫通化濁之功。

適用於 ① 肝鬱氣滯，月經不調；② 肝氣犯胃，胃脘疼痛，或兼濕濁阻滯之證。

香附常用 6～12 克，薄荷為 6～10 克。香附、薄荷配用，王亞民經驗：薄荷芳化輕靈，「開外達內」，「病在中焦取」。喜用薄荷化厚膩之苔，兼肝氣不舒者，則伍香附，消除黃厚膩苔效果更佳〔浙江中醫雜誌，1989；（2）：91〕。二藥與麥芽、白芍、木瓜、茵陳等藥同用，可治肝木尅土，症見胃痛日久，時輕時重，痛甚嘔逆或泛吐清水，性急易怒；與柴胡、白芍、茯苓、甘草等藥同用，可治肝氣鬱滯而胸悶不舒、脅肋脹痛者。此藥對藥性平和，用之對症，無嚴格禁忌。

13.香附配檀香

香附與檀香，味辛芳香，均善理氣。然香附疏肝而理氣，使肝平而勿尅脾土；檀香醒脾和胃而暢中焦之氣，且散寒止痛。二藥配對，既可加強理氣之效，又有調和肝脾之意。共奏理氣醒脾之功。適用於肝鬱氣滯、肝鬱脾虛，症見脘腹脹痛，噯氣歎息，納穀不香，甚或嘔吐等。

香附常用 6～10 克，檀香為 1～3 克。香附、檀香配對，《本草綱目》謂：「香附得檀香，則理氣醒脾。」楊

濟經驗：治肝鬱氣滯，脾胃失和之胸脅悶脹，噯氣歎息，不思飲食，胃脘疼痛等症；加丹參、砂仁、良薑、百合、烏藥，治久治不癒的胃脘痛，包括胃潰瘍（《臨證用藥配伍指南》）。二藥與沉香、木香、丁香、藿香等藥同用，可治寒凝氣滯的脘腹疼痛者。然藥對味辛芳香耗氣，陰虛火旺，有動血出血傾向者忌用。

14. 香附配小茴香

香附味辛性平，微苦微甘，行氣疏肝而解鬱，調經活血而止痛，有「氣病之總司，女科之主帥」之稱；小茴香味辛性溫，具祛寒止痛、疏肝理氣和胃之功，為肝經受寒，經氣鬱滯之痛證的要藥。二藥配對，一為理氣藥，一為溫裏藥。雖不同類，但味辛，同歸肝經，均有疏肝理氣解鬱之能，配伍應用，共奏溫中散寒，行氣止痛之功。

適用於　① 氣滯疼痛，時作時止，或陰囊偏墜硬痛；② 脾胃虛寒，脘腹隱痛，神疲食少，便溏；③ 肝鬱氣滯，月經不調。

香附常用 6～10 克，小茴香為 3～6 克。香附、小茴香配用，見於《景岳全書》十香丸，與木香、丁香、沉香、烏藥等藥同用，主治寒凝諸痛。二藥與烏藥同用，可治胃寒氣滯的脘腹脹痛；與當歸、延胡索同用，可治婦女痛經；與黨參、白朮、陳皮、高良薑同用，可治脾胃虛寒，脘腹隱痛，神疲食少，便溏者。然藥對辛散溫燥，濕熱帶下，陰虛火旺者慎用。

15. 香附配沉香

香附味辛性平，微苦微甘，芳香疏散，能散滯氣，降逆氣，且性平無寒熱之偏，為疏理肝胃氣結之良藥；沉香

味苦性溫，溫脾腎，降逆氣，納腎氣。香附質輕多用於肝經，偏於升散；沉香質重，偏於沉降。二藥配對，升降協調，功專於下，共奏理氣止痛，溫中降逆之功。

適用於 ① 腹脹，便秘，淋證及婦人轉胞屬下焦氣機失調者；② 胃寒所致的呃逆，嘔吐之症。

香附常用 6～10 克，沉香為 1～3 克，宜後下，或磨汁、銼末沖服。香附、沉香配用，見於《太平惠民和劑局方》沉香降氣湯，與甘草、砂仁同用，主治陰陽壅滯，氣不升降，胸膈痞塞，喘促嗜臥，又治腳氣上衝，心腸堅滿。二藥與砂仁同用，可治寒凝氣滯，胸脅痞滿脹痛；與當歸、丁香、附子、肉桂等藥同用，可治婦人氣亂，經期臍下腹痛；與莪朮、川芎同用，可治經行少腹先痛，或血氣紫黑結塊。然藥對辛溫助熱，陰虛火旺者慎用。

16. 香附配雞內金

香附氣味辛、微苦微甘，性平，疏肝理氣，調經止痛；雞內金味甘性平，消食磨積，健運脾胃。張錫純認為，凡虛勞之證，其經脈多瘀滯，加雞內金於滋補藥中，以化其經絡之瘀滯，而病始可癒。至於治室女月信未見者，尤為要藥，善能助歸芍的通經，又能助健脾之藥，多進飲食以生血。二藥配對，疏肝與消導並用，相輔相成，共奏疏肝消導，健運脾胃，消積滯，通經閉之功。

適用於 ① 肝鬱脾虛之消化不良，納穀不香等症；② 室女月經未見。

香附常用 6～10 克，雞內金為 3～10 克，入湯劑研末沖服，每次 3 克，以入丸、散劑效果為佳。香附、雞內金配對，朱良春經驗：治心脾兩虛，室女經閉，以補益心

脾氣血為主，加配二藥，收效較佳〔江蘇中醫雜誌 1987；
（2）：12〕。二藥與蘇梗、枳殼、陳皮、失笑散同用，可
治慢性胃炎。然藥對性較平和，用之對症，無嚴格禁忌。

17.香附配蘇梗

香附味辛微苦，疏肝解鬱，理氣活血，調經止痛，可
宣暢十二經氣分，兼入血分；蘇梗味辛性溫，理氣寬中，
健胃止嘔，兼安胎，偏走氣分。二藥配對，氣血並調，胸
膈中焦並治，共奏解鬱止痛，消脹除滿之功。

適用於 ① 肝鬱氣滯，胸腹脹滿面不適，脅肋脹痛，
食少等；② 妊娠嘔吐、腹脹等。

香附常用 6～12 克，蘇梗為 6～10 克。香附、蘇梗
配用，見於《世醫得效方》縮砂香附湯，與烏藥、砂仁、
炒甘草等藥同用，主治氣滯心腹滿期悶脹痛。施今墨經
驗：習以香附入血分而散瘀，蘇梗走氣分而散滯，合用則
行氣活血，理氣消脹，甚效。（《施今墨藥對臨床經驗
集》）。楊濟經驗：香附配蘇梗，治肝鬱氣滯，胸腹脹悶
不適，或兼感冒、妊娠嘔吐，腹脹等症（《臨證用藥配伍
指南》）。二藥與白芍、八月札、丹參、陳皮、黃連、炙
甘草、柴胡組方香蘇湯，可治胃、十二指腸球部潰瘍〔南
京中醫學院學報，1993；（1）：40〕。然藥對辛溫，陰虛
火旺者忌用。

18.香附配川棟子

香附與川棟子，均入肝經，功能理氣止痛。然香附辛
甘性平，專司疏肝理氣；川棟子味苦性寒，故可泄熱，而
專用於肝經鬱熱。二藥配對，舒肝解鬱與行氣止痛並舉，
理氣止痛之功倍增。適用於肝氣鬱結所致胸悶脅痛，乳房

脹痛，善歎息，甚或月經不調等。

香附常用 3～9 克，川楝子為 6～15 克。香附、川楝子配用，《中華臨床中藥學》謂：痛經屬氣鬱血滯，衝任失調之經來腹痛，月經不調，乳房脹痛者，香附、川楝子可與川芎、當歸、柴胡、延胡索等藥同用。二藥與當歸、烏藥等藥同用，可治經行腹痛；與吳茱萸、小茴香、巴戟天等藥同用，可治寒滯肝脈，痛引少腹的寒疝證，與葫蘆巴、巴戟天、川吳、吳茱萸等藥同用，可治疝瘕之腹皮隆起，推之不移，腹痛牽引脊背者。然藥對苦寒辛散，脾胃虛弱者慎用。

19.香附配枳殼

香附味辛能散，微苦能降，微甘能和，性平不寒，芳香走竄善於疏肝理氣解鬱，通調三焦氣滯，為「氣病之總司」；枳殼苦辛微寒，理氣寬中，行氣消脹。二藥配對，行氣止痛之功倍增。適用於肝氣鬱滯，胸脅脹痛。

香附常用 6～12 克，枳殼為 6～10 克。香附、枳殼配用，可見於《景岳全書》柴胡疏肝散，與柴胡、芍藥、川芎等藥同用，主治肝鬱氣滯，胸脅脹痛，痛無定處，脘悶噯氣，精神抑鬱，情緒不寧，善太息等症。

二藥與炒白芍、甘草同用，可治氣滯脅痛；與烏藥、砂仁、蘇子、青木香等藥同用，可治氣不下降，六脈澀滯；與赤芍、枳殼、川芎、當歸等藥同用，可治婦人產後，敗血流注經絡，結成腫塊疼痛。然藥對苦辛，血虛氣弱者慎用。

20.香附配神麴

附功能疏肝和胃，調經止痛；神麴為消食導滯常用之

品，功能化水穀宿食，健脾暖胃。二藥配對，共奏理氣解鬱，消食和中之功。

適用於　① 肝鬱氣滯，橫逆脾土所致的胸脅脹滿，胃脘痞悶，噯腐吞酸等；② 妊娠嘔吐、腹脹等。

香附常用 6～10 克，神麴為 6～15 克。香附、神麴配用，見於《丹溪心法》越鞠丸，與川芎、蒼朮、梔子同用，主治胸脘痞悶，嘔吐吞酸，飲食不消，脅腹脹痛者。二藥與白朮、當歸、海藻、昆布、莪朮等藥同用，可治子宮肌瘤。然藥對對性較平和，用之對證，無嚴格禁忌。

21.香附配艾葉

香附辛香性平，為氣中之血藥，最善理氣解鬱，調經止痛；艾葉味辛性溫，溫通經脈而止血，暖胞散寒而止冷痛，行血中之氣，氣中之滯。二藥配對，一行氣，一理血，艾葉溫散血中之寒凝，香附理氣中之鬱滯，氣血雙調，共奏溫經散寒，調經止痛之功。

適用於　① 下焦虛寒，腹中冷痛；② 肝鬱挾寒，月經不調，經行腹痛或少腹冷痛，宮冷不孕，胎動不安，帶下綿綿等症。

香附常用 6～12 克，艾葉為 6～10 克。香附、艾葉配對，見於《壽世保元》艾附暖宮丸，與當歸、黃耆、吳茱萸、肉桂等同用，主治子宮虛寒不孕，月經不調，小腹時痛，腰酸帶下等症；《沈氏尊生》艾附丸，與當歸、川芎、白芍、小茴香等藥同用，主治寒凝氣滯，經行腹痛，月經不調。

二藥配當歸、川芎、杜仲，可治婦女經來後期，少腹虛寒作產痛。然藥對味辛性溫，陰虛血熱者慎用。

22.香附配高良薑

香附辛散苦降性平，善理氣開鬱，能通行三焦，行血中之氣而理氣活血，調經止痛；高良薑味辛性熱，善走裏內，功專散脾胃之寒邪，以溫胃散寒止痛降逆為其長。二藥配對，高良薑得香附，則可除寒祛鬱；香附得高良薑則氣行寒散，共奏行氣疏肝，祛寒止痛之功。適用於氣滯寒凝之胃脘疼痛，口吐清涎，喜溫喜按，胸悶脅痛之症。

香附常用 6～10 克，高良薑為 6～10 克。香附、高良薑配對，見於《良方集腋》的良附丸，主治寒凝氣滯之脅痛，腹痛、胃脘痛。現代臨床用於胃炎、胃潰瘍證屬寒凝氣滯者，確有良效。用時可根據寒凝與氣滯之孰輕孰重調節二藥用量。寒甚者重用高良薑，並可配吳茱萸、肉桂；氣滯甚者，重用香附，並可配木香、砂仁。

二藥與木香、乾薑同用，可治寒凝的胃脘痛；與當歸、川芎同用，可治瘀滯的痛經；與黨參、白朮同用，可治氣虛之胃脘痛；與當歸、沉香、木香、乾薑等藥同用，可治胸膈滿痛，得暖便輕，嘔吐清水；與吳茱萸同用，可治胃脘氣痛，吞酸嘔吐，食少便溏。然藥對辛散性熱，肝胃鬱火、陰虛有熱者忌用。

23.香附配木香

香附與木香，兩藥皆苦辛，均有行氣止痛功效，常相須為用。然香附能疏肝胃氣滯，兼入血分，尤長於疏肝解鬱，調經止痛，為氣中血藥及婦科聖藥；木香性溫，行氣止痛，專行胃腸結氣，主入氣分，兼能消食。

二藥配對，一入氣分，一入血分，氣血並調，共奏行氣止痛、活血調經之功。適用於 ① 胃腸氣滯，胃脘疼

痛、腹中腸鳴作痛；②肝鬱氣滯之痛經，以經前少腹脹痛，脹甚於痛為特徵。

香附常用 6～10 克，木香為 6～10 克。香附、木香配用，見於《濟陰綱目》加味烏藥湯，與烏藥、砂仁、延胡索、甘草同用，主治痛經，月經前或月經初行時，少腹脹痛，脹甚於痛，或連胸脅乳房脹痛，舌淡，苔薄白，脈弦緊。楊濟經驗：二藥與檳榔同用，治食積氣滯，脘腹滿悶，大便秘結等症；與乾薑、薑半夏同用，治胃寒作痛，噯氣，胸悶，嘔吐清水等症（《臨證用藥配伍指南》）。與川芎、柴胡、鬱金同用，可治神經官能症；與柴胡、當歸、瓜蔞同用，可治乳房結塊，經前作痛。然藥對味辛性溫，陰虛火旺、有動血出血傾向者忌用。

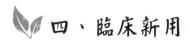

四、臨床新用

1. 治痛經

用丹參 30 克，香附 10～15 克，生薑 6 克，紅糖適量，水煎服，治療經前小腹、胸脅、乳房脹痛，在經前 4 日至經期服用，治療腹痛則月經來潮時連服 3 日，治療 30 餘例，有良效，最少 1 劑痛止，最多 3 劑痛止〔山東中醫雜誌，1998；17（1）：40〕。

2. 治小兒疝氣

用香附、蜀椒等分，新麩皮 500 克，大青鹽 3 粒（約 5～6 克），陳醋適量，將上藥拌濕炒黃，用消毒紗布將上藥包裹，溫熱外敷，每日敷 3 次，1 週為 1 個療程，治療 32 例，痊癒 27 例，總有效率 84.4%〔中醫外治雜誌，

1997；6（2）：37〕。

3. 治目脹

以香附散（香附 15 克，夏枯草 30 克，菊花 15 克，甘草 6 克）煎服，每日 1 劑，治療原因不明目脹 49 例，服藥 4～6 劑，痊癒 46 例，顯效 2 例，有效 1 例〔湖北中醫雜誌，1992；14（4）：46〕。

4. 治扁平疣

以香附注射液 4 毫升，隔日或每日注射，10～15 次為 1 個療程，治療 15 例，有效率 86.7%〔中醫雜誌 1984；（6）：58〕。

5. 治乾性坐骨神經炎

以烏附芍瓜湯（香附 12 克，天臺烏藥、木瓜、獨活、威靈仙、當歸各 15 克，白芍、牛膝、雞血藤各 30 克，水煎，每日 1 劑，分 4 次服）治療乾性坐骨神經炎，結果：服藥 1 週病情明顯好轉，1 個月完全恢復 204 例；服藥 10 日，病情明顯好轉，1 個半月後基本恢復，但偶有痛感 53 例；服藥 15 日，病情轉輕，2 個月後患肢僅有輕微疼痛，用力時疼痛稍加劇 26 例；服藥 2 個月後病情無變化或反覆發作，病情不穩定 15 例〔四川中醫，1990；（2）：21〕。

第十章

化痰主將——半夏

　　半夏，為天南星科多年生草本植物半夏的塊莖。中國大部分地區均有，主產於四川、湖北、江蘇、安徽等地。夏、秋二季莖葉茂盛時採挖，除去外皮及鬚根，曬乾，為生半夏；一般用薑汁、明礬製過入藥。

　　半夏，首見於《五十二病方》第 376 號方。因《禮記·月令》：「五月半夏生，蓋當夏之半。」故名半夏。因其辛溫而燥，為燥濕化痰，溫化寒痰之要藥。尤善治臟腑之濕痰，張元素謂其治熱痰佐以黃芩；風痰佐以南星；寒痰佐以乾薑；痰痞佐以陳皮。可謂化痰之主將。味辛性溫。有毒。歸脾、胃、肺經。主要功效為燥濕化痰，降逆止嘔，消痞散結。外用消腫止痛。

　　【主要成分】半夏塊莖含揮發油，少量脂肪，澱粉，煙鹼，黏液質，天門冬氨酸、谷氨酸、甘氨酸、β- 氨基丁酸等多種氨基酸，筓黃鹼、葫蘆巴鹼以及藥理作用與毒芹鹼相似的生物鹼，β- 谷甾醇，β- 谷甾醇 - D - 葡萄糖甙，3，4 - 二羥基苯甲醛葡萄糖甙等。還分離出一種結晶性蛋白質——半夏蛋白 I，從掌葉半夏塊莖生物鹼中提取

分得 1- 乙醯基 -β- 咔啉、菸醯胺等 9 個化合物。近年來
又分得掌葉半夏鹼甲、乙、丙和胡蘿蔔素甙。半夏中刺激
成分為 3，4 - 二羥基苯甲醛葡萄糖甙，毒性成分為尿黑酸
（高龍膽酸即 2，5 - 二羥基苯乙酸）。

【**主治病證**】① 用於濕痰、寒痰證。② 用於胃氣上逆
嘔吐。③ 用於心下痞，結胸，梅核氣等。④ 用於瘰瘤痰
核，癰疽腫毒及毒蛇咬傷等。

【**配伍規律**】半夏配陳皮、茯苓，燥濕化痰，行氣健
脾，治痰濕咳嗽及濕痰所致嘔惡諸證；半夏配乾薑，溫化
寒痰，治咳嗽，痰黏白如沫，怯寒背冷等症；半夏配黃
芩、瓜蔞，清化熱痰，治痰熱鬱肺的咳嗽，痰稠黃，咯吐
不爽，或有熱腥味，胸脅脹滿，咳時引痛等證；半夏配白
朮、天麻，息風化痰，治痰濕上蒙清陽，頭重頭痛，或頭
暈目眩，甚則噁心嘔吐；半夏配生薑降逆化痰止嘔，治痰
濕犯胃，和降失司，飲食呆滯，嘔吐噁心者；半夏配黃
芩、黃連，清化痰熱，散結消痞，治濕痰、熱痰或寒熱互
結，氣機升降失常的胸脘痞滿作痛，或嘔吐、下利者；半
夏配瓜蔞、薤白，寬胸散結，化痰消痞，治胸陽不振，痰
濁內甚的胸痺心痛；半夏配厚朴，燥濕化痰，降逆消痞，
治痰氣鬱結胸悶咳喘，脘腹脹悶，呃逆嘔吐，也可治氣滯
痰凝，咽中似有物阻之梅核氣；半夏配秫米，和胃安神，
治胃氣不和而致夜臥不安者；半夏配海藻、香附，疏肝理
氣，軟堅化痰，治痰凝氣滯之瘰癧、癭瘤；半夏配硫黃，
降逆泄濁，溫陽通便，治老年人陽虛便秘，亦可散寒逐
濕，用治寒濕久瀉。

【**用法用量**】煎服，3～10 克，一般宜製過用。製半

夏有清半夏、薑半夏、法半夏等，清半夏以燥濕化痰為主；薑半夏長於溫中化痰，降逆止嘔；法半夏長於燥濕，並有調理脾胃的作用。半夏麴則有化痰消食之功。至於竹瀝半夏，藥性由溫變涼，能清化熱痰，主治熱痰、風痰之證。

【使用注意】

1.反烏頭。其性溫燥，陰虛燥咳，血證，熱痰，燥痰應慎用。然經過配伍或炮製，熱痰證亦可用之。

2.本品有毒，有致畸作用，妊娠期慎用。

【藥理研究】

1.鎮咳，祛痰

半夏煎劑對貓碘液注入胸腔或電刺激喉上神經所致的咳嗽有明顯的鎮咳作用，0.6 克/公斤的鎮咳作用接近於可待因 1 毫克/公斤的作用。製半夏的乙醇提取物有祛痰作用，生半夏則未見明顯作用〔王浴生主編・中藥藥理與應用・北京：人民衛生出版社・1983；383。中醫研究院中藥研究所・半夏炮製後毒性的比較・中草藥，1985；16（4）：21〕。

2.抑制唾液腺分泌

半夏製劑給小鼠腹腔注射，對毛果芸香鹼引起的唾液分泌有顯著的抑制作用。另有報導，本品煎劑口服給藥，可使唾液分泌先增加，後減少〔王浴生主編・中藥藥理與應用・北京：人民衛生出版社・1983；383〕。

3.鎮吐和催吐

半夏加熱炮製或加明礬、薑汁炮製的各種製劑，對去水嗎啡、洋地黃、硫酸銅引起的嘔吐，都有一定的鎮吐作用。其鎮吐作用機理可能與嘔吐中樞的抑制有關。而生半

夏研末口服,反有催吐作用,高溫處理可除去其催吐成分
〔王浴生主編·中藥藥理與應用·北京:人民衛生出版
社·1983;383〕。

4. 抗生育與致畸

半夏蛋白對早孕小鼠的抑孕率為 50%,不同逆轉條
件的「恢復半夏蛋白」,對小鼠抗早孕的抑孕率在 69%～
88%之間。另有報導,本品尚有致畸作用〔陶宗晉,等·
半夏蛋白的分離、結晶、生物活性和一些化學物質·生物
化學和生物物理學報,1981;13(1):77〕。

5. 抑制腎上腺皮質功能

半夏煎劑灌胃對小鼠腎上腺皮質功能有輕微刺激作
用,若持續給藥,能引起功能抑制〔王浴生主編·中藥藥
理與應用·北京:人民衛生出版社·1983;383〕。

6. 抑制胰蛋白酶水解

半夏胰蛋白酶抑制劑只抑制胰蛋白酶對醯胺、脂、血
紅蛋白的水解,不能抑制胰凝乳蛋白酶、枯草蛋白酶和木
瓜蛋白酶對各自底物的水解〔吳支佐,等·從半夏中提取
的胰蛋白酶抑制劑及其特徵·生物化學與生物物理學報,
1981;13(3):267〕。

7. 抗心律失常

清半夏對氯化鋇誘發鼠室性心律失常有明顯的對抗作
用〔劉繼林,等·水半夏與部分半夏藥理作用的對比研
究·成都中醫學院學報,1989;12(2):41〕。

8. 抑制心功能,降低血壓

半夏浸膏對蛙心和兔心呈抑制作用,靜脈注射對犬、
兔有短暫降壓作用,但有快速耐受性〔王浴生主編·中藥

藥理與應用‧北京：人民衛生出版社‧1983；383〕。

9. 催眠、抗驚厥

清半夏可顯著增加戊巴比妥鈉閾下催眠劑量的睡眠率，大劑量對電驚厥有輕微的對抗趨勢〔劉繼林，等‧水半夏與部分半夏藥理作用的對比研究‧成都中醫學院學報，1989；12（2）：41〕。

10. 凝集紅細胞

半夏蛋白是一種植物凝集素，對兔、羊、狗、貓、鼠等的紅細胞均有凝集作用，但不凝集人、猴、豬、雞等紅細胞〔中醫研究院中藥研究所‧半夏炮製後毒性的比較‧中草藥，1985；16（4）：21。孫冊，等‧半夏蛋白的若干生物化學性質‧生物化學與生物物理學報，1983；15（4）：333〕。

11. 抗癌

半夏蛋白對人肝癌細胞、艾氏腹水癌和腹水型肝癌細胞均有凝集作用，而對葡萄糖無凝集作用〔孫冊，等‧半夏蛋白的若干生物化學性質‧生物化學與生物物理學報，1983；15（4）：333〕。

12. 促細胞分裂

半夏蛋白的促細胞分裂作用亦有動物種屬專一性，它可促使兔外周血淋巴細胞轉化，但不促使人外周血淋巴細胞分裂〔孫冊，等‧半夏蛋白的若干生物化學性質‧生物化學與生物物理學報，1983；15（4）：333〕。

13. 抗白血病

生半夏、薑半夏、礬半夏的總鹼提取物對慢性髓性白血病細胞的生長均有抑制作用〔陸躍鳴，等‧半夏各炮製

品總生物鹼對慢性髓性白血病細胞的抑制作用·南京中醫藥大學學報，1995；11（2）：84〕。

14.啟動免疫系統

從半夏中分離獲得的葡萄糖，具有啟動免疫系統的活性〔權田良子，等·半夏中具有免疫系統啟動性的葡聚糖的分離及性狀·國外醫學·中醫中藥分冊，1995；17（4）：44〕。

15.興奮迷走神經

半夏的甲醇提取物及水提取物都具有啟動迷走神經傳出活動的作用，半夏的水溶性組分經超濾法得到的高分子量組分能促進迷走神經胃支的活動。

16.抗潰瘍

半夏對應激性潰瘍有輕微的抑制作用，該作用與其能顯著抑制胃液分泌和抑制酸度有關〔馬清鈞主編·常用中藥現代研究與臨床·天津：天津科技翻譯出版公司·1995：433〕。

17.促進膽汁分泌

半夏對家兔有促進膽汁分泌的作用，能顯著增強腸道的輸送能力〔馬清鈞主編·常用中藥現代研究與臨床·天津：天津科技翻譯出版公司·1995：433〕。

18.鎮痛

半夏能顯著抑制小鼠的自主運動，對熱板法誘發的疼痛無明顯作用〔馬清鈞主編·常用中藥現代研究與臨床·天津：天津科技翻譯出版公司·1995：433〕。

19.解毒

半夏中所含的葡萄糖醛酸衍生物對士的寧和乙醯膽鹼

有解毒作用〔江蘇新醫學院編・中藥大辭典（上冊）・上海：上海科學技術出版社・1986：776〕。

20.利尿

半夏對家兔有輕度的利尿作用，但對生理鹽水負荷小的小鼠未見有利尿作用〔馬清鈞主編・常用中藥現代研究與臨床・天津：天津科技翻譯出版公司・1995：433〕。

21.抗矽肺

薑半夏鹽酸提取的混懸液或醇提取液腹腔注射，對大鼠實驗性矽肺的發生有抑制作用，能使肺組織的病理改變減輕，但氧化矽的含量無明顯變化。其有效成分可能是炮製過程中加入的明礬（硫酸甲鋁）〔後字 236 部隊所・薑半夏對大白鼠實驗性矽肺防治效果的初步觀察・衛生研究 1972；6（3）：18。中國醫學科學院情報組。全國薑半夏治療矽肺研究協作會・醫學研究通訊，1973；2（2）：14〕。

22.毒性

生半夏長期給藥可引起腎臟代償性增大，其混懸液灌胃給藥的半數致死量為 41～44 克/公斤〔楊守業・半夏炮製前後對小鼠急性、亞急性毒性和蓄積性毒性的研究・中成藥研究，1988；（7）〕。

一、單方應用

1.《丹溪心法》以半夏適量，香油炒後研末，粥丸梧子大。每服三、五十丸，薑湯送下，以治濕痰喘急，止心痛。

2.《瀕湖集簡方》以半夏粉搐鼻內，涎出效，治喉痺腫塞。

3.《肘後方》用半夏末，雞子白塗之，治癰疽、發背及乳癰。

4.《永類鈐方》以半夏末和水調敷，治跌打損傷瘀腫疼痛。

5.《本草綱目》以半夏末，水調敷之，疼痛立止。治蠍蠆蜇人。

6.生半夏 30～60 克，配鮮生薑 30～50 克，用沸水泡後頻頻服用，或用武火煎 30 分鐘後頻頻服用，每日 1劑，治眉棱角痛〔新中醫，1991；（5）：56〕。

7.取生半夏適量，剝去外皮，用醋 3～4 滴，置碗內磨取汁。塗患處，每日 3 次。完後兩手洗淨。治頑癬〔浙江中醫雜誌，1960；（4）：189〕

8.取半夏 3～6 克，蔥白 2～3 根，共搗爛，揉成團（亦可用半夏搗細和米飯少許捏成丸）塞入患乳對側鼻孔，每日 2 次，每次塞半小時，治急性乳腺炎〔中草藥有效成分研究·人民衛生出版社，1972，493〕。

9.將半夏磨粉，用棉球蘸半夏粉，用於糜爛面，24小時取出上藥棉球，每週上藥 1～2 次，8 次為 1 療程，治子宮頸糜爛〔陝西中醫，1984；（5）：11〕。

10.生半夏 30 克，搗碎，置於 90% 酒精 90 毫升中，浸1 日備用。用時以棉球蘸藥液塞入齲齒洞中，或塗擦病牙周圍，治牙痛〔藥學雜誌（日），1961；81（12）：1706〕。

11.生半夏 1 份，研成細粉，加白酒或 75% 乙醇 3

份，浸泡 24 小時，取上層清液（下層粉末不用），將患耳洗淨後滴入耳內數滴，每日 1～2 次，治急性化膿性中耳炎〔藥學雜誌（日）1963；83：427〕。

12.洗淨患處，削去雞眼的角化組織，使其呈一凹面，將生半夏末敷於局部，外貼膠布，5～7 日，雞眼壞死脫落〔中級醫刊，1965；（7）：455〕。

13.以製半夏（砸碎）500 克，加食醋 250 毫升，浸泡 24 小時後，加熱三四沸，撈出半夏加苯加醇，濾過，分裝備用。每劑 10 毫升，每日服 2~3 次，治慢性咽炎〔遼寧中醫雜誌 1981；（3）：21〕。

14.用製半夏 15 克，加水 400 毫升，煎 20 分鐘去渣，加醋 20 毫升，待半冷後再加雞子清 2 個，攪勻，徐徐含咽，每日 1 劑，治突發性音啞〔湖北中醫雜誌，1985；（5）：39〕。

二、藥對方應用

1. 半夏麻黃丸（半夏配麻黃）

【來源】《金匱要略》

【主治】心下悸者。

【用法】半夏、麻黃等分，末之，煉蜜和丸小豆大，飲服三丸，日三服。

2. 半杏丸（半夏配杏仁）

【來源】《赤水玄珠》

【主治】久嗽痰積。

【用法】半夏二兩（以江子五錢打碎同煮半夏透為

度，去江子不用）、杏仁一兩（以烏梅五錢同煮，去烏梅不用），只將半夏、杏仁焙乾，為末，煉蜜為丸。綠豆大。量虛實服。

3. 辰砂半夏丸（半夏配朱砂）

【**來源**】《袖珍》

【**主治**】痰熱不寐。

【**用法**】用半夏一斤，湯泡七次，為末篩過，以水浸三日，生絹濾去滓，澄清去水，曬乾，一兩，入辰砂一錢，薑汁打糊和丸梧子大。每薑湯下七十丸。此周府方也。

4. 秫米半夏湯（半夏配秫米）

【**來源**】《景岳全書》

【**主治**】久病不寐者，神效。世醫解用之。

【**用法**】秫米一升，半夏五合，用千里長流水八升，揚之萬遍，取清者五升，煮秫米半夏，炊發葦薪，令竭之一升半，去滓飲汁一小杯，日三服。其新病者，覆杯即臥，汗之即已。久病者，三日而已也。

5. 未名方（半夏配夏枯草）

【**來源**】《冷廬醫話》

【**主治**】不寐。

【**用法**】半夏三錢、夏枯草三錢，濃煎服之。

6. 芩半丸（半夏配黃芩）

【**來源**】《醫學入門》卷七

【**主治**】熱嗽生痰。

【**用法**】黃芩、半夏各一兩，右為末，薑汁糊為丸，如梧桐子大。每服七十丸，薑湯送下。

7. 天半神丹（半夏配巴戟天）

【來源】《辨證錄》

【主治】癲癇。

【用法】巴戟天三兩、半夏三錢，水煎服。一劑即止癲，十劑不再發。

8. 橘皮半夏湯（半夏配橘皮）

【來源】《太平惠民和劑局方》

【主治】停痰冷飲嘔逆。

【用法】用半夏水煮熟、陳橘皮各一兩。每服四錢，生薑七片，水二盞，煎一盞，溫服。

9. 枳殼半夏湯（半夏配枳殼）

【來源】《普濟方》三九三引《全嬰方》

【主治】嬰兒百日外，腹脹氣粗，心下滿急；及腹脹咳嗽。

【用法】半夏（泡七次，炒）、枳殼（麩炒）。上為末，薑汁糊丸，如小豆大，小者芥子大。每服二十丸，皂子橘皮湯送下。

10. 梓朴散（半夏配厚朴）

【來源】《小兒藥證直訣》

【主治】小兒吐瀉、胃虛及有痰驚。

【用法】用梓州厚朴一兩，半夏（湯泡七次，薑汁浸半日，曬乾）一錢，以米泔水三升同浸一百刻，水盡為度。如米盡，少加火熬乾，去厚朴，只研半夏。每服半錢或一字，薄荷湯調下。

11. 茯苓半夏湯（半夏配茯苓）

【來源】《景岳全書》

【主治】嘔吐噦，心下堅痞，膈間有水，痰眩驚悸及小兒等病。

【用法】白茯苓二兩，半夏五錢，每服三五錢，薑水煎服。

12. **豬苓丸**（半夏配豬苓）

【來源】《濟生續方》

【主治】年壯氣盛，情慾動心，所願不得，意淫於外，夢遺白濁。

【用法】半夏一兩、豬苓一（二）兩，先將半夏銼如豆大，令其一半炒黃色，不令焦，地上去火毒半日，取半夏為末，以一半豬苓末調勻和丸，如梧桐子大，候乾，更用餘豬苓末同炒微裂，不入油炒，瓶中養之，每服四十丸，空心溫酒、鹽湯下。如常服，於申未間冷酒下。

13. **丁夏湯**（半夏配丁香）

【來源】《醫學入門》卷七

【主治】脾胃虛寒，停痰留飲，噦逆嘔吐。

【用法】丁香、半夏各三錢，上藥加生薑同煎，溫服。

14. **柴胡散**（半夏配紫胡）

【來源】《素問病機氣宜保命集》卷中

【主治】傷寒往來寒熱而嘔。

【用法】柴胡根一兩、半夏五錢（洗），加生薑煎。如心下痞加枳實一錢，如有裏證加大黃。初一服一錢，次二錢，又三錢，邪盡則止。

15. **半硫丸**（半夏配硫黃）

【來源】《濟生方》

【主治】年高冷秘，及痃癖冷氣。

【用法】生硫黃研細；半夏湯浸，焙取末，二味等分和勻，用生薑自然汁打麵糊為丸，如梧桐子大，每服五十丸，空心溫酒、薑湯任下。

16.紫芝丸（半夏配五靈脂）

【來源】《百一選方》

【主治】痰血凝結。

【用法】用五靈脂（水飛）、半夏（湯泡）等分為末，薑汁浸餅丸梧子大。每飲下二十丸。

17.玉液湯（半夏配南星）

【來源】《聖濟總錄》卷六十五

【主治】咳嗽。

【用法】天南星（炮）、半夏（湯洗七遍，去滑）各一兩，上二味，粗搗篩。每服二錢匕，用水一盞煎，加生薑五片，同煎至七分，去滓放溫，食後、夜臥細細呷之。

18.半貝丸《普濟方》

【來源】《格言聯璧方》

【主治】風痰暑濕瘧疾，咳嗽多痰，癲癇瘰癧。

【用法】生半夏（漂）四兩，川貝母六兩，共研為細末。於端陽日合生半夏打汁為丸。每服一錢，或三錢。薑湯下。

19.半夏湯（半夏配瓜蔞）

【來源】《普濟方》卷一八七

【主治】胸痹，心下堅痞，急痛徹背，短氣煩悶，自汗出。

【用法】半夏（湯洗七次，切，焙）二兩半、瓜蔞實

一枚，上銼，如麻豆大。每服五錢，水二盞，加生薑一分（拍碎），煎至一盞，去滓溫服，一日三次。

20.半夏丸（半夏配瓜蔞仁）

【來源】《濟生續方》

【主治】肺臟蘊熱痰嗽，胸膈塞滿。

【用法】瓜蔞子去殼，別研；半夏湯泡七次，焙，取末。各一兩和勻，生薑自然汁打麵糊為丸，如梧桐子大，每服五十丸，食後用薑湯送下。

21.甘遂湯（半夏配甘遂）

【來源】《聖濟總錄》卷六十三

【主治】留飲病，脈伏，其人欲自利，利後乃快，雖利心下續結滿，此為留飲未除。

【用法】甘遂（炒令微黃）半兩、半夏（湯浸去滑，生薑汁炒乾）一兩，上為粗末。每服一錢匕，水一大盞，煎至七分，去滓，再入芍藥末並人參末一錢匕，蜜半匙頭，更煎三兩沸，空心、晚食前溫服。

氣虛人減服。

22.未名方（半夏配肉桂）

【來源】《肘後方》

【主治】霍亂腹脹。

【用法】半夏、桂等分，為末。水服方寸匕。

23.桂心半夏湯（半夏配桂心）

【來源】《普濟方》

【主治】霍亂轉筋。

【用法】桂心一兩、半夏一兩（湯浸七遍，去滑），上為末。每服一錢，煎生薑酒調下。如人行十里再服。

24. **止嗽散**（半夏配明礬）

【來源】《儒門事親》卷十五

【主治】咳嗽痰涎。

【用法】半夏一兩半（湯洗七次）、枯白礬四兩，上為末，生薑打麵糊為丸，如梧桐子大。每服二三十丸，空心溫酒送下。

25. **皂莢半夏丸**（半夏配皂莢）

【來源】《赤水玄珠》

【主治】咳逆欲死。

【用法】半夏一兩，皂角八錢（去皮弦，酥炙），為末，煉蜜為丸，如梧桐子大。每服三丸，棗湯吞下，日三服，夜一服。

26. **半夏湯**（半夏配檳榔）

【來源】《聖濟總錄》卷八十二

【主治】腳氣衝心，煩悶氣急，坐臥不安。

【用法】半夏（湯洗去滑，切，焙）一升、檳榔仁七枚，上㕮咀，如麻豆大。以水七升，煮取二升，去滓，分溫三服，如人行四五里一服。

27. **薯蕷半夏粥**（半夏配山藥）

【來源】《醫學衷中參西錄》

【主治】胃氣上逆，衝氣上行，以致嘔吐不止，聞藥氣則嘔吐益甚，諸藥皆不能下嚥。

【用法】生山藥一兩軋細，清半夏一兩，先將半夏用微溫之水淘洗數次，不使分毫有礬味。用做飯小鍋煎取清湯約兩杯半，去渣調入山藥細末，再煎兩三沸，其粥即成，和白砂糖食之。若上焦有熱者，以柿霜代砂糖，涼者

用粥送服乾薑細末半錢許。

28. 硝石半夏丸（半夏配硝石）

【來源】《普濟方》

【主治】老人風痰。大腑熱不識人，及肺熱痰實，咽喉不利。

【用法】半夏泡七次焙，硝石半兩，為末，入白麵一兩搗勻，水和丸綠豆大。每薑湯下五十丸。

29. 半消丸（半夏配芒硝）

【來源】《醫學入門》卷五

【主治】中脘停伏痰飲，致臂痛不能舉，左右時復轉移。

【用法】半夏二兩、風化硝一兩，上為末，生薑自然汁拓糊為丸，如梧桐子大。每服五十丸，生薑湯送下。（注：風化硝即玄明粉之別名。）

30. 半夏利膈丸（半夏配防風）

【來源】《普濟方》卷一〇四引《醫方集成》

【主治】風痰壅甚，頭疼目眩，咽膈不利，涕唾笛黏，胸中煩滿，酒癖停飲，嘔逆噁心，脅下急痛，腸中水聲，宰思昏憒，心鬆面熱。

【用法】防風（去蘆頭）、半夏（湯浸七遍，去滑）各一兩，上為末，入膏中，和搗百餘杵為丸，如梧桐子大。每服四十丸，以荊芥、薄荷湯送下，不拘時候。

31. 未名方（半夏配禹餘糧）

【來源】《聖濟總錄》

【主治】身面瘢痕。

【用法】禹餘糧、半夏等分為末，雞子黃和敷。先以

布拭乾，勿見風，日三。十日，十年者亦滅。

32.未名方（半夏配白芷）

【來源】《外台秘要》

【主治】諸骨哽咽。

【用法】半夏、白芷等分，為末。水服方寸匕，當嘔出。忌羊肉。

33.補虛方（半夏配白附子）

【來源】《博濟方》卷四

【主治】小兒久患脾胃虛弱，風邪中入，而致慢驚。

【用法】新羅白附子一兩（湯洗去皮）、大半夏一兩，各用白湯浸三日，每日換水三度，取出焙乾為末，以生薑自然汁，著二錢薑末，麵糊為丸，如綠豆大。每服三丸，溫粟米飲送下。

34.珍珠滾痰丸（半夏配巴豆）

【來源】《串雅內編》卷一

【主治】小兒痰塞心胸，及癲癇痰厥與喉閉有痰者。

【用法】半夏五十粒、巴豆三十粒（去殼），二味同煎，待半夏熟爛，取出巴豆，只用半夏，烘乾為細末，米糊為丸，如菜子大，朱砂為衣，曬乾。每服七丸，用蘿蔔汁拌上，大人倍之。

35.油滴散（半夏配胡椒）

【來源】《衛生總微》卷十

【主治】小兒胃氣虛冷，痰盛吐逆。

【用法】半夏（大者）十四枚（生）、胡椒四十九粒，上為粗末。每服半錢，水一小盞，入生油七滴，煎至五分，去滓服，不拘時候。

36.白蘞散（半夏配白蘞）

【**來源**】《劉涓子鬼遺方》

【**主治**】金瘡箭肉中不出，出箭。

【**用法**】白蘞二兩、半夏三兩（湯洗七遍，生薑浸一宿，熬過），二味為末。

調水服方寸匕，日三服。若輕淺瘡十日出，深二十日出，終不停在肉中。

37.許則仁半夏丸（半夏配小麥）

【**來源**】《景岳全書》

【**主治**】胃冷嘔逆不食。

【**用法**】半夏洗去滑一斤，小麥麵一斤，水和丸彈子大，水煮熟。初服四五丸，二服加至十四五丸，旋煮間服之。

38.苦酒湯（半夏配雞子）

【**來源**】《傷寒論》

【**主治**】少陰病，咽中傷生瘡，不能語言，聲不出者。

【**用法**】半夏（洗，破如棗核）十四枚、雞子一枚（去黃，納上苦酒著雞子殼中），上二味，納半夏著苦酒中，以雞子殼置刀環中，安火上，令三沸，去滓，少少含咽之，不瘥，更作三劑。

39.拔痹膏（半夏配廣膠）

【**來源**】《蘭台軌範》卷二

【**主治**】痹證，曆節。

【**用法**】生半夏（為末）、廣膠各等分，先用薑汁將膏煎烊，調入半夏。塗。

40.珍珠丸（半夏配白麵）

【來源】《醫方類聚》卷二四四引《醫林方》

【主治】小兒嘔吐不止。

【用法】半夏、白麵各等分，上為末，以生薑自然汁為丸，如綠豆大。每服三十丸，水煮熟服。

41.柳白散（半夏配柳白皮）

【來源】《聖惠方》卷五十七

【主治】蜘蛛咬作瘡，久不瘉者。

【用法】柳白皮一兩、半夏一兩，上並燒為灰，細研。以水調塗之。

三、藥對配伍應用

1. 半夏配石膏

半夏辛散苦燥溫通，性沉降，長於燥濕而化痰濁，降胃氣而止嘔，為治濕痰、氣逆嘔吐、胸脘痞滿之良藥；石膏辛甘大寒，入肺、胃二經，為清泄肺胃實熱之要藥。二藥配對，寒溫並用，既能清泄肺胃之熱，又能化痰降逆止嘔、止咳，有肺胃同治之妙用。莫枚士云：「胃熱犯肺者之治，當半夏石膏並用也。」

適用於 ① 胃熱濕阻，胃氣上逆所致脘腹痞悶，噁心嘔吐等症；② 痰熱壅肺所致的咳嗽氣喘，黃痰黏稠者；③ 肺胃俱熱或胃熱犯肺而喘嘔並見者。

半夏為 3～9 克，半夏生用毒性劇烈，一般宜製過用，降逆止嘔用薑半夏，燥濕和胃用法半夏，化痰消食用半夏麴；石膏常用 6～30 克，打碎先煎。半夏、石膏配

用，見於《傷寒論》小青龍加石膏湯，與桂枝、麻黃、白芍、生薑等藥同用，主治內飲化熱，外感風寒，咳而上氣，煩躁而喘的肺脹證；《醫宗金鑒》二陳湯，配陳皮、沉香等藥同用，主治哮喘氣急痰鳴者；《雜病廣要》引《證治大還》利膈豁痰湯，與白芥子、桔梗、檳榔等藥同用，主治氣鬱痰壅，鬱而化熱，飲食不下，喉中痰鳴之證。

二藥與陳皮、杏仁、桔梗、黃芩等藥同用，可治肺胃鬱火，咳嗽痰黃；與天竺黃、陳皮、膽星、黃連等藥同用，可治發熱煩躁，咳嗽痰黃，呼吸氣粗者。然藥對辛苦大寒，脾胃虛寒、陰虛內熱者忌用。

2. 半夏配黃芩

半夏味辛性溫且燥，入脾胃二經，功能化飲袪痰，和胃止嘔；黃芩味苦性寒，入肺經，苦燥肺中之痰，寒清肺中之熱。二藥配對，脾肺同治，既杜生痰之源，又清貯痰之器，共奏清肺化痰，降逆止咳之功。

適用於 ① 痰熱壅肺，肺氣上逆之咳嗽痰多色黃者；② 痰熱痞結，氣逆不降之嘔吐。

半夏常用 6～10 克，黃芩為 6～10 克。半夏、黃芩配用，出自《傷寒論》半夏瀉心湯，與黃連、乾薑、人參、大棗、炙甘草同用，主治寒熱錯雜之痞證；《袖珍方》卷一的黃芩半夏丸，用淡生薑湯送下，主治上焦有熱，咳嗽生痰。

二藥與黃連、乾薑、阿膠、小薊、黨參同用，可治消化道出血〔上海中醫藥雜誌，1984；（2）：23〕；與白朮、川芎、茯苓、澤瀉、鉤藤同用，可治梅尼爾氏病有熱象者

〔廣西中醫藥，1981；（2）：47〕。

然藥對性苦燥，脾胃虛弱者慎用。

3.半夏配乾薑

半夏辛溫而燥，為燥濕化痰，溫化寒痰之要藥；乾薑辛熱，主歸肺、脾、胃經，有溫肺化飲之功，既能溫散肺中寒邪而利肺氣之肅降，使水道通調而痰飲可化，又能溫脾胃去濕濁而絕生痰之源。二藥配對，協同為用，共奏溫脾肺，化痰飲之功。

適用於 ① 寒痰阻肺，咳嗽氣喘，咳痰清稀；② 胃寒氣逆的乾嘔、吐涎沫；③ 懸癰，咽熱暴腫。

半夏常用 6～10 克，乾薑為 3～10 克。半夏、乾薑配對，出自《金匱要略》卷中的半夏乾薑散，主治乾嘔吐逆，吐涎沫；《千金方》卷六的乾薑散，二藥等份為末少許著舌上，主治懸癰，咽熱暴腫；《普濟方》半夏丸，二藥用量比例為 2：1，為末，白麵糊丸，陳皮湯送下，主治久吐不止。

二藥與人參同用，可治妊娠及脾胃虛寒之嘔吐；與茯苓、陳皮同用，可治痰飲上逆嘔吐，胸脘痞悶，心悸眩暈；與神麴、山楂同用，可治飲食停滯，噯氣頻頻；與桔梗、牛蒡子、射干同用，可治懸癰；與黃芩、黃連、甘草同用，可治消化道疾病（十二指腸潰瘍、慢性胃炎、胃腸功能紊亂，腸炎，結腸癌）〔實用內科雜誌，1992；（3）：33〕；與黃芩、甘草、人參製成複方半夏膠囊，可治非潰瘍性消化不良〔中醫雜誌，1994；35（5）：292〕。

然藥對性溫燥，只宜於寒痰、濕痰，熱痰、燥痰、胃火上逆的嘔吐忌用。

4　半夏配枇杷葉

半夏辛散降逆，和胃止嘔；枇杷葉苦平泄熱，善降肺氣而消痰止咳，降胃氣而止嘔止呃逆。二藥配對，同入肺胃經，皆能肅肺氣及和胃降逆，寒溫並施，潤燥相兼，枇杷葉得半夏潤肺而無留痰之弊，半夏得枇杷葉燥濕而無劫陰之虞。共奏潤肺止咳，和胃降逆之功。

適用於 ① 咳嗽氣喘，日久不癒吐稀痰者；② 積熱上衝，食入嘔吐者。

半夏常用 6～10 克，枇杷葉為 6～10 克。半夏、枇杷葉配用，見於《本事方》竹茹湯，與山梔、陳皮等藥同用，主治積熱上衝，食已即吐者。二藥與人參、枳殼、桂心、訶黎勒等藥同用，主治風痰氣逆，不能食；與人參、茯苓、生薑、檳榔等藥同用，可治嘔吐，中脘如痞，膈間之氣不利。

現代多用於治療痰濕中阻，胃失和降之嘔噦呃逆等症。然藥對辛散苦泄，陰虛燥咳、血證忌用。

5. 半夏配薤白

半夏、薤白均為辛溫之品，同入肺胃大腸經。然薤白能理氣寬中，溫中通陽；半夏能燥濕化痰，消痞散結。二藥配對，相須為用，共奏化痰散結，理氣止痛之功。適用於胸痹心痛徹背，肺氣喘急，胃脘不舒等症。

薤白常用 5～10 克，半夏為 5～10 克。薤白、半夏配用，見於《金匱要略》瓜蔞薤白半夏湯，與瓜蔞、白酒同用，主治胸痹不得臥，心痛徹背者。

現代臨床將此藥對，與丹參、三七、檀香等藥同用，治療冠心病；與浙貝母、白芥子、乳香、沒藥同用，治療

乳腺增生；與紫菀、款冬花等藥同用，治療老年咳喘；與杏仁、石菖蒲、射干、紫菀等藥同用，治療慢性支氣管炎；與枳殼、大腹皮、葛根、丹參等藥同用，治療慢性膽囊炎等，均取得了良好的效果。然藥對味辛性溫，痰熱阻胸者忌用。

6. 半夏配天麻

半夏辛溫，為治濕痰要藥，長於燥濕化痰；天麻甘平，為治風痰之要藥，善於息風止暈。前人有「無痰不作眩之說」。用半夏燥濕化痰以治其本，用天麻息風平肝而治其標。二藥配對，標本兼顧，功專化痰息風，治眩暈、頭痛。《脾胃論》云：「足太陰痰厥頭痛，非半夏不能療，眼黑頭眩，虛風內作，非天麻不能除。」適用於風痰上擾，症見眩暈頭痛，胸悶嘔惡，苔白膩，脈弦滑。

半夏常用 6～10 克，天麻為 10 克，切片另煎兌服。半夏、天麻配用，見於《醫學心悟》半夏白朮天麻湯，與白朮、茯苓、橘紅等藥同用，主治風痰上擾之眩暈頭痛，胸悶嘔惡等症。《聖濟總錄》天麻丸，與川芎、荊芥穗、木香、附子、肉桂等藥同用，主治偏正頭痛，眼目昏花、或頭目眩暈，起坐不能者。二藥與茯苓、生薑同用，可治驚風而痰涎壅盛者；與川芎、鉤藤、桑寄生、白芥子等藥同用，可治眩暈。然藥對甘溫，無補益之功，精血不足，腦髓失養之眩暈者忌用。

7. 半夏配天南星

半夏與天南星均味辛性溫，燥濕化痰。然半夏專入脾胃經，主治頑痰，且能降逆止嘔；天南星專走經絡，善治風痰，又能祛風定驚。二藥配對，半夏燥濕健脾，以杜生

痰之源，天南星開泄化痰，以搜經絡中之風痰，共奏祛風化痰之功。又半夏辛散消痞、化痰散結，生南星生用能散結消腫止痛，二藥配用，又有化痰散結，消腫止痛之能。

適用於 ① 風痰停飲，咳嗽喘促；② 風痰壅滯，頭痛眩暈；③ 中風仆倒，口眼喎斜，舌強語塞以及癲癇驚風等症。

半夏常用 6～10 克，天南星為 3～10 克。半夏、天南星配對，見於《聖濟總錄》卷六十五的玉液湯，主治胸膈痰涎。《活人心書》卷下的如意膏，主治風痰停飲，咳嗽喘促；《仁齋直指》卷七的二聖飲，主治風痰；《普濟方》卷三七八的天南星丸，主治男子婦女上膈痰壅，頭目昏眩，咽喉腫痛；小兒驚癇潮熱，一切涎積。

二藥與陳皮、枳實同用，可治痰濕壅滯所致的咳嗽痰多稀薄，胸膈脹悶，苔膩之證；與白附子、川烏等藥同用，可治風痰阻絡引起的手足麻木、半身不遂、口眼喎斜之證；二藥生用，白酒調敷或雞蛋清調敷，可治癰疽瘡毒。然藥對溫燥有毒，陰虛燥咳、血證、熱痰、燥痰應慎用，妊娠期忌用。

8. 半夏配瓜蔞

半夏辛溫燥烈，化痰降逆，消痞散結；瓜蔞甘苦微寒，清熱化痰，寬胸散結。二藥配對，相須為用，共奏化痰散結，寬胸消痞之功。適用於 ① 痰熱互結於胸，氣鬱不通之胸脘痞滿，或痰濁膠結所致的胸痹疼痛；② 痰熱壅肺之胸膈痞滿，氣逆咳嗽，吐痰黃稠等。

清半夏常用 6～10 克，瓜蔞為 10～30 克。半夏、瓜蔞配對，見於《傷寒論》小陷胸湯，與黃連同用，主治痰熱互結，

胸脘痞悶，按之則痛，或咳黃稠痰等症。《普濟方》卷一八七的半夏湯，主治胸痹，心下堅痞，急痛徹背，短氣煩悶，自汗出；《濟生方》卷二的半夏丸，主治肺臟蘊熱，痰嗽，胸膈痞塞；現代臨床常將此藥對，與薤白同用，治胸陽不振，氣滯痰阻所致的胸痛徹背，咳嗽唾短氣；與枳實、生大黃、芒硝同用，治痰熱互結，腑氣不通，發熱，胸膈痞滿而痛，甚則神昏譫語，腹脹便秘；與僵蠶、蟬蛻、黃芩、大黃同用，治溫病三焦火熱，胸膈痞滿，大便不通，譫語狂亂不識人。然藥對性燥而滑利，陰虛不足、便溏者忌用。

9. 半夏配藿香

半夏與藿香，皆入脾胃經。然藿香氣芳香，長於化濕悅脾，寬中快氣，和胃止嘔；半夏性燥烈，偏於燥濕和胃，降逆止嘔。二藥配對，一以芳化，一以溫燥，有協調脾胃之功，並有較強的止嘔之力，共奏清熱祛濕，和胃止嘔，醒脾增食之功。適用於暑濕、濕溫初起而見身重倦怠、惡寒發熱，脘痞不舒，舌苔黏膩等。

半夏常用 6～10 克，藿香為 6～12 克。半夏、藿香配對，見於《太平惠民和劑局方》的藿香半夏湯，與丁香等藥同用，主治胃中停飲嘔逆之證；其藿香正氣散，二藥與紫蘇、陳皮、茯苓、厚朴等藥同用，主治暑濕證、濕溫證初起。

二藥與厚朴、茯苓同用，同用，可治濕溫初起，邪在氣分，濕重於熱而見身熱不揚，身重肢倦，胸脘痞悶，口膩不渴；《中藥臨床應用大全》謂：治療神經性嘔吐，用藿香、半夏各 6 克，黃連 3 克。水煎頻頻飲服，有效。然藥對芳化燥烈，熱痰、燥痰、濕熱者不宜使用。

10.半夏配硫黃

半夏辛溫，體滑性燥，能走能散，能燥能潤，和胃健脾，降逆止嘔，消痞散結，通陰陽，潤腎燥，利大便；硫黃酸溫純陽，補命門真火之不足，性雖熱而疏利大腸，且不燥澀，可通腑氣利大便。二藥配對，相得益彰，共奏補命火，通陰陽，和腸胃，行寒滯，降火通便之功。適用於老人虛寒便秘。

半夏常用 6～10 克，硫黃為 1～3 克，為末，入丸散，或取半夏汁沖硫黃末。半夏、硫黃配對，出自《太平惠民和劑局方》半硫丸，主治老年人虛冷便秘寒濕久泄便秘。然藥對性溫，實熱便秘忌用。

11.半夏配皂莢

半夏辛溫有毒，功專燥濕化痰；皂莢味辛性溫，有小毒，辛散走竄，具祛痰、搜風、開竅之力，善治風痰壅盛、關竅阻閉之證。二藥配對，相使為用，皂莢得半夏之佐，則祛痰之力大增，痰去則氣降，氣降則風息，清竅自開，共奏祛風痰、開關竅之功。適用於 ① 中風痰厥之卒然昏迷，口噤不開，喉中痰聲轆轆等症；② 痰濕壅滯，胸悶咳喘、痰多、質黏難出。

治中風痰厥，取半夏、皂莢等分研末，吹少許入鼻以取嚏；治痰濕壅滯半夏常用 10 克，皂莢為 6 克。半夏、皂莢配用，二藥等份研末（各 1 克），吹少許入鼻以取嚏，而收開關通竅，清神醒腦之效。二藥與穿心蓮、胎盤、紅棗浸水煎，酒精提取獲得浸膏，製成片劑，可治慢性支氣管炎〔人民軍醫，1977；（11）：48〕。然藥對溫燥辛散走竄之力強，非頑痰證體質壯實者不宜輕投；孕婦、

陰虛及有出血傾向者慎用。

12.半夏配貝母

半夏辛溫而燥，為燥濕化痰，溫化寒痰之要藥；貝母味寒微苦，能清泄肺熱化痰，又味甘質潤能潤肺止咳《本草匯言》謂「貝母，開鬱、下氣、化痰也。潤肺消痰，止咳定喘，則虛勞火結之證，貝母專司首劑。」二藥配對，一潤一燥，相反相成，共奏化痰止咳，消痞散結之功。

適用於 ① 濕痰咳嗽，偏寒偏熱均可酌情配合使用；② 癥疸瘰癧。

半夏常用 3～10 克，貝母為 6～12 克，根據病性之寒熱酌情增減二藥的用量。半夏、貝母配對，見於《文堂集驗方》卷一的二仙丹，主治咳嗽；《魏氏家藏方》卷一的半貝丸，主治風痰水濕癧疾，咳嗽痰多，飲食無味，癇眩。二藥與黃芩、知母、瓜蔞同用，可治咳嗽痰多色黃者；與陳皮、茯苓同用，可治痰多色白如泡沫者；與葶藶子、蘇子、杏仁同用，可治咳喘劇烈者；與百部、款冬花、紫菀同用，可治久咳不止者；與前胡、瓜蔞、黃芩、石膏等藥同用，可治肺胃鬱火，咳嗽痰黃，面赤脈數；與南星、黃連、天花粉、羌活等藥同用，可治肥人卒中，口眼喎斜，手足麻木。

然二藥均反烏頭，配伍組方時應注意。

13.半夏配陳皮

半夏辛溫燥烈，燥濕化痰，降逆止嘔；陳皮辛苦性溫，長於理氣健脾，燥濕化痰。二藥配對，半夏得陳皮之助，則氣順痰自消，化痰濕之力尤甚；陳皮得半夏之輔，則痰除而氣自下，理氣和胃之功更著。二者相使相助，共

奏燥濕化痰，健脾和胃，理氣止嘔之功。

適用於 ① 痰濕上犯之胸膈脹滿，咳嗽痰多等症；② 脾胃失和，濕濁內蘊而致脘腹脹滿，噁心嘔吐等。

半夏常用 6～10 克，陳皮為 6～10 克。半夏、陳皮配用，見於《太平惠民和劑局方》二陳湯，與茯苓、炙甘草、生薑、烏梅同用，主治濕痰咳嗽，痰多色白易咳，胸膈痞悶，噁心嘔吐，肢體困倦，或頭眩心悸。

二藥與膽南星、杏仁、蘇子、萊菔子等藥同用，可治咳嗽痰多，胸膈痞滿，納穀減；與砂仁、丁香同用，可治停痰結氣而嘔；與蒼朮、香附、川芎、木香等藥同用，可治肝鬱氣滯，痰濕內阻的經閉；與蒼朮、神麴、黃連、梔子等藥同用，可治膈有痰熱，吞酸嘈雜；與杏仁、白芥子等藥同用，可治脾虛痰盛不運；與知母、貝母等藥同用，可治燥咳發熱唇焦，煩渴引飲，喘咳短息；與蒼朮、厚朴同用，可治食積咳嗽，胸悶；與僵蠶、黃連、荷爾蒙葉等藥同用，可治眼胞及周身痰核；與炮薑、砂仁、大棗同用，可治傷飲惡飲，傷食惡食，嘔而腹滿；與檀香、砂仁同用，可治胃有停飲，或傷冷食，胸痞脘痛，嘔吐黃水；與天麻、菊花、鉤藤等藥同用，可治痰暈、風痰上擾，頭昏目眩，猝然暈倒；與麻黃、杏仁同用，可治外感風寒，內有濕痰，傷風傷冷，咳嗽痰多，胸悶氣促。然藥對性溫燥，熱痰、燥痰之證忌用。

14. 半夏配竹茹

半夏味辛燥濕化痰，降逆止嘔，消痞除滿；竹茹味甘微寒，消痰開鬱，清熱止嘔。半夏性溫偏熱，善袪濕痰而和胃止嘔；竹茹微寒，長於清化熱痰，清膽和胃而止嘔。

二藥配對，一寒一熱，相制為用。共奏健脾燥濕，和胃止嘔之功。適用於 ① 痰涎壅盛，肺氣不利之咳嗽痰多之症；② 脾胃不和或膽胃不和所致胃氣上逆之嘔惡、噯氣、呃逆等症。

半夏常用 6～10 克，竹茹為 6～10 克。半夏、竹茹配用，見於《三因極一病證方論》溫膽湯，與枳實、陳皮、茯苓、甘草同用，主治膽胃不和，痰熱內擾，虛煩不眠，或嘔吐呃逆，以及驚悸不寧，癲癇等證。二藥與南星、枳實、石菖蒲、茯苓等藥同用，可治中風痰迷心竅，舌強不能言；與山楂、麥芽、神麴同用，可治食痰內積的嘔吐、呃逆。然藥對味甘辛，肝胃不和之嘔惡，慎用。

15.半夏配夏枯草

半夏辛溫燥烈，化痰濁，消痰散結，通降和胃，藥理研究認為半夏有良好的鎮靜和安定作用；夏枯草辛苦性寒，宣洩肝膽鬱火，暢利氣機之運行，補養厥陰。二藥配對，能宣散肝火，化痰濁，調和肝胃，順接陰陽。適用於痰火鬱結的各種病症。

半夏常用 6～10 克，夏枯草為 10～15 克。半夏、夏枯草配對，見於《醫學秘旨》夕句方，主治陰陽違和，二氣不交之失眠；《顧氏醫經讀本》昆布散，與昆布、香附、玄參、牡蠣等藥同用，主治馬刀，虛痰入絡，項側強硬。朱良春經驗：用於肝火內擾，陽不交陰之不寐，二藥加珍珠母，屢獲效驗，並引用治療多種肝病之頑固性失眠〔上海中醫藥雜誌，1983，（3）：31〕。劉春圃經驗：二藥與黃連、肉桂同用，交通心腎，可治心腎不交的失眠（《北京市老中醫經驗選編》）。然藥對苦燥，孕婦慎用。

16. 半夏配旋覆花

半夏味辛性溫，消痰散結，健脾和胃；旋覆花苦辛微溫，開結消痰，下氣行水，降氣止噫。然半夏偏於燥濕化痰，旋覆花長於宣肺，下氣行水。

二藥配對，一燥一宣，互為其用，共奏祛痰止咳，和胃止嘔之功。適用於 ① 痰飲壅肺之咳喘及寒濕犯胃所致的嘔吐噫氣；② 支飲，胸悶短氣，咳逆倚息不得臥，面浮肢腫，心下痞堅等症。

半夏常用 6～10 克，旋覆花為 3～10 克，包煎。半夏、旋覆花配用，出自《傷寒論》旋覆代赭湯，與人參、生薑、代赭石、甘草、大棗同用，主治胃氣虛弱，痰濁內阻的心下痞硬，噫氣不除。二藥與細辛、生薑同用，可治寒痰喘咳而兼有表證者；與蘇梗、厚朴、香附等藥同用，可治痰氣鬱結所致的梅核氣證；與葶藶子、大棗同用，可治滲出出性胸膜炎；與蒼朮、公丁香、煨薑同用，可治頑固性呃逆。然藥對味辛性溫降逆，陰虛燥咳及氣虛便溏者宜慎用。

17. 半夏配麥冬

半夏辛溫燥烈，燥濕健脾，化痰降逆；麥冬甘苦微寒，養陰益胃，潤肺清心，滋而不膩。二藥合用，潤肺胃而降逆氣，清虛熱而化痰濁，潤而不膩，燥不傷陰。適用於熱病傷陰、肺胃陰虛及肺癰、肺痿等病，以虛熱日久，咳唾氣逆，口乾舌紅，嘈雜欲嘔等症。

半夏常用 6～10 克，麥冬為 10～20 克。半夏、麥冬配用，出自《金匱要略》麥門冬湯，與甘草、粳米等藥同用，主治胃陰虛證的氣逆嘔吐，口渴咽乾；《傷寒論》竹

葉石膏湯，與竹葉、石膏、人參、甘草同用，主治熱病之後，餘熱未清，氣陰兩傷，虛羸少氣，嘔逆煩渴，或虛煩不得眠，舌紅少苔，脈虛而數；以及暑熱所傷，發熱多汗，煩渴喜飲，舌紅乾，脈虛數。

二藥與石斛、天花粉同用，可治胃陰不足，胃火上逆，口舌糜爛，舌紅而乾；與知母、黃連同用，可治胃火熾盛，消穀善饑，舌紅脈數者。與厚朴、桔梗、射干、鬱金等藥同用，可治梅核氣；與白朮、黃連、菖蒲、竹茹、南星等藥同用，可治中風痰熱，舌強難言，神氣不清；與竹茹、棗仁、人參、南星等藥同用，可治小兒急驚風，脾虛氣弱，痰多有熱；與陳皮、茯苓等藥同用，可治慢性胃潰瘍、慢性胃炎、胃黏膜脫垂。然藥對辛散苦燥，婦女妊娠期慎用。

18. 半夏配麻黃

半夏與麻黃均具有溫肺化飲，止咳平喘作用，然麻黃味辛性溫，宣發肺氣，長於平喘；半夏味辛性溫，肅降肺氣，長於燥濕化痰。二藥配對，一宣一降，使濁氣得以呼出，清氣得以降納，共奏溫肺化飲，止咳平喘之功。適用於痰飲喘咳之證。

半夏常用 3～10 克，麻黃為 3～10 克。半夏、麻黃配用，見於《傷寒論》小青龍湯，與桂枝、細辛、乾薑、五味子等藥同用，主治寒痰冷飲伏肺證；溢飲浮腫，咳嗽喘滿者。

二藥與桃仁、川芎等藥同用，可治喘咳而有痰瘀阻結者；與射干、紫菀、款冬花、五味子等藥同用，可治痰飲鬱結，氣逆喘咳證，症見咳而上氣，喉中有水鳴聲，或胸

膈滿悶，或吐痰涎，苔白或膩，脈弦緊或沉緊；與厚朴、石膏、杏仁、細辛等藥同用，可治咳而大逆，上氣胸滿，喉中不利，如水雞聲，其脈浮者。然藥對辛散燥熱，氣虛多汗、陰虛燥咳、肺熱咳喘者忌用。

19.半夏配神麴

半夏辛溫苦燥，擅入脾肺，長於燥濕化痰，又入胃經，可和胃降逆；神麴辛甘而溫，甘而不壅，善助中焦脾土，健脾暖胃，消食化滯，且可化痰除濕。而痰濕作祟，生於脾而貯於肺；食滯為患，源於脾而見於胃。二藥配對，相使為用，標本同治，共奏燥濕健脾，化痰消食之功。適用於脾虛失運，食濕不化，脘痞腹脹，咳嗽痰多，霍亂吐逆等症。

半夏常用 6～10 克，神麴為 6～10 克，布包煎。半夏、神麴配用，見於《丹溪心法》保和丸，與山楂、萊菔子、陳皮、茯苓、連翹同用，主治食積內停之胸脘痞悶或脹痛，噯腐吞酸，厭食嘔吐，大便稀溏，苔黃膩，脈滑數。二藥與枳實、白朮同用，可治脾胃虛弱，飲食停滯之脘腹痞滿，不思飲食；與白朮、人參、枳實、乾薑等藥同用，可治脾虛氣滯，寒熱互結的心下痞滿，不思飲食，體倦乏力，食少不化，大便不暢；與人參、白朮、山楂、麥芽等藥同用，可治脾胃虛弱，飲食內停的食少難消，脘腹痞滿，大便溏薄。然藥對辛溫苦燥，陰虛火旺者忌用。

20.半夏配茯苓

半夏苦辛性溫，功擅燥濕化痰，和胃降逆，消痞散結；茯苓味甘淡，長於補脾，利水濕，且補而不膩，利而不猛，既能扶正，又可祛邪。二藥配對，一為溫燥化濕，

一為淡滲利濕；一為降逆止嘔治其標，一為健脾和中治其本。共奏健脾利水，燥濕化痰，利水寧心之功。適用於脾虛濕停，胃氣不降之脘痞腹脹，呃逆嘔吐，大便溏瀉，或咳嗽痰多等症。

半夏常用 6～10 克，茯苓為 10～30 克。半夏、茯苓配對，出自《傷寒大白》半夏茯苓湯，主治中焦閉塞，則周身不能敷布，但頭有汗。《雲岐子脈訣》半夏湯，主治嘔逆，寒在上焦，脈緩者；《產科發蒙》卷四的白丸子，主治產後腹中有塊，上衝欲吐者。

二藥與生地黃、橘皮、細辛、人參、生薑等藥同用，可治妊娠惡阻，心中憒悶，心煩吐逆，惡聞食氣，頭眩重，四肢關節疼痛沉重，多臥少起，惡寒汗出，疲極黃瘦。然藥對燥濕滲利，陰虛內熱者不宜使用。

21.半夏配秫米

半夏辛苦性溫，燥濕化痰而降逆和胃，調陰陽和表裏，使陽入陰而令安眠；秫米味甘微寒，健脾益氣而升清安中，製半夏之辛烈。二藥配對，一瀉一補，一升一降，具有調和脾胃，舒暢氣機的作用，使陰陽通，脾胃和，其人即可入睡，為治「胃不和，臥不安」的良藥。

張錫純言：「觀此方之義，其用半夏，並非為其利痰，誠以半夏生當夏半，乃陰陽交換之時，實為由陽入陰之候，故能通陰陽表裏，使心中之陽漸漸潛藏於陰，而入睡鄉也。秫米即稷之米（俗稱高粱），取其汁漿稠潤甘緩，以調和半夏之辛烈也。」適用於脾胃虛弱，或胃失安和之夜寢不安等症。

半夏常用 6～10 克，秫米為 10～15 克。半夏、秫米

配對，出自《內經》半夏秫米湯，主治胃不和，夜不得眠之症。明·張景岳謂「治久病不寢者神效。」現臨床多用於治療饑飽不調，有傷脾胃及脾胃虛弱，運納失常所致的胃中不和，症見夜臥不安，或胃脘痛，或反胃吞酸，或嘈雜似饑等症。然藥對苦溫，妊娠期慎用。

22. 半夏配柴胡

半夏辛溫而燥，降逆燥濕，開結和中，治心下痞滿；柴胡苦辛微寒，清透膽熱，疏達氣機，療寒熱往來。柴胡作用偏於清散，而半夏作用則偏於燥濕。二藥配對，一溫一寒，各展其長，共奏清膽調氣，開結和中之功。適用於往來寒熱，胸脅苦滿，脅痛，脅脹等證。

半夏常用 6～10 克，柴胡常用 3～10 克。半夏、柴胡配用，見於《傷寒論》的小柴胡湯，與黃芩、人參、生薑、大棗、炙甘草同用，主治傷寒少陽病，症見往來寒熱，胸脅苦滿，嘿嘿不欲飲食，心煩喜嘔，口苦咽乾，目眩，舌苔薄白，脈弦；《婦人良方》卷十四的清脾飲，與青皮、厚朴、草果仁、黃芩等藥同用，可治瘧疾的熱多寒少，或但熱不寒，口苦咽乾，大便秘結，小便赤澀，脈弦數。二藥與黃芩、炙甘草、五味子、乾薑同用，可治肺寒氣逆；與當歸、桃仁、延胡索等藥同用，可治傷寒，熱入血室，少腹疼痛而兼瘀血症狀者。然藥對中半夏溫燥而有毒，孕婦忌用。

23. 半夏配甘遂

半夏味辛性溫，燥濕化痰，降逆化飲，和暢氣機，為燥無形痰濕之上品；甘遂味苦性寒，破氣行水，善行腸間經隧之飲邪，對腸間留飲膠結者尤為專長，為瀉有形水飲

之專藥。二藥配對，寒熱並用，以半夏之辛溫緩甘遂之峻烈及其毒性，相輔相成，共奏攻逐水飲，散結除痰之功。適用於飲留胃腸，脈伏，其人如自利，利後反快，雖利但心下仍堅滿者。

半夏常用 5～10 克，甘遂為 1.5～3 克，空服，晚飯前頓服，以快速滌除痰飲之邪。半夏、甘遂配用，見於《傷寒論》甘遂半夏湯，主治留飲證，證見脈伏，忽然自欲下利。二藥與鱉甲、三棱同用，可治脅下痞塊；與茯苓、澤瀉、大腹皮等藥同用，可治腹水，與乾薑、桂枝等藥同用，可治脾陽虛，腹大如鼓。然藥對辛行苦燥，有毒，有耗氣之弊，且藥力峻猛，中病應即止，不可久服，體虛之人慎用，氣虛之人減量，孕婦忌用。

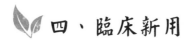

四、臨床新用

1. 治冠心病、心房纖顫

冠心病見胸悶氣短，胃脘痞滿，舌苔黃厚，用清半夏配全瓜蔞、黃連、檳榔、焦三仙，水煎服，3 劑症狀減輕，8 劑心電圖提示心肌缺血明顯改善，症狀得以控制。冠心病伴心房纖顫者，用清半夏配青竹茹、膽草、茯神、琥珀、太子參等，連服 15 劑症狀大減，1 月後心電圖恢復正常〔中醫藥資訊，1986；（6）：27〕。

2. 治病毒性心肌炎

小半夏加茯苓等，治療病毒性心肌炎 11 例，服藥後病人不但臨床症狀完全消失，超聲心動圖亦示恢復正常。此方不但對冠狀動脈供血不足有康復作用，而且對個別病

人瓣膜損害的復原亦較滿意〔上海中醫藥雜誌，1983；（9）：26〕。

3.治室上性心動過速

以半夏、生石菖蒲等分研成細末，用時取少許吹入患者鼻腔，取嚏3〜8次。治療14例室上性心動過速者，在取嚏後5〜10分鐘，恢復正常心律者13例，無效1例〔中醫藥研究，1990；（2）：31〕。

4.治尿毒症

以薑半夏配附片、炒白朮、黃耆等，水煎服，治療尿毒症15例。其中6例症狀消除，尿素氮下降30%或轉為正常，貧血改善；8例症狀明顯改善；1例無效〔浙江中醫雜誌，1987；22（11）：484〕。

5.治損傷性閉合性氣胸

半夏配蘇子、陳皮、五味子、山萸肉等，水煎服，每日1劑。治療15例，結果治癒13例，無效2例〔中醫骨傷科雜誌，1986；2（2）：35〕。

6.治子宮頸癌、賁門癌等

以掌葉半夏提取物（水溶性部分）製成片劑口服，並以其栓劑貼敷宮頸，棒劑塞入宮頸管，治療各期子宮頸癌247例，療程均在2個月以上。結果近期治癒63例，顯效84例，有效44例。其中I期有效率96.7%〔上海醫藥，1978；（1）：13〕。

用半夏中的另一種有效成分葫蘆巴鹼製成栓劑治療宮頸癌，用藥1個月後，宮頸光滑，刮片無癌細胞〔王浴生主編·中藥藥理與應用·北京：人民衛生出版社·1983：383〕。

　　鮮半夏剝去外皮，搗成糊狀製丸，日服 3～4 次，每次 2 克，置於舌根部咽下。治療食管、賁門癌梗阻 30 例，其中 25 例食管癌梗阻患者，有效 12 例，顯效 9 例，無效 4 例。5 例賁門癌梗阻中，有效 3 例，顯效 2 例。用藥一般不超過 30 日。對食管癌潰瘍型不宜使用。縮窄型用之無效〔新中醫，1988；20（1）：34〕。

7. 治甲狀腺腫瘤

　　以生半夏 10 克，隨證加味，水煎 15 分鐘以上，隔日或 2～3 日 1 劑，連服 20 劑。治療 91 例，痊癒（超音波檢查腫物消失）48 例，有效（腫物縮小 1/3 以上）15 例，無效 28 例，總有效率為 69.2%。治癒者最多服 135 劑，最少 25 劑，平均 71 劑〔福建中醫藥，1992；23（2）：39〕。

8. 治帶狀皰疹

　　生半夏 9 克，生南星 12 克，雄黃 6 克，半邊蓮 12 克，白芷 12 克，冰片 3 克，將上藥按量分別研細過篩，充分混合均勻，裝瓶備用。患者局部出現紅腫。有小泡或未潰流水者，可用白酒將粉調成稀糊狀用，用鵝毛蘸塗患處；若出現潰破者，則一般用菜油調塗，每日用藥 3～4 次，一般 1 日後症狀減輕，3 日後症狀大減，逐漸痊癒〔新中醫，1981；（2）：43〕。

附
1

國老帝師——甘草

　　甘草，為豆科多年生草本植物甘草、脹果甘草或光果甘草的根及根莖。主產內蒙古、山西、甘肅、新疆等地。春、秋季採挖，除去鬚根，曬乾。切厚片，生用或蜜炙用。

　　甘草，始載於《神農本草經》，列為上品。因其味至甘，性平和，故以其味至甘而得名。清·吳儀洛在《本草從新》中總結甘草的功效「生用氣平，補脾胃不足，而瀉心火。炙用氣溫，補三焦之氣，而散表寒。入和劑則補益，入汗劑則解肌，入涼劑則瀉邪熱，入峻劑則緩正氣，入潤劑則養陰血，能協和諸藥，使之不爭。生肌止痛，通行十二經，解百藥毒。故有國老之稱。」國老即帝師，雖非君而為君所宗。藥性能升降浮沉，可上、可下、可內、可外，藥功有和、有緩、有補、有瀉，居中之道盡矣。本品味甘性平。歸心、肺、脾、胃經。主要功效為益氣補中，清熱解毒，祛痰止咳，緩急止痛，調和諸藥。

　　【主要成分】含甘草甜素，為甘草酸的銨、鉀和鈣鹽，是甘草的甜味成分，甜味約為蔗糖的 50 倍。甘草甜

素是一種三萜皂甙，水溶液有起泡性，但無溶血作用。甘草酸水解後產生一分子的甘草次酸和二分子的葡萄糖醛酸。甘草次酸則有溶血作用。尚含多種黃酮類化合物，如甘草素、異甘草素、甘草甙、異甘草甙、新甘草甙等。此外，還有苦味質（大多存在於木栓細胞中）、樹脂及天冬醯胺、甘露醇等。近年來發現一種具有抗潰瘍作用的FM100及甘草酮 II 和具有免疫抑制作用的 Lx。

【主治病證】① 用於心氣不足的心動悸，脈結代，與脾氣虛弱的倦怠乏力，食少便溏。② 用於痰多咳嗽。③ 用於脘腹及四肢攣急作痛。④ 用於藥性峻猛的組方中。⑤ 用於熱毒瘡瘍，咽喉腫痛及藥物、食物中毒等。

【配伍規律】甘草配黨參，健脾益氣，治脾虛氣弱的倦怠乏力，食少便溏；甘草配小麥、大棗，緩急安神，治心氣虛而見心神不寧的臟躁證；甘草配白芍，補脾益氣，緩急止痛，治脾虛肝旺所致的脘腹攣急作痛；甘草配桔梗，清熱解毒利咽，治熱毒蘊結，上攻咽喉所致的咽喉腫痛；甘草配黑豆，可解食物或砒霜中毒。

【用法用量】煎服，3～10 克。清熱解毒宜生用，補中緩急宜炙用。

【使用注意】1. 濕盛脹滿，浮腫者忌服。

2. 長期大劑量服用生甘草，可引起浮腫、鈉瀦留、血壓升高、痙攣麻木、頭暈、頭痛等不良反應。

3. 反大戟、芫花、甘遂、海藻：《本草經集注》最早記載甘草「反甘遂、大戟、芫花、海藻四物」，宋代《太平聖惠方》在「相反藥項」首次集中列舉相反藥十八味，其中就有「甘草反大戟、芫花、甘遂、海藻」的記載。此

後，沿襲為十八反的配伍禁忌。但細考古今文獻，歷代不少著名醫家仍以甘草與甘遂、大戟、芫花、海藻配用。付諸臨床。如仲景《金匱要略》治療痰飲咳嗽，就用甘草與甘遂等藥配伍，相反相成，去留飲效佳；《本草綱目》載東垣散腫潰堅湯，《醫宗金鑑》所載通氣散堅丸，《瘍醫大全》所錄內消瘰癧丸，《外科正宗》所出的海藻玉壺湯，均有海藻與甘草同用的記載。現在臨床醫生應用海藻與甘草配伍，治療癭瘤、乳癖、子宮肌瘤、乳腺癌、盆腔炎、冠心病、高血壓、斑禿等疾病，取得滿意療效。而現代藥理研究尚無定論。

【藥理研究】

1.腎上腺皮質激素樣作用

小劑量甘草甜素有糖皮質激素樣作用，甘草甜素鉀鹽等有鹽皮質激素樣作用〔中山醫學院・藥理學・北京：人民衛生出版社・1979：247〕。

2.對消化系統的作用

甘草浸膏有抗潰瘍、抑制胃酸、保肝作用〔蔡永敏，等・最新中藥藥理與臨床應用・北京：華夏出版社・1999：437〕。

3.抗炎作用

各種甘草次酸樣品均具有抗炎作用〔金巧秀，等・甘草鋅的抗炎作用・中國藥學通報 1990；6（2）：104〕。

4.抗菌殺蟲作用

甘草次酸鈉在體外對結核桿菌、大腸桿菌、阿米巴蟲及滴蟲均有抑制作用〔金巧秀，等・甘草鋅的抗炎作用・中國藥學通報 1990；6（2）：104〕。

5. 抗變態反應作用

甘草甜素能抑制肥大細胞顆粒和組胺的釋放〔楊柳，等·甘草的抗 I 型變態反應實驗及應用研究·實用中西醫結合雜誌，1997；7（9）：565〕。

6. 抗病毒作用

甘草多糖、甘草甜素具有抗肝炎病毒、愛滋病毒的作用〔李紅捷，等·甘草甜素抗愛滋病毒的活性·國外醫學·中醫中藥分冊，1989；11（6）：32〕。

7. 解毒作用

甘草甜素、甘草酸等均有解毒作用〔李德華，等·甘草化學成分與藥理作用研究進展，1995；12（5）：31〕。

8. 止咳祛痰作用

甘草的鎮咳作用與抗炎無關，而是通過中樞產生的〔趙樹進，等·甘草及其提取物對豚鼠 β-腎上腺素受體耐受性的保護作用·中國中藥雜誌，1991；16（6）：370〕。

9. 其他

甘草還具有抗心律失常〔李新芳，等·18β甘草次酸鈉對實驗性心律失常的影響·中國中藥雜誌，1992；17（3）：176〕、降血脂、抗動脈粥樣硬化作用〔王浴生主編·中藥藥理與應用·北京：人民衛生出版社·1983：264〕

一、單方應用

1. 《千金要方》以甘草煎湯浸漬，治手指腫痛。
2. 《千金要方》用甘草煎汁飲服，治食牛肉中毒。

3.《養生必用方》甘草一尺，並切，以水五升，煮取三升，漬洗之，日三五次，治陰下濕癢。

4.《怪證奇方》甘草箭蜜塗，治燙火灼瘡。

5.《臨床藥物新用聯用大全》甘草 50 克，水煎分 3 次飯前服，治血栓性靜脈炎。

6.《臨床藥物新用聯用大全》甘草粉 5 克，每日 3 次，治支氣管哮喘。

7. 100%甘草煎液 15～20 毫升，每日 3 次，用藥 10～20 日，治病毒性肝炎〔浙江中醫雜誌，1960；（3）：13〕。

8. 甘草粉 3～5 克，每日 3 次，口服，連服 3～4 週。或甘草浸潤膏每次 15 毫升，每日 3 次，連服 3~4 週，治消化性潰瘍〔中華中醫內科雜誌，1966；（3）：226〕。

9. 取生甘草 2～3 克，放入 15～20 毫升開水中泡服，每日 1 次，一般連服 7～15 日，治便秘〔時珍國醫研究，1991；（4）159〕。

10. 甘草粉 5 克，每日 4 次，口服。治尿崩症〔中華內科雜誌，1959；7（12）：1169〕。

11. 取生甘草 15 克，水煎代茶頻飲，每日 1 劑。治鏈黴素中毒〔四川中醫，1989；7（4）：31〕。

12. 生甘草 18 克，煎至 150 毫升，分 3 次口服，每日 1 劑，用藥 30～90 日，與抗癆藥同用，治肺結核〔江西醫藥，1965；（1）：562〕

13. 甘草粉 5 克或甘草流浸膏 10 毫升，每日 3 次。治療慢性頑固性運氣管哮喘〔中藥新用·重慶科學技術出版社，1986，78〕。

14.生甘草 10 克，開水泡後代茶飲。治療慢性咽炎〔雲南中醫學院學報，1983；（11）：20〕。

15. 2%的甘草液局部濕敷，每次 15～20 分鐘，每 1～2 小時 1 次，治接觸性皮炎〔中級醫刊，1966；（2）：133〕。

16.甘草煎服，其中 14 例每日 12 克，8 例每日 20 克，早晚分服，治原發性血小板減少性紫癜〔浙江中醫雜誌，1988；（2）：78〕。

二、藥對方應用

1. 甘草麻黃湯（甘草配麻黃）

【來源】《金匱要略》

【主治】裏水者，一身面目黃腫，其脈沉，小便不利，故令病水。

【用法】麻黃四兩，甘草二兩，以水五升，先煮麻黃，去上沫，內甘草，煮取三升，溫服一升，重複汗出，不汗，再服。慎風寒。

2. 桂枝甘草湯（甘草配桂枝）

【來源】《傷寒論》

【主治】發汗過多，其人叉手自冒心，心下悸，欲得按者。

【用法】桂枝四兩去皮、甘草二兩炙，以水三升，煮取一升，去滓，頓服。

3. 柴胡散（甘草配柴胡）

【來源】《本事方》

【主治】傷寒之後，邪入經絡，體瘦肌熱，……時疾中暍伏暑。

【用法】柴胡四兩（洗，去苗）、甘草一兩（炙），上細末。每服二錢，水一盞，同煎至八分，食後熱服。冬月可以潤心肺，止咳嗽，除壅熱；春夏可以禦傷寒時氣，解暑毒。

4. 升麻湯（甘草配升麻）

【來源】《聖濟總錄》卷一三七

【主治】代指雖無蘊毒，筋骨中熱氣尚盛。

【用法】升麻、甘草各半兩，上銼細，以水二升，煎至一升，去滓，加芒硝末半兩，攪勻，溫浸指上數十遍，冷即再溫。以癒為度。

5. 未名方（甘草配蟬蛻）

【來源】《醫學正傳》卷八

【主治】小兒患痘疹，因不能忌口，食毒物而作癢者。

【用法】蟬蛻（洗淨）二十一枚、甘草（炙）一兩，上為末。水煎，時時服之。

6. 救生散（甘草配僵蠶）

【來源】《洪氏集驗方》

【主治】急喉閉，產前產後有此疾，皆可服之。

【用法】白僵蠶半兩，去絲，銼，略炒；甘草生，一錢重。二味各取末，秤，和勻。每服一錢匕，以生潤發汁，調藥令稠，灌下，便急以溫茶清沖下。

7. 桔梗湯（甘草配桔梗）

【來源】《傷寒論》

【主治】少陰病，二三日咽痛者。

【用法】桔梗一兩、甘草二兩，以水三升，煮取一升，去滓，溫分再服。

8. 啟關散（甘草配牛蒡子）

【來源】《聖濟總錄》卷一二三

【主治】風熱客搏上焦，懸壅腫痛。

【用法】牛蒡子（炒）、甘草（生）各一兩，上為散。每服二錢匕，水一盞，煎六分，旋含之，良久咽下。

9. 藍根散（甘草配板藍根）

【來源】《閻氏小兒方論》

【主治】瘡疹出不快及倒靨。

【用法】板藍根一兩、甘草三分（銼，炒），同為細末。每服半錢或一錢，取雄雞冠血三、二點，同溫酒少許，食後同調下。

10. 銀花甘草湯（甘草配金銀花）

【來源】《瘍醫大全》

【主治】熱毒瘡癰，咽喉腫痛。

【用法】金銀花一兩，甘草一錢，水煎服。

11. 菊花甘草湯（甘草配菊花）

【來源】《醫學心悟》卷六

【主治】疔瘡。

【用法】白菊花四兩、甘草三兩，水煎服，滓再煎服。重者不過二劑即消。

12. 清心丸（甘草配黃柏）

【來源】《續易簡方》

【主治】治經絡熱或年壯氣盛，久節淫慾而致夢泄

者，宜此服。

【用法】厚黃柏皮、甘草各等分，右生為末，入鍋子煉蜜為丸，如梧桐子大，空心臨臥溫熱水吞下三十丸。濃煎麥門冬湯尤佳。

13.石膏散（甘草配石膏）

【來源】《宣明方論》

【主治】熱嗽喘甚者。

【用法】石膏一兩、甘草（炙）半兩，為末。每服三錢一新汲水下，又生薑汁，蜜調下。

14.六一散（甘草配滑石）

【來源】《傷寒標本》

【主治】暑熱；腸澼下痢赤白；小便淋悶澀痛；吹乳、乳癰；牙瘡齒疳；天炮濕熱等瘡。

【用法】白滑石（水飛過）六兩，粉甘草一兩，為末，每服三錢，蜜少許，溫水調下。實熱用新汲水下；解利用蔥豉湯下；通乳用豬肉湯下；催生用香油下。

15.天花散（甘草配天花粉）

【來源】《活幼心書》

【主治】小兒外腎膚囊腫痛。

【用法】天花粉二兩，甘草三錢，碎咀，每服二錢，無灰酒一盞，煎七分，空心溫投；不能飲者，只用水煎，少入酒同服。

16.茯苓麵方（甘草配茯苓）

【來源】《聖惠方》

【主治】缺。（神仙服茯苓麵方）

【用法】白茯苓五斤（去黑皮、細銼），甘草五兩（細

銼），右件藥，以水六斗。先煎甘草至三斗，去滓澄清，卻入釜中，納白蜜三升，好牛乳九升，相和，以慢火煎茯苓，令乳蜜汁盡，出之，及熱，按令散，揀擇去赤筋。又熟按令如麵，陰乾極乾，日四五度服之。初服三錢，以水調下。稍稍任性加之。忌食米醋物。

17.奇良甘草湯（甘草配土茯苓）

【來源】《黴癘新書》

【主治】楊梅瘡。

【用法】土茯苓三十錢、甘草一錢，以水一升，煮取五合，再入水一升二合，煮取三合半，前煎汁和勻，一日服盡。可別用湯水、茶、酒。忌海腥、炙煿、鹵鹽、房事等。

18.草豆蔻散（甘草配草豆蔻）

【來源】《聖濟總錄》卷五十五

【主治】心疼不食，兩脅刺痛，壅悶。

【用法】草豆蔻仁半兩、甘草（炙，銼）三分，細銼如麻豆大。每服五錢匕，水一盞半，煎至八分，去滓緩緩呷。

19.肉豆蔻湯（甘草配肉豆蔻）

【來源】《聖濟總錄》卷七十五

【主治】冷痢。

【用法】肉豆蔻（去殼）、甘草（炙、銼）各一兩，上為粗末。每服五錢匕，水一盞半，煎至八分，去滓，空心、日午溫服。

20.秘真丹（甘草配五倍子）

【來源】《醫學衷中參西錄》

【**主治**】因淋久氣化不固，遺精白濁者。

【**用法**】五倍子一兩去淨蟲糞，粉甘草八錢，二味共軋細，每服一錢，竹葉煎湯送下。日再服。

21.**訶子膏**（甘草配訶子）

【**來源**】《小兒衛生總微論方》

【**主治**】小兒咳嗽。

【**用法**】訶子一兩、甘草一分。訶子每個分作兩片，加甘草，水一大盞，煮至水盡為度，焙，軋為末，煉蜜和膏，如雞頭子大。每用一大豆許，以薄荷熟水化下，不拘時候。

22.**貝母散**（甘草配貝母）

【**來源**】《聖濟總錄》卷一七五

【**主治**】小兒咳嗽喘悶。

【**用法**】貝母（去心，麩炒）半兩，甘草（炙）一分，上為散。如二三歲兒，每服一錢比，水七分，煎至四分，去滓，入牛黃末少許，食後溫分二服。

23.**馬兜鈴散**（甘草配馬兜鈴）

【**來源**】《簡要濟眾》

【**主治**】肺氣喘急。

【**用法**】馬兜鈴二兩，去殼及膜，酥半兩，入碗內拌勻，慢火炒乾，甘草炙一兩，為末。每服一錢，水一盞，煎六分，溫呷或噙之。

24.**黃耆六一湯**（甘草配黃耆）

【**來源**】《太平惠民和劑局方》卷五

【**主治**】大治男子、婦人諸虛不足，肢體勞倦，胸中煩悸，時常焦渴，唇口乾燥，面色萎黃，不能飲食。或先

渴而欲發瘡癬，或病癰疽而後渴者，尤宜服此。

【用法】黃耆（去蘆，蜜炙）六兩、甘草（炙）一兩，共為末。

每服二錢，水一盞，棗一枚，煎至七分，去滓，溫服，不拘時。

25.中書湯（甘草配蒼朮）

【來源】《衛生家寶湯方》

【主治】治氣不升降，中寒嘔逆痰嗽噁心，不思飲食。

【用法】甘草二兩，生作片子，與鹽同一處炒過；蒼朮十五兩半，泔水浸三日，淨洗去塵皮，銼成小塊。焙乾後，用麩炒至深黃色，揀秤用半斤，鹽二兩炒。右為末，用油二兩煉焦熟，杵和藥末。

每服一錢，沸湯點服。

26.阿膠散（甘草配阿膠）

【來源】《太平聖惠方》卷三十七

【主治】憂恚嘔血，煩悶少氣，胸中疼痛。

【用法】阿膠二兩，炙甘草一兩。研為散，每服三錢，水煎加生地黃汁，連渣溫服。

27.芍藥甘草湯（甘草配芍藥）

【來源】《傷寒論》

【主治】傷寒脈浮，自汗出，小便數，心煩，微惡寒，腳攣急，反與桂枝欲攻其表，此誤也。得之便厥，咽中乾，煩躁吐逆者，作甘草乾薑湯與之，以復其陽；若厥癒足溫者，更作芍藥甘草湯與之，其腳即伸。

【用法】白芍藥、甘草各四兩（炙）右二味，以水三

升，煮取一升五合，去滓，分溫再服。

28.**去杖湯**（甘草配赤芍）

【**來源**】《朱氏集驗方》

【**主治**】腳弱無力，行步艱辛。

【**用法**】赤芍藥六兩、甘草一兩，上為末，每服三錢，水煎，空腹服。

29.**溫脾湯**（甘草配大棗）

【**來源**】《備急千金要方》卷十八

【**主治**】食飽而咳。

【**用法**】甘草四兩、大棗二十枚。右二味㕮咀，以水五升煮取二升，分三服，溫服之，若咽中痛聲鳴者，加乾薑一兩。

30.**蓮子六一湯**（甘草配石蓮肉）

【**來源**】《仁齋直指方》

【**主治**】心熱夢遺赤濁。

【**用法**】用石蓮肉六兩，炙甘草一兩，為末。每服一錢，燈蕊湯下。

31.**甘草黑豆湯**（甘草配黑豆）

【**來源**】《醫方集解》

【**主治**】解百藥毒，兼治筋疝。

【**用法**】甘草二兩，黑豆半升。水煎服。

32.**砂仁熟水**（甘草配砂仁）

【**來源**】《遵生八箋》卷十一

【**主治**】胸膈鬱滯。

【**用法**】砂仁三五顆，甘草一二錢，碾碎入壺中，加滾湯泡服。

33.丁香湯（甘草配丁香）

【來源】《衛生家寶湯方》

【主治】原書缺（溫胃化痰養氣快膈）。

【用法】丁香皮半兩不見火銼、甘草七錢炙銼，右為末，每服一錢，入鹽沸湯點服。

34.滑胎枳殼散（甘草配枳殼）

【來源】《本事方》卷十

【主治】凡懷孕六七月以上即服，令兒易生。

【用法】甘草一兩（炙）、枳殼二兩（去瓤，麩炒黃），上為細末。每服二錢，空心、食前百沸湯點下，一日三次。凡懷孕六七月以上即服。

35.潤下丸（甘草配橘皮）

【來源】《景岳全書》

【主治】濕痰因火泛上，停滯胸膈，咳唾稠黏；產後吹乳。

【用法】橘紅一斤（鹽五錢同水浸煮乾），甘草炙一兩，為末，湯浸蒸餅為丸綠豆大。每服五十丸，白湯下。

36.青皮散（甘草配青皮）

【來源】《濟陰綱目》卷十四

【主治】乳岩初起，如鱉期子，不痛不癢，須趁早服之，免致年久潰爛。

【用法】青皮、甘草，上為末，用人參煎湯入生薑汁調勻，細細呷之，一日夜五六次，至消乃已。年少婦人，只用白湯調下。

37.地榆湯（甘草配地榆）

【來源】《宣明論方》卷一

【主治】便血。

【用法】地榆四兩、炙甘草三兩，上藥為末。每次五錢，水煎，入砂仁末一錢。分為二服。

38. 草靈丹（甘草配五靈脂）

【來源】《赤水玄珠》卷四

【主治】膈氣、反胃、嘔吐、梅核氣及胃脘疼痛。

【用法】五靈脂（薑汁煮透）、甘草（燒酒煮透，焙乾），上焙乾為細末。每服五分，置掌中，用舌舐下。

39. 常山散（甘草配常山）

【來源】《儒門事親》

【主治】寒熱諸瘧，發作無常，心下煩熱。

【用法】常山二兩、甘草二兩半，上為細末。水煎，空心服之。

40. 未名方（甘草配鉤藤）

【來源】《太平聖惠方》

【主治】卒得癇疾。

【用法】鉤藤、甘草炙各二錢，水五合，煎二合。每服棗許，日五、夜三度。

41. 玄胡索散（甘草配玄胡索）

【來源】《世醫得效方》卷四

【主治】卒心痛，或經年不癒者。

【用法】玄胡索一兩、甘草二錢，右藥研末為散。用水五合，煎至二合半，頓服。如吐逆，分作三五次服。

42. 二仙飲（甘草配木通）

【來源】《絳囊撮要》

【主治】溺時痛如刺。

【用法】甘草、木通各一兩，水煎，空腹服。

43.牡蠣散（甘草配牡蠣）

【來源】《聖濟總錄》卷一二七

【主治】瘰癧。

【用法】牡蠣（黃泥固濟，煅取白為度）三兩、甘草（炙，銼）一兩，上為散。每服二錢匕，一日三次。空心，點臘茶調下。並用好皂莢一挺，去皮，分作兩截，一截使米醋半盞刷炙，以醋乾為度，一截焙乾；烏頭兩枚，內一枚炮，一枚生；炒糯米三十粒，同為末，再用醋半盞，暖動和勻成膏貼之。

44.甘草飲（甘草配瓜蔞）

【來源】《聖濟總錄》卷一二八

【主治】乳腫痛，慮作癰毒，但乳癰痛甚者。

【用法】甘草（半炙半生）半兩、瓜蔞一枚（去皮，取瓤）。先以酒二盞，煎甘草至一盞，入瓜蔞瓤同攪，和勻，濾去滓，放溫頓服。未癒更作服之。

45.鹿角散（甘草配鹿角）

【來源】《備急千金要方》

【主治】婦人乳癰或瘡，久不癒，出膿疼痛不可忍。

【用法】鹿角二兩、甘草五錢，上藥研末過篩。用雞子黃加溫，調敷患處，日三次。

46.神白散（甘草配白芷）

【來源】《養老奉親》

【主治】風氣。

【用法】白芷二兩、甘草一兩，上銼，如骰子大，用慢火一處炒令深紫色，勿令焦黑，放地上出火毒，杵為

末。每服一錢半，水八分或一盞，加生薑二片，大棗二個，同煎至六分，通口服。如傷寒時疾，去薑棗，加蔥白三寸，豉五十粒，依前服，如人行五七里已來更服，汗出為妙。

47.川芎散（甘草配川芎）

【來源】《雞峰普濟方》卷十

【主治】男子、婦人、小兒鼻血。

【用法】川芎一兩、甘草一分，上為細末。每服半錢，水煎，乘熱不拘時候服。

48.化毒散（甘草配鬱金）

【來源】《幼幼新書》卷十八引《痘疹論》

【主治】瘡疹倒黶。

【用法】鬱金一枚、甘草（炙）一分，水半碗，同煮水乾，去甘草，鬱金為末，入生腦子半錢，研勻，生豬血研成膏。每服一錢，薄荷湯化下；二服後，毒從手足瀉出，癒。

49.吹喉散（甘草配芒硝）

【來源】《楊氏家藏方》

【主治】咽喉腫痛。

【用法】朴硝四兩（別研）、甘草末一兩（生），上藥研勻。每用五分，乾摻口中。如腫甚者，吹入喉內。

50.忍冬酒（甘草配忍冬藤）

【來源】《景岳全書》

【主治】諸癰毒。

【用法】忍冬藤鮮者四五兩，若干者止用一兩搗，大甘草節一兩生用，二味入砂鍋內，以水二盅，煎至一盅，

再入無灰酒一盅，又煎數沸，去滓分三服。病重者晝夜兩劑。至大小便通利為度。另用忍冬藤研爛入酒少許奄患處。

51. **粟煎散**（甘草配罌粟殼）

【來源】《楊氏家藏方》卷七

【主治】久痢不癒，或赤或白，或瘀血作片，後重疼痛，日夜無度。

【用法】罌粟殼十枚（蜜炙黃色）、甘草三寸半（半炙半生），上為粗末。每服三錢，用水一盞半，入粟米一撮，同煎至一盞，去滓。食前空腹溫服。

52. **未名方**（甘草配浮海石）

【來源】《仁齋直指方》

【主治】血淋砂淋，小便澀痛。

【用法】用黃爛浮石為末。每服二錢，生甘草煎湯調服。

53. **益智散**（甘草配益智仁）

【來源】《世攻得效方》卷十七

【主治】心氣不足，口臭。

【用法】益智（去殼），甘草。上為末，乾咽下，或沸湯點下。

54. **梔子湯**（甘草配梔子）

【來源】《聖濟總錄》卷一三七

【主治】代指。

【用法】梔子仁、甘草各一兩，上為粗末。以水二升，煎至一升半，去滓，溫浸指上，一日三五次。

55. **涼膈丸**（甘草配豬膽汁）

【來源】《太平聖惠方》

【主治】小兒熱嗽。

【用法】甘草二兩，豬膽汁浸五宿，炙研末，蜜丸綠豆大，食後薄荷湯下十丸。

56. 烏梅甘草湯（甘草配烏梅）

【來源】《醫門八法》卷三

【主治】肝氣有餘，肝血不足，以致胃氣痛者。

【用法】烏梅肉五個、甘草五錢，水煎服。

57. 蘆薈散（甘草配蘆薈）

【來源】《太平聖惠方》

【主治】濕癬，搔之有黃汁者。

【用法】蘆薈半兩、甘草半兩，為末。先用漿水洗癬上訖，用帛裹乾，便以藥敷之。三五日癒。

58. 烏金散（甘草配皂莢）

【來源】《洪氏集驗方》

【主治】冒暑悶亂，不省人事，欲死，及煩燥引飲無度，咽中痰涎不下。

【用法】不蛀皂角一斤，刮去皮，猛火炙令成麩炭，仍須存性，不可使成白灰也。秤三兩；甘草一兩（炙）。二藥同為細末，以新汲水，或溫熟水，調三大錢服，立瘥。此藥神妙，不可具述。

59. 解毒散（甘草配明礬）

【來源】《景岳全書》

【主治】治蠱毒及一切蛇蟲惡獸所傷，重者毒氣入腹，則眼黑口噤，手足強直。

【用法】明礬、甘草各一兩，右為末，每服二錢，不拘時冷水調下，亦可敷患處。

60. 回疔飲（甘草配蒼耳子）

【來源】《仙拈集》卷四

【主治】疔瘡。

【用法】蒼耳子（炒）四兩、生甘草二兩，上藥用水濃煎半斤，溫服；亦可燒灰存性，米醋調敷。

61. 玉箸散（甘草配甘遂）

【來源】《儒門事親》卷十五

【主治】小兒馬脾風。

【用法】甘草一寸（煎水），甘遂一字，上同油、蜜、生薑，銀釵兒攪，調下後，用冷水半盞調奪命散。

62. 青精湯（甘草配青精草）

【來源】《衛生家寶湯方》

【主治】治神濁氣怯心悸多驚，膈間痰實，頭目不清。

【用法】青精草葉乾者七兩、甘草一兩炙銼，右為末，每服一錢，入鹽沸湯點服。

63. 紫參湯（甘草配紫參）

【來源】《金匱要略》第十七篇第 46 條

【主治】下痢肺痛。

【用法】紫參半斤、甘草三兩，以水五升，先煮紫參，取二升，內甘草，煮取一升半，分溫三服。

64. 退熱明目方（甘草配千里光）

【來源】《普濟方》卷八十一

【主治】目昏花暗。

【用法】千里光、甘草，煮作飲服。

65. 如勝散（甘草配蜂房）

【來源】《經驗方》

【主治】藥毒上攻。

【用法】用露蜂房、甘草等分，麩炒黃色，去麩為末。水二碗，煎八分，臨臥頓服。明日取下惡物。

66. 未名方（甘草配槐樹白皮）

【來源】《孫真人千金方》

【主治】治穀道癢痛，繞緣腫起裡許，欲生肉突出方。

【用法】槐樹白皮六升、甘草三兩，右豆汁煮取二斗，浸故帛薄之，熱即易之。

67. 化疔湯（甘草配荸薺）

【來源】《洞天奧旨》

【主治】疔瘡。

【用法】生荸薺三兩、生甘草三錢，水煎一碗，頓服之。

68. 無比散（甘草配蛇蛻）

【來源】《傳信適用方》

【主治】婦人乳癰痛甚。

【用法】蛇蛻皮（燒灰）一錢、炒甘草末半錢，上二藥同和。暖酒下。如破，用生油調塗。

69. 草牛散（甘草配蝸牛）

【來源】《洞天奧旨》卷十五

【主治】癩頭胎毒。

【用法】蝸牛十枚（搗爛）、生甘草末五錢，上為末，火焙乾。麻油調敷頭上。

70. **未名方**（甘草配牛膝）

【**來源**】《孫真人千金方》

【**主治**】治小兒半身皆紅赤，漸漸長引者。

【**用法**】牛膝、甘草，右細銼，各取五升水煮取二升，三兩沸，去滓洗之，滓和伏龍肝敷之。

71. **神效內傷丸**（甘草配巴豆霜）

【**來源**】《梅氏驗方新編》

【**主治**】瘀血內凝，煩悶疼痛者。

【**用法**】巴豆霜、甘草粉各三錢，以飲糊為丸，如麻子大，朱砂為衣。每服七丸，茶酒送下。

72. **金星酒**（甘草配金星草）

【**來源**】《聖濟總錄》

【**主治**】五毒發背。

【**用法**】金星草（和根淨洗，慢火焙乾）四兩、甘草一錢，上為末，分作四貼。每貼用酒一升，煎三兩沸後，更以冷酒二升相和，入瓶器中封卻，時取飲之。

73. **牛皮散**（甘草配牛皮膠）

【**來源**】《聖濟總錄》卷一二八

【**主治**】附骨癰。

【**用法**】牛皮膠（黃明者，慢火炙冷燥）、甘草（用水一盞蘸炙，水盡，銼）各半兩，上為散。每服二錢匕，空心濃煎木賊湯調下。復取藥末以井水調膏，看瘡大小，攤紙貼之。

74. **苦茄散**（甘草配苦茄種）

【**來源**】《聖濟總錄》

【**主治**】發背未潰，身體寒熱。

【用法】苦茄種、甘草（炙）各一兩，上為細散。每服二錢匕，甘草湯調下。

75.金黃散（甘草配硫黃）

【來源】《經驗良方》

【主治】咳嗽，因感冒傷冷毒者。

【用法】金硫黃五厘、甘草三分，上為末。一日服盡。

76.未名方（甘草配豬肝）

【來源】《聖濟總錄》

【主治】急勞瘦悴，日晚即寒熱，驚悸煩渴。

【用法】豬肝一具（切絲），生甘草（末）十五兩，於鐺中布肝一重，摻甘草末一重，以盡為度，取童便五升，文武火煮乾，搗爛，眾手丸梧子大。每空心米飲下二十丸，漸加之三十丸。

77.不二散（甘草配豆粉）

【來源】《普濟方》卷二七三

【主治】疔瘡。

【用法】甘草半兩、豆粉一兩，分作二服，酸虀水下。

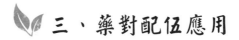

三、藥對配伍應用

1. 甘草配柴胡

甘草味甘性平，補中理脾，瀉火解毒；柴胡辛苦微寒，芳香疏泄，善於條達肝氣而疏肝解鬱，入膽經解半表半裏之邪而泄熱。二藥配對，相濡相濟，柴胡舒肝氣而不

犯脾，甘草健脾氣有助於肝氣條達，共奏疏肝理脾，泄熱解毒之功。適用於 ① 肝脾不和，胸脅脹悶，脘腹疼痛，脈弦等；② 少陽病鬱於內，四肢厥逆，或咳或悸，或小便不利，或腹中痛，或瀉痢下重。

甘草（炙）常用 10～15 克，柴胡為 9 克。甘草、柴胡配用，見於《傷寒論》四逆湯，與枳實、芍藥同用，適用於少陽病鬱於內，四肢厥逆，或咳或悸，或小便不利，或腹中痛，或下痢下重。二藥與當歸、白芍、白朮、茯苓同用，可治肝鬱血虛，兩脅作痛，頭痛目眩；與當歸、白芍、丹皮、山梔同用，可治肝脾血虛，煩躁易怒，月經不調；與黃芩、半夏、蒼朮、厚朴同用，可治濕困脾胃，脘腹脹痛，噁心嘔吐。然藥對味甘性寒，有助濕滿中之弊，濕盛中滿及水腫病人忌用。

2. 甘草配黃耆

甘草味甘性平，補脾胃，益中氣；黃耆味甘性溫，補脾肺、升清陽，為補氣的要藥。二藥配對，相須為用，取甘以守中，使補中益氣之力增強。又生甘草能散邪瀉火，解毒消癰；生黃耆為「瘡家聖藥」，具拔毒排膿、斂瘡生肌之功。二藥配用，以黃耆為主，甘草為輔，有補虛托毒，排膿解毒之作用。適用於 ① 脾胃氣虛之食少，便溏，體倦等；② 氣虛發熱，渴喜溫飲，自汗出，少氣懶言等；③ 氣血不足，瘡瘍內陷或久不收口。

甘草常用 6～10 克。黃耆為 10～30 克，甘草、黃耆配用，見於《太平惠民和劑局方》黃耆六一湯，炙黃耆、炙甘草的用量比例為 6：1，主治氣虛津傷之肢體勞倦，口常乾渴，面色萎黃，不思飲食；《魏氏家藏方》六一

散，炙黃耆、炙甘草的用量比例為 6：1，共為細末，主治咯血，發寒熱等證；《聖濟總錄》卷一三一，托裏黃耆湯，炙黃耆、甘草的用量比例為 10：1，主治瘡瘍氣虛津虧，口渴脈虛等症。

二藥與桂枝、白芍、飴糖同用，可治虛勞不足，腹中拘急，肢體困倦；與白朮、麥冬、大棗、防風等藥同用，可治產後氣虛，自汗不止；與當歸、皂角刺、川芎等藥同用，可治癰疽久潰不斂；與丹參、赤小豆等藥同用，可治前列腺炎。然藥對味甘潤，濕盛中滿、腹脹水腫、表實邪盛、氣滯濕阻、食積內停、內有實熱、陰虛陽亢、瘡癰初起或潰後熱毒品走私案尚盛等均不宜用。

3. 甘草配人參

甘草味甘性平，《本草匯言》謂「和中益氣，補虛解毒之藥也。健脾胃，固中氣之虛羸，協陰陽，和不調之營衛」；人參味甘微苦性微溫，大補元氣，補氣生血，《本草匯言》謂「如營衛空虛者，用之可治也；驚悸怔忡，健忘恍惚，以此寧之；元神不足，虛羸乏力，以此培之；如中氣下陷，用之可升也。」

二藥配對，相須為用，共奏大補元氣，滋陰瀉火，甘溫除熱之功。適用於 ① 元氣虛損諸症；② 氣陰兩虛的消渴；③ 小兒瘡癤等證。

甘草常用 10 克；人參為 6～10 克，另煎兌服。甘草、人參配對，見於《聖濟總錄》卷五十八的人參湯，主治消渴，初因酒得；《百家配伍用藥經驗》謂「藥理研究證明人參能興奮垂體－腎上腺皮質功能，增強此軸效應，促進代謝，調節生理功能；甘草有類似腎上腺皮質激素樣

作用，促進體內水鈉瀦留，促調機體的免疫功能。二藥對席漢氏綜合徵的治療是很有裨益的。」二藥與黃耆同用，可治小兒瘡癤（屬氣虛且反覆發生不易治癒者）。與白朮、茯苓同用，可治脾胃氣虛的面色㿠白，語聲低微，食少便溏，四肢乏力；與白朮、山藥、茯苓、薏苡仁等藥同用，可治脾虛濕停的食少，嘔吐泄瀉，胸脘悶脹，或肺咳嗽；與茯苓、藿香、木香、葛根、白朮同用，可治脾胃虛弱，嘔吐泄瀉，頻作不止；與黃耆、當歸、升麻、柴胡等藥同用，可治氣虛發熱，頭痛，汗出，渴喜熱飲，懶言惡食及氣虛下陷的脫肛，陰挺，久瀉久痢；與白朮、乾薑同用，可治脾胃陽氣虛衰，陰寒內生的腹痛，肢冷，浮腫等症；與蜀椒、乾薑、飴糖同用，可治中焦虛寒，脘腹劇痛，上衝皮起，如見頭足。然藥對味甘性溫，濕盛中滿、實證、熱證、腹脹、水腫等均不宜使用。

4. 甘草配大棗

甘草、大棗均能補脾益氣，緩和藥性。然甘草長於補氣，大棗善於養血。二藥配對，相須為用，一氣一血，一陰一陽，共奏調脾胃，益氣血，和營衛，協陰陽之功。其補益之力雖不及參、耆，但卻無補而戀邪之弊，有緩和的調補之功。故無論祛邪劑中、扶正方中均常應用。

適用於 ① 脾胃虛弱之食少，體倦等症；② 臟躁證之精神恍惚，睡眠不佳。

甘草（炙）常用 6～10 克，大棗為 6～10 克。甘草、大棗配用，出自《金匱要略》甘麥大棗湯，與小麥同用，主治臟躁。二藥與人參、生地黃、桂枝、阿膠等藥同用，主治氣虛血弱的脈結代，心動悸，體羸氣短。與人參、茯

苓、白朮、陳皮等藥同用，可治小兒虛冷病不思乳食；與白朮、茯神、黃耆、人參等藥同用，可治勞傷心脾，氣血不足的心悸怔忡，健忘失眠，盜汗虛熱，食少體倦，面色萎黃；與橘皮、竹茹、人參、生薑同用，可治氣虛嘔吐。

此外，二藥配用，還見於杏蘇散、防風湯、生薑甘草湯、平胃散、防己黃耆湯、竹茹湯、溫膽湯、黃連溫膽湯、藿香正氣散、半夏瀉心湯、半夏白朮天麻湯、葛根湯、越婢湯、越婢加半夏湯、越婢加朮湯、旋覆代赭湯、桂枝加黃耆湯、麥門冬湯、炙甘草湯、附子粳米湯、當歸四逆湯、補氣運脾湯、黃耆建中湯、歸脾湯、薯蕷丸等 25 方中。然藥對中的甘草有助濕滿中之弊，濕盛中滿及水腫等證忌用。

5. 甘草配山藥

甘草、山藥味皆甘平，同入脾肺而具補養之功。然山藥既補脾肺之氣，又益脾肺之陰；甘草又有生津止渴之功。二藥配對，相須為用，共奏補脾益肺，養陰生津之功。此藥對甘緩平淡，為平補之劑，適用於 ① 脾虛食積證；② 久病脾肺氣虛，體倦乏力，氣短，動則喘促等症。

甘草常用 10 克，山藥為 10～30 克。甘草、山藥配用，見於《太平惠民和劑局方》參苓白朮散，與人參、白朮、茯苓、扁豆等藥同用，主治咳嗽日久，氣短、痰多稀白，倦怠無力，食少腹脹大便溏瀉等症；二藥與炒麥芽、炒穀芽、炒山楂同用，可治小兒消化不良；與人參、黃耆、百部、貝母等藥同用，可治肺脾氣虛的咳嗽痰少，食納不振。然藥對味甘，濕盛中滿或有積滯者忌用，實熱邪實者慎用。

6. 甘草配知母

甘草甘潤平和，補益肺氣，潤肺止咳；知母苦寒瀉火，甘寒滋陰，善降肺之氣逆而泄熱，滋腎水而益肺胃，涼胃熱而潤燥。二藥配對，清補兼施，生甘草可緩和知母之寒涼，以防傷胃，知母得生甘草則甘寒養陰尤甚。共收滋陰清熱，潤肺止咳之功。適用於 ① 燥咳發熱，喘咳短息，時作時止，咳痰難出；② 肺熱咳嗽，咳痰不爽；③ 咳喘證，無論虛實，有痰無痰均可使用。

甘草常用 3～9 克，知母為 6～9 克。甘草、知母配用，見於《醫宗金鑑》清肺湯，與麥冬、天冬、黃芩、桑白皮等藥同用，主治肺熱咳嗽，咳痰不爽，舌苔黃膩。二藥與白芍、黃柏同用，可治木火刑金，咳嗽吐血；與桔梗同用，可治肺熱咳嗽，痰黃黏稠；與石膏、麥冬、人參同用，可治傷寒邪熱內盛，齒齦乾燥，煩渴引飲；與銀柴胡、胡黃連、鱉甲、地骨皮等藥同用，可治骨蒸潮熱，盜汗顴赤；與天冬、麥冬、天花粉、黃芩等藥同用，可治上消，口渴多飲，咳嗽痰少；與半夏、貝母、茯苓、陳皮同用，可治燥咳發熱，喘咳短息，咳嗽痰難出。

然藥對味甘性寒，有助濕滿中之弊，濕盛中滿及水腫病人忌用。

7. 甘草配烏梅

甘草味甘性平，益脾氣而生津液，生用微瀉火而存津液；烏梅味酸性平，斂虛火而生津液。二藥配對，酸甘化陰，有較強的生津止渴作用。又烏梅入肺、大腸經，斂肺止咳、澀腸止瀉；甘草入肺經，益氣潤肺、祛痰止咳。二藥合用，還具斂肺止咳、澀腸止瀉之功。

　　適用於　① 熱傷陰津或氣陰兩虛之口渴引飲，心煩不安等症；② 久咳氣陰兩虛之短氣乏力，心慌，口渴及脾虛久瀉，大腸滑脫不止等症。

　　甘草常用 6～10 克，烏梅為 10～15 克。甘草、烏梅配用，見於《醫門八法》烏梅甘草湯，主治肝氣有餘，肝血不足，以致胃氣痛者。《奇效良方》烏梅湯，二藥與檀香、鹽同用，主治中熱，五心煩躁，霍亂嘔吐，口乾煩渴，津液不通。然藥對性收斂，外有表證或內有實熱積滯者忌用。

8. 甘草配滑石

　　甘草甘平，清心瀉火解毒，甘緩而守為靜藥；滑石甘淡性寒，質重而滑，淡能滲濕，寒可清熱，質重能降，滑可利竅，能清胃而下通膀胱，清解暑熱，利濕通淋，走而不守為動藥。二藥配對，動靜結合，甘草緩和藥性，輔之以助滑石清熱祛濕，並可調和滑石寒滑之性，使滑石之功得以徹表徹裏，有清暑而不傷正，安和中焦又不致留邪的特點，共奏清熱解暑，利尿通淋之功。

　　適用於　① 夏月感受暑濕，症見身熱汗出，口渴心煩，小便不利或嘔吐泄瀉等症；② 濕熱蘊結膀胱的淋證；③ 疹熱大盛，紅紫黑陷，狂言引飲者。

　　甘草為常用 3～6 克；滑石為 10～20 克，包煎。甘草、滑石配對，出自《宣明論方》六一散，主治感受暑濕，身熱煩渴，小便不利或泄瀉。《傷寒直格·卷下》益元散，二藥與辰砂同用，燈芯調服，主治暑濕證兼驚煩不安；碧玉散，二藥與青黛同用，主治暑濕證兼見肝熱目赤咽痛，或口舌生瘡者；雞蘇散，二藥與薄荷同用，主治暑

濕證兼見風熱表證者；與荷葉同用，可治夏季感受暑濕，頭昏重脹，脘悶不舒，納呆，神倦肢怠，小便黃少等症；與燈芯草同用，可治夏季感受暑濕之邪，身熱面赤，口乾渴，心煩不安，小便短少等症；與車前子同用，可治夏季中暑，汗出而熱不解，煩熱口渴，小便黃少、不利，或嘔惡腹瀉等症；與生石膏同用，可治小兒胃熱流涎；與炒紅麴同用，可治菌痢赤多白少；與乾薑同用，可治菌痢白多赤少；與朱砂、琥珀研末同用，可治泌尿道結石。

近代醫家施今墨常用六一散治療尿路感染，尿路結石均獲良效。尤其對尿路結石治癒後，持久服用，有預防結石復發之功（《施今墨藥對臨床經驗集》）。二藥與生側柏葉、生車前、生藕節同用，可治血淋；與車前、扁蓄、大黃、山梔等藥同用，可治濕熱淋證，尿頻尿急，淋瀝不暢。然藥對性沉寒而滑利，若陰虛、內無濕熱，小便清長者忌用；孕婦不宜服。

9. 甘草配金銀花

甘草生用，甘而微涼，既能瀉火解毒，又能補虛護胃；金銀花味甘性寒，清熱解毒，為治療熱毒瘡癰之要藥，性平穩而功效顯著，嶽美中謂金銀花「寒能解毒，甘不傷胃，宜通氣血，疏散熱毒。」二藥配對，甘草助金銀花增強清熱解毒之力，同時又能甘緩護胃，相須為用，清熱解毒之功於平淡中見奇效。

適用於 ① 各種熱毒瘡瘍、血熱血證，瀉痢便血、斑疹等；② 風熱火盛之咽喉乳蛾腫痛。

甘草常用 9～12 克，金銀花為 15～30 克。甘草、金銀花配對，見於《衛生寶鑒》卷十三的金銀花散，主治癰

腫惡瘡。二藥與貫眾同用，可治兒童上呼吸道感染、咽炎；與玄參、當歸同用，可治患肢黯紅微腫灼熱，潰爛腐臭，疼痛劇烈，或伴發熱口臭的脫疽；與白芷、當歸、乳香、皂角刺等藥同用，可治癰瘍腫毒初起，氣滯血瘀的局部紅腫焮痛，或身熱微惡寒；與黃耆、當歸、蒲公英、連翹等藥同用，可治乳岩積久漸大，色赤出水，內潰深洞；與黃耆、皂角刺、當歸等藥同用，可治瘡瘍痛甚，色變黑者；與土茯苓、白癬皮、苦參等藥同用，可治楊梅結毒；與大黃、明礬等藥同用，可治有機磷農藥中毒；與龍葵、白花蛇舌草、山豆根等藥同用，可治鼻咽癌。然藥對中的甘草甘緩助濕之性，濕盛中滿及水腫等證忌用。

10.甘草配陳皮

甘草味甘性平，除益氣補中、調和諸藥外，還能祛痰止咳，清熱解毒；陳皮辛苦而溫，功能理氣散結，燥濕化痰，用於脾胃氣滯證和寒痰、濕痰。二藥配對，既可增強燥濕化痰之力，又可調和陳皮的藥性，使其作用更加廣泛，共奏燥濕化痰，解毒散結之功。適用於 ① 寒痰、濕痰咳嗽；② 瘡癰初起，乳癰腫痛等症。

甘草常用 3～10 克，陳皮為 6～12 克。甘草、陳皮配對，見於《醫學入門》橘甘散，主治痰嗽；《證治匯補》新製潤下丸，主治胃虛痰滯，氣不流行，痰因氣澀，胸中痞滿，噁心食少；《仙拈集》卷三的陳甘飲，主治乳癰初起；《太平惠民和劑局方》二陳湯，與半夏、茯苓同用，主治痰濕壅滯，肺失宣降，咳嗽痰多色白，胸膈脹滿，噁心嘔吐；《金匱要略》橘皮竹茹湯，與竹茹、生薑、大棗、人參同用，主治久病體虛，或胃虛有熱，氣逆不降而

致的呃逆或嘔噦；《小兒藥證直訣》五味異功散，與人參、白朮、茯苓同用，主治脾胃虛弱兼氣滯，症見飲食減少，消化不良，大便溏薄，胸脘痞悶不舒。

二藥與砂仁、丁香同用，可治停痰結氣而嘔；與杏仁、白芥子同用，可治風寒咳嗽，痰滯氣逆等症；與白朮、蒼朮同用，可治脾虛痰盛不運；與炮薑、砂仁同用，可治胃寒生痰及氣滯噯氣；與蘇葉、杏仁同用，可治外感風寒，內有濕痰，傷風傷冷，咳嗽痰多，胸悶氣促。然藥對味苦性溫且燥，燥痰、燥痰應慎用。

11. 甘草配桔梗

甘草味甘性平，生用瀉火解毒，潤肺祛痰，並能緩急止痛；桔梗辛苦性平，質輕升浮，辛則散，苦則降，有開宣肺氣，寬胸利咽，祛痰止咳，祛痰排膿之功。二藥配對，相得益彰，甘草瀉火解毒以治本，桔梗宣通肺氣祛痰排膿治其標，標本兼顧，共奏宣肺祛痰，解毒利咽，消腫排膿之功。

適用於 ① 風熱客於少陰，咽喉腫痛；② 風熱鬱於肺經，肺失宣降，肺癰吐膿，胸滿脅痛等症。

甘草常用 6～10 克，桔梗為 5～10 克。甘草、桔梗配對，出自《傷寒論》桔梗湯，主治風熱鬱於肺經，致患肺癰，咳吐膿血。二藥與貝母、當歸、瓜蔞等藥同用，可治肺癰咳而胸滿，時出濁唾腥臭，久久吐膿者；與生地、麥冬同用，可治急性扁桃體炎；與羌活、黃芩、升麻同用，可治小兒肺熱，咽喉疼痛，咳吐膿血；與荊芥、防風等藥同用，可治肺經積熱，外感寒邪，口乾喘滿，咽燥腫痛，夾寒咳嗽，唾有膿血；與白及、橘紅、葶藶、金銀

花、苡仁同用，可治肺癰，咳吐膿血，咳引胸中痛；與蘇梗、紫菀、白前、旋覆花、香等藥同用，可治燥痰黏結喉頭，咯之不出，咽之不下者；與貝母、百部、白前、茯苓等藥同用，可治表寒束其內熱，致發哮證，呀呷不已喘息有聲者；與牛蒡子、射干、防風、玄參同用，可治風熱上侵，咽喉腫痛；與杏仁、金銀花、夏枯草、連翹、紅藤等藥同用，可治咳嗽吐膿，痰中帶血，或胸膈隱痛，將成肺癰。然藥對升散苦泄且甘，氣機上逆，嘔吐、眩暈；陰虛火旺咯血者不宜用。

12. 甘草配瓜蔞

甘草味甘性平，清熱解毒，和胃調中；瓜蔞甘苦微寒，潤滑而降，清熱化痰，寬中利氣，散結消腫。二藥配對，相須為用，共奏清熱解毒，散結消腫之功。適用於癰腫瘡毒，紅腫熱痛。

甘草常用 3～10 克，瓜蔞為 10～20 克。甘草、瓜蔞配對，見於《聖濟總錄》卷一二八的瓜蔞酒，主治癰癤多日不熟，無頭者；甘草飲，主治乳腫痛。二藥與浙貝同用，可治痰熱鬱肺之咳嗽；與穿山甲同用，可治乳癰疼痛不可忍；與貝母、白芷、蒲公英同用，可治乳癰腫痛；與乳香、沒藥、橘核、荔枝核同用，可治乳腺增生；董建華經驗：冠心病心絞痛，心陽不振是常變，孤虛火旺是階段性變化。因此，治療宗旨要以溫通為主，順乎生理，使氣血通暢，陽通陰和，心絞痛才能得以緩解。常用藥物：瓜蔞、甘草、薤白、桂枝同用（《中國百年百名中醫臨床家叢書‧董建華》）。然藥對偏苦泄，癰瘍後期，瘡瘍潰破不斂者不宜使用。

13.甘草配桂枝

甘草味甘性溫補益心氣利血脈。「辛甘化陽」；桂枝味甘性溫，溫通心陽，溫經活血，調和心脈。二藥配對，溫心陽而不剛燥，益心脈不壅滯，共奏溫通心陽，通利血脈，寧心定悸之功。

適用於 ① 心陽不足，心悸、脈結代之症；② 風濕痹痛，戶背肢節酸痛；③ 外感風寒表虛證。

桂枝常用 6～10 克，甘草（炙）為 6～10 克。治療心陽虛而見心悸，怔忡時，應以桂枝為主，桂枝用量大於甘草；若見心陽心陰俱虛時，應以甘草為主，甘草用量適當增大。桂枝、甘草配對，出自《傷寒論》桂枝甘草湯，以治發汗過多，其人叉手自冒心，心下悸欲得按之。二藥與人參、阿膠等藥同用，可治心陽不足的心悸、脈結代之症；與附子、黃耆等藥同用，可治風濕痹痛；與茯苓、白朮同用，可治胸脅支滿，目眩心悸；與葛根、麻黃、白芍等藥同用，可治惡寒發熱無汗，項背拘急不舒；與生薑、大棗、白芍同用，可治外感風寒表虛證。然藥對味甘且潤，風寒表實證，溫阻中滿期、水腫腹脹宜慎用。

14.甘草配麻黃

甘草味甘性平，祛痰止咳，又能益氣潤肺，且藥力和緩，與熱藥配用能緩其燥熱，以防傷陰；與寒藥配用能緩其寒涼，以防傷陽；與補藥同用使補藥補而不致驟；與瀉藥同用使瀉而不致速，為眾藥之王。麻黃味辛性溫，開泄腠理，祛寒散表，宣肺氣而止咳喘。二藥配對，一散一潤，麻黃得甘草則不耗傷肺氣，共奏宣肺喘，止咳化痰之功。適用於 ① 風寒襲肺的咳嗽，胸悶，咳痰清稀色白等

症；② 喘證無論在肺在腎，屬虛屬實者。

　　生甘草常用 3～10 克，麻黃為 6～10 克。甘草、麻黃配用，見於《金匱要略》越婢湯，與石膏、生薑、大棗同用，主治風水，一身悉腫，發熱或無大熱，惡風，自汗出，口渴，小便不利，或咳喘，脈浮。二藥與桂枝、杏仁同用，可治惡寒發熱，無汗而喘；與桂枝、杏仁、石膏、大棗同用，可治風寒表實證兼有裏熱，無汗煩躁；與白芍、細辛、乾薑、半夏等藥同用，可治風寒客表，水飲內停，無汗喘咳；與葛根、桂枝、白芍、大棗等藥同用，可治風寒表實證，無汗身痛，項背拘急不舒；與薏苡仁、杏仁同用，可治風濕在表，周身疼痛；與附子同用，可治陽虛感冒風寒，身痛無汗，四肢不溫。然藥對中的甘草甘緩助濕，不可長期大劑量服用，可引起浮腫、鈉瀦留、血壓升高、痙攣麻木、頭暈頭痛等不良反應。故濕盛中滿腹脹及水腫等證忌用；

15. 甘草配石膏

　　甘草味甘，補脾潤肺，化痰止咳，調和藥性；石膏辛甘大寒，入肺、胃經，外能解肌膚之熱，內能清肺胃之火。二藥配對，甘草能緩解石膏之大寒傷胃，石膏能助甘草清宣肺熱，潤肺止咳，共奏清宣肺熱，止咳平喘之功。適用於 ① 肺熱壅盛而見身熱不解，咳喘氣急等症；② 陽明氣分熱盛而見壯熱面赤，煩渴引飲，汗出惡熱等症。

　　甘草常用 6～12 克，石膏為 15～30 克，打碎先煎。甘草、石膏配對，見於《宣明論方》卷九的石膏散，藥用比例為 1：2，主治熱嗽喘甚；《外台秘要》二藥研末水調服，主治骨蒸勞熱久嗽。

二藥與麻黃、杏仁同用，可治風熱咳喘證，症見身熱無汗或有汗，咳逆喘急，甚則鼻煽，口渴，舌苔薄白或黃，脈浮數或滑；與麻黃、杏仁、細茶同用，可治咳喘痰多色黃；與知母、粳米同用，可治陽明經熱證或肺胃氣分熱證，症見壯熱頭痛，煩渴引飲，面赤惡熱，大汗出，脈洪大或滑數等；與麻黃、杏仁、半夏、枳實等藥同用，可治外感寒邪，鬱而化火，咳嗽氣喘，熱盛痰壅；與銀柴胡、地骨皮、知母同用，可治骨蒸勞熱久嗽；與山梔、大青葉、金銀花、黃連等藥同用，可治小兒口腔潰瘍；與淡竹葉、人參、半夏、麥冬、粳米同用，可治頑固性嘔吐、呃逆及胃痛；與滑石、竹葉同用，可治胃熱嘔吐，或三焦受熱，或傷熱物，或受熱藥，夏月受暑氣，嘔吐黃痰，或乾嘔，或煩躁，唇紅面赤作渴，大便不利。然藥對性甘寒，風寒實喘、久病虛喘忌用。

16. 甘草配白芍

甘草甘緩性平，有和逆氣而補脾胃之效；白芍酸斂苦泄，性寒陰柔，歸肝經，能養血斂陰而瀉肝柔肝。二藥配對，酸甘化陰，肝脾同治，共奏緩肝和脾，益血養陰，緩急止痛之功。適用於 ① 肝脾不和，氣血失調之胸脅不適，腹中拘急疼痛，手足攣急；② 血虛頭痛，痛經，經期腹痛等症。

甘草常用 6～10 克，白芍為 15～30 克。甘草、白芍配對，出自《傷寒論》芍藥甘草湯，為治傷寒脈浮、自汗出、小便數、心煩、微惡寒、腳攣急而設。實驗研究證實，有鎮靜、鎮痛、鬆弛平滑肌等作用，治療血虛引起的四肢肌肉痙攣抽搐，尤其對小腿腓肌痙攣在緩急解痙、鎮

痛方面有協同作用。

　　姜春華認為二藥配用解痙鎮痛作用加強，可治拘攣急迫諸症，凡肝血虛不能柔養筋脈引起急迫疼痛均用為要藥〔中醫雜誌，1984，（5）：79〕；朱小南用二藥緩帶脈之拘緊，治經來繞腰如繩束緊痛（《朱小蘭婦科經驗集》）；張羹美認為緩急止痛白芍、甘草比例 3：1 或 4：1，其療效更為理想〔上海中醫藥雜誌，1981，（2）：8〕。

　　二藥與附子同用，可治陰陽兩虛，惡寒肢冷，腳攣急，脈微細；與白尤同用，可治脾濕水瀉，身重困弱，腹痛甚者；與烏賊骨同用，可治胃及十二指腸潰瘍，見吐酸，胃痛；與烏賊骨、象貝同用，可治胃脘疼痛，時發時止，噁心嘔吐，泛酸噯氣；與木瓜、桂枝、牛膝同用，可治腓腸肌痙攣；與蟬蛻、葛根同用，可治面肌痙攣；與酸棗仁、木瓜同用，可治三叉神經痛；與牛膝、地龍、當歸、杜仲同用，可治腰腿痛；與延胡索、川楝子同用，可治脘腹疼痛；與冬葵子、滑石、車前子同用，可治泌尿系結石；與當歸、益母草同用，可治氣滯血瘀的痛經。

　　然藥對甘柔酸斂性寒，濕盛脹滿、浮腫、陽衰虛寒之證者不宜用。

17.甘草配赤芍

　　甘草味甘性涼，清熱解毒，利咽，緩急止痛；赤芍味苦性寒，活血祛瘀，利小便，去水氣，通經消壅。二藥配對，相輔相成，共奏清熱解毒，活血通脈之功。適用於① 熱毒上攻，氣血阻滯的舌根腫脹，咽喉不利之疾；② 濕瘀阻滯的腿腳腫痛，痞滿身痛；③ 腳氣病。

　　甘草常用 3～10 克，清熱解毒宜生用，補中緩急宜炙

用；赤芍為 6～12 克。甘草、赤芍配對，見於《普濟方》二聖散，二藥等分為散，主治舌根腫，咽喉不利；《傳信適用方》中岳湯，赤芍六兩，甘草（炙）半兩，水煎服，主治濕氣、腿腳赤腫疼痛，及胸膈痞滿，氣不升降，遍身疼痛；並治腳氣。二藥與黃芩、白薇根、食鹽少許搗敷患處，可治急性乳腺炎；與紫草、蟬蛻、木通同用，可治血熱毒盛而致斑疹不暢，色不紅活者；與香附子同用，可治崩中下血小腹痛甚者；與桃仁、紅花、當歸、川芎等藥同用，可治胸中血瘀的胸痛、頭痛，痛如針刺；與吳茱萸、桂枝、當歸、丹皮等藥同用，可治衝任虛寒，瘀血阻滯的月經不調，小腹冷痛。然藥對味甘性寒，血虛經閉者不宜使用；水腫病人忌用。

18. 甘草配黃柏

甘草味甘性寒，善瀉火毒，又具甘緩之性，能緩和拘急，調和諸藥；黃柏味苦性寒，清熱降火，堅腎強陰，清濕熱，消咽喉之腫脹。二藥配對，甘草制黃柏之苦寒，以消苦寒敗胃之弊，又潤咽喉之不利，共奏清熱解毒，瀉火利咽之功。適用於 ① 小兒咽喉腫脹，食咽不利；② 口舌生瘡；③ 飲酒過多，濕熱內生，耗傷真陰，虛火內擾之夢泄、遺精。

甘草常用 3～9 克，黃柏為 9 克。甘草、黃柏配對，見於《活幼心書》卷下的黃金散，二藥等分研細末，點患處，主治舌上瘡毒；《聖濟總錄》卷一八一的黃柏湯，主治小兒咽喉腫脹，咽氣不利；《醫壘元戎》卷十小風髓丹，主治因多飲，積熱自戕，致夢泄。二藥與黃連、梔子研末外敷，可治濕熱火毒所致之腫瘍，潰瘍，瘺管糜爛創

面及癰瘡、瘡疹等症。然藥對味苦性寒，易傷胃氣，脾胃虛寒者忌用。

19. 甘草配白芷

甘草味甘性涼，補脾益胃，緩急止痛；白芷辛溫芳香，能散風寒，化濕濁，通鼻竅，止疼痛。二藥配對，甘草能緩白芷之辛溫之性，緩急止痛而無傷陰之弊，止痛效果尤著。適用於胃陰不足所致的胃脘疼痛等症。甘草、白芷配對，還有解毒排膿之功，可用來治療乳癰及其瘡瘍腫毒等症。

甘草常用 3～6 克，作主藥可用 9～30 克；白芷為6～12 克。甘草生用則通，炙用則補，故而凡與清瀉藥配用宜生用，與補益藥同煎宜炙用。甘草、白芷配用，見於《校注婦人良方》仙方活命飲，與金銀花、赤芍、乳香、沒藥等藥同用，主治癰瘍腫毒初起，症見局部紅腫熱痛，或身熱微惡寒，苔薄白或微黃，脈數有力。二藥與蒲公英、紫花地丁、野菊花、連翹同用，可治瘡瘍紅腫痛甚者；與丹皮、丹參、大黃等藥同用，可治瘡瘍血熱甚者，與沙參、麥冬、玉竹等藥同用，可治胃陰不足的胃脘灼痛，口乾微渴。本藥對性平和，無明顯禁忌。

20. 甘草配蒲公英

生甘草味甘微寒，瀉火解毒，緩急止痛，對實驗性胃潰瘍有明顯的抑制作用：蒲公英苦甘性寒，清熱解毒，消癰散結，利膽退黃，藥理研究可清除幽門螺旋桿菌。二藥配對，相須為用，共奏清熱解毒，緩急止痛之功。適用於咽喉腫痛，口舌生瘡，慢性胃炎，胃、十二指腸潰瘍。

甘草常用 6～9 克，生用；蒲公英為 10～20 克。甘

草、蒲公英配對，與金銀花、紫花地丁、天葵子、野菊花同用，可治各種疔毒，癰瘡癤腫；與黃連、石膏同用，可治口舌生瘡；與防風、蟬蛻、膨大海同用，可咽喉腫痛；與赤芍、丹皮、生大黃同用，可膽石瘀阻發黃症。然藥對性寒，脾胃虛弱者忌用。

21. 甘草配甘遂

甘遂味苦性寒，峻利二便；甘草雖有甘緩之性，但與甘遂同用，甘遂峻利之性有增無減。二藥配對，協同為用，峻下逐水，通利二便，使水飲之邪從二便排出。宋·陳無擇云：「甘草反甘遂，似不當用，卻效，非人情所可測也。」適用於水飲內停之咳嗽、痰喘，引胸作痛，痰涎清稀，腹滿，小便不利等症。

甘草常用 6 克，甘遂為 6 克，面煨研末，分沖。甘遂、甘草配用，出自《金匱要略》甘遂半夏湯，與半夏、芍藥同用，主治留飲證。《千家妙方》甘遂麵粉包裹置火烤黃搗碎為末，另搗甘草為粉。用時取甘遂 0.3 克，甘草 0.15 克混合，以溫開水沖服，治晚期食道癌。二藥與枳殼、赤芍、昆布同用，可治小兒睪丸鞘膜積液〔四川中醫，1990；（7）：20〕；與參三七、青桔核製成化瘀膏外用，可治乳腺腫瘤〔陝西中醫，1987；（10）：438〕。

然藥對之甘遂苦寒峻下有毒，邪盛而正虛體弱者及孕婦忌用。

22. 甘草梢配海金砂

甘草生用，性偏寒涼，瀉火解毒，並能緩急止痛；海金砂甘淡性寒，為治淋證要藥，《本草備要》稱海金砂「除小腸膀胱血分濕熱。治腫滿、五淋莖痛。五淋通

治」。二藥配對，協同為用，使清熱瀉火，通淋止痛之力加強。適用於下焦濕熱所致的各種淋證。

甘草梢常用 6～10 克，海金砂為 6～12 克。甘草梢、海金砂配對，見於《世醫得效方》海金砂散，與滑石共為末，麥門冬煎湯調服，主治膏淋。陳維華經驗，臨床單純熱淋尿痛，取海金砂為末，以生甘草梢煎湯沖服即可。若加用軟堅散結，利尿通淋之品，有一定的排石化石作用（《中藥藥對大全》）。然藥對甘淡性寒，膀胱虛寒者忌用。

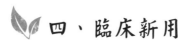

四、臨床新用

1. 治消化性潰瘍

甘草流浸膏 15 毫升，每日 4 次，連服 6 週。治療消化性潰瘍 100 例。結果：有效率 90%；58 例 X 光複查，22 例壁龕消失，28 例好轉〔中華內科雜誌，1960；（3）：226〕。

2. 治消化道潰瘍

口服甘草鋅 0.25～0.5 克，每日 3 次。治療消化道潰瘍 247 例。結果：有效率 90%〔藥學通報，1987；（3）：150〕。

3. 治胃潰瘍

生胃銅（甘草次酸琥珀酸半酯二鈉鹽）口服，第 1 週 1 次 100 毫克，第 8 日開始 1 次 50 毫克，每日 3 次；20 日為 1 個療程，最長不超過 3 個療程。治療胃潰瘍 60 例。結果：痊癒率 68.33%，總有效率 98.33%；但有 20 例

出現浮腫、高血壓、低血鉀等副作用〔第一軍醫大學學報，1983；（1）：53〕。

4. 治非特異性潰瘍性腸炎

生甘草 30 克，煎服，1 日 2 次，20 日為 1 個療程；同時以硫糖鋁粉加 5%澱粉糊或適量的阿拉伯膠，製成 20%的乳膠，於睡前保留灌腸，每日 1 次，每次 40 毫升。取得較滿意的療效〔陝西中醫，1980；（6）：17〕。

5. 治 B 型肝炎

甘草甜素 40 毫克，製成強力注射液 20 毫升。40~80 毫升溶於 10%葡萄糖溶液 250～500 毫升內靜脈滴注，每日 1 次，平均療程 90 日。治療 B 型肝炎 34 例。結果：顯效 23 例，有效 10 例，無效 1 例，總有效率 97%（以症狀體徵、谷丙轉氨酶及膽紅素的變化進行判斷）〔山西醫藥雜誌，1991；（1）：13〕。

6. 治病毒性肝炎

1%甘草酸鉀 40 毫升加入 10%葡萄糖 500 毫升中靜脈滴注，每日 1 次。治療病毒性肝炎 62 例，其中急性黃疸型肝炎 33 例，急性無黃疸型肝炎 18 例，慢性遷延性肝炎 7 例，慢性活動性肝炎及慢性重症肝炎 4 例。結果：急性黃疸型肝炎，治癒 33 例；急性無黃疸型肝炎治癒及好轉 78.7%；慢性遷延性肝炎 2 例有效；慢性活動性肝炎及慢性重症肝炎均死亡。其中 21 例 HBsAg 陽性，治療後轉陰率 38.1%〔新醫學，1985；（6）：297〕。

7. 治急性乳腺炎

赤芍 10 克，生甘草 50 克，水煎服，每日 1 劑，1 日 2 次。治療急性乳腺炎 72 例。結果：多數 1 劑而癒，個

別 2 劑而癒〔廣西中醫藥，1987；（5）：26〕。

8. 治角膜炎

用 5%甘草酸鈉溶液或 8%～12%甘草次酸混懸液，或 10%～30%甘草浸膏點眼，每日 3～4 次。治療疱疹性角膜炎、角膜結膜炎及束狀角膜炎患者 60 例，痊癒 56 例〔中華眼科雜誌，1959；（2）：80〕。

9. 治凍瘡

甘草、芫花各 9 克，加水 2000 毫升，煎後浴洗患處，每日 3 次，治療凍瘡患者 76 例，58 例痊癒〔中華外科雜誌，1959；（10）：1029〕。

10. 治腓肌痙攣

甘草流浸膏 10～25 毫升，口服，每日 3 次，3～6 日為 1 個療程。治療腓腸肌痙攣 254 例，顯效 241 例〔中華外科雜誌，19960；（4）：354〕。

11. 治腰腿痛

300%甘草注射液，隔日注射 1 次，4～7 次為 1 個療程。治療腰腿痛 27 例。結果：20 例自覺症狀消失，7 例症狀基本消退或減輕〔浙江中醫雜誌，1986；（2）：61〕。

12. 治室性早搏

生甘草 30 克，炙甘草 30 克，澤瀉 30 克，水煎服，每日 1 劑，早晚分服。治療室性早搏 23 例。結果：服用 3～12 劑，心電圖恢復正常〔北京中醫學院學報，1983；（2）：34〕。

13. 治阿狄森氏病

口服甘草流浸膏 3～5 毫升（少數 10 毫升），每次。

單用甘草流浸膏 33 例，合皮質激素者 16 例。治療阿狄森氏病共 49 例。

結果：均取得相當療效，輕者單用甘草製劑見效，重者亦可減少皮質激素用量〔白求恩醫科大學學報，1978；（4）：54〕。

14.治愛滋病呼吸道感染

甘草甜素每次 20 毫克口服，每日 3 次，3 個月為 1 個療程，具有一定作用〔中醫雜誌，1993；34（11）：671〕。

15.治低血壓

炙甘草 30 克，生薑、桂枝各 9 克，人參 6 克，麥冬、生地、麻仁各 10 克，大棗 10 枚，水煎 3 次，加阿膠 10 克，紅糖 30 克，烊化，每日 1 劑，服 30 日。治療 68 例中 66 例有效，收縮壓上升 3.48±0.41kPa，舒張壓上升 1.38±0.13kPa〔中醫藥研究，1994；（1）：29〕。

16.治流行性日本腦炎

甘草甜素加入 5%葡萄糖注射液 250 毫升靜脈點治療 38 例，治癒好轉率 95%，對照組為 83%〔新藥與臨床，1991；10（2）：72〕。

藥對配伍索引

3. 人參藥對

9. 香附藥對

10. 半夏藥對

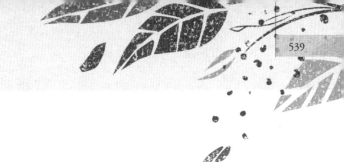

參考文獻

1. 雷載權，張廷模・中華臨床中藥學・北京：人民衛生出版社，1998：04。

2. 高學敏，鐘贛生・實用中藥學・北京：中國中醫藥出版社，2006：01。

3. 譚同來，張詠梅・中藥配伍十法・太原：山西科學技術出版社，2006：04。

4. 譚同來，劉慶林・常用中藥配對與禁忌・太原：山西科學技術出版社，2003：01。

養生保健 古今養生保健法 強身健體增加身體免疫力

 醫療養生氣功
 中國氣功圖譜
 少林醫療氣功精粹
 龍形實用氣功
 魚戲增視強身氣功
 道家玄牝氣功
 仙家秘傳祛病功

 少林十大體身功
 中國自控氣功
 醫療防癌氣功
 醫療強身氣功
 醫療點穴氣功
 中國八卦如意功
 正宗馬禮堂養氣功

 正傳道家秘經內丹功
 三元開慧功
 防癌治癌新氣功
 禪定與佛家氣功修練
 顛倒之術
 簡明氣功辭典
 八卦三合功

 朱砂掌健身養生功
 抗老功
 意氣拉六排濁自療法
 健身祛病小功法
 張氏太極混元功
 中國少林禪密功
 郭林新氣功

 太極
 現代原始氣功真傳大師
 開脈太極
 養生內功入門學練
 太極內功養生法
 無極養生氣功
 小周天健康法

 易筋經
 洗髓經
 精功易簡經
 武當鬆身七心法氣功
 手針健身法
 養生導引術
 養生長壽功

 太極拳內功養生心法
 意拳
 靜坐要訣
 啟動自癒力
 洗髓經健身術
 養生陰式拍打功

健康加油站

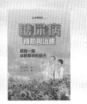

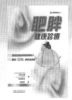

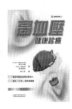
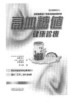
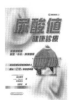
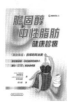
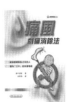

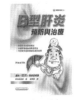
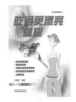
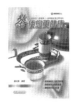
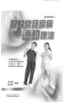
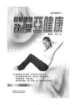

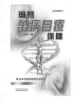
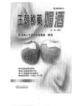

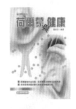
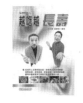

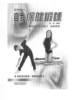

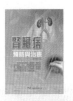
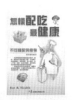

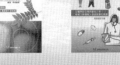

休閒保健叢書

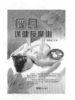

  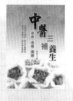

歡迎至本公司購買書籍

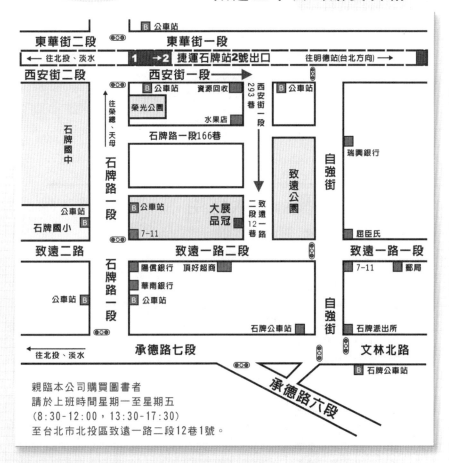

親臨本公司購買圖書者
請於上班時間星期一至星期五
(8:30-12:00，13:30-17:30)
至台北市北投區致遠一路二段12巷1號。

建議路線

1. 搭乘捷運

　　淡水信義線石牌站下車，由月台上二號出口出站，二號出口出站後靠右邊，沿著捷運高架往台北方向走(往明德站方向)，其街名為西安街，約80公尺後至西安街一段293巷進入(巷口有一公車站牌，站名為自強街口，勿超過紅綠燈)，再步行約200公尺可達本公司，本公司面對致遠公園。

2. 自行開車或騎車

　　由承德路接石牌路，看到陽信銀行右轉，此條即為致遠一路二段，在遇到自強街(紅綠燈)前的巷子左轉，即可看到本公司招牌。

國家圖書館出版品預行編目資料

十大將領藥的臨床應用 / 譚同來、張詠梅編著.
——初版，——臺北市，大展，2018 [民 107.07]
面；21公分—（中醫保健站；90）
ISBN　978-986-346-214-9（平裝）

1.中藥材　2.中藥藥性

414.3　　　　　　　　　　　　　　　107007263

十大將領藥的臨床應用

編　　著 / 譚同來　張詠梅
責任編輯 / 趙志春
發 行 人 / 蔡森明
出 版 者 / 大展出版社有限公司
社　　址 / 臺北市北投區（石牌）致遠一路 2 段 12 巷 1 號
電　　話 / （02）28236031，28236033，28233123
傳　　真 / （02）28272069
郵政劃撥 / 01669551
網　　址 / www.dah-jaan.com.tw
E-mail / service@dah-jaan.com.tw
登 記 證 / 局版臺業字第 2171 號
承 印 者 / 傳興印刷有限公司
裝　　訂 / 眾友企業公司
排 版 者 / 菩薩蠻數位文化有限公司
授 權 者 / 山西科學技術出版社
初版 1 刷 / 2018 年（民 107）7 月

定價 / 480元

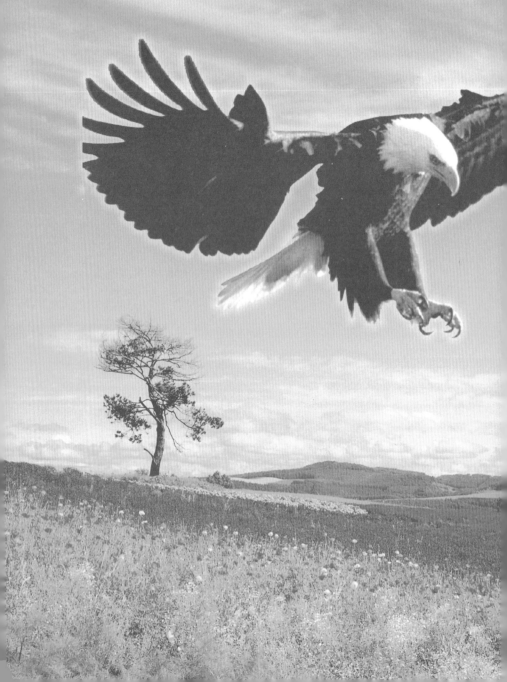

大展好書　好書大展
品嘗好書　冠群可期

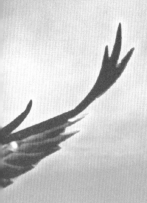

大展好書　好書大展

品嘗好書・冠群可期